中医护理技术

操作流程及考核标准

薛莉 主编

全国百佳图书出版单位
中国中医药出版社
· 北 京 ·

图书在版编目（CIP）数据

中医护理技术操作流程及考核标准 / 薛莉主编. —
北京：中国中医药出版社，2025.6.（2025.10 重印）
ISBN 978-7-5132-9437-9

Ⅰ. R248-65

中国国家版本馆 CIP 数据核字第 2025077PM5 号

中国中医药出版社出版

北京经济技术开发区科创十三街 31 号院二区 8 号楼
邮政编码　100176
传真　010-64405721
北京盛通印刷股份有限公司印刷
各地新华书店经销

开本 787×1092　1/16　印张 16　字数 350 千字
2025 年 6 月第 1 版　2025 年 10 月第 2 次印刷
书号　ISBN 978-7-5132-9437-9

定价　89.00 元
网址　www.cptcm.com

服 务 热 线　010-64405510
购 书 热 线　010-89535836
维 权 打 假　010-64405753

微信服务号　zgzyycbs
微商城网址　https://kdt.im/LIdUGr
官 方 微 博　http://e.weibo.com/cptcm
天猫旗舰店网址　https://zgzyycbs.tmall.com

如有印装质量问题请与本社出版部联系（010-64405510）

《中医护理技术操作流程及考核标准》
审查指导委员会

主任委员　安玉兰　郝旭亮　王培利

副主任委员　武登龙　王承龙　李宏宇　李艳彦　王　震
　　　　　　　李晓伟　李圣耀

委　　员　李　静　毕守红　薛　莉　段秀卿　白海军
　　　　　张　斌　齐　铮　王　珏　曹昺焱　袁晓霞

《中医护理技术操作流程及考核标准》
编写委员会

主　　编　薛　莉

副 主 编　杨叶青　皇菊莲　杨支兰　宋丽波
　　　　　吴转转　马锦兰　吴巧兰

编　　委　（按姓氏笔画排序）
　　　　　王佳璇　牛晓瑄　艾永宁　白彩萍　冯　蕊
　　　　　乔端记　任冬英　任建荣　刘海霞　刘翠莲
　　　　　安海英　孙玉婷　李　云　李玉兰　李红梅
　　　　　李志贵　李丽英　李彩莲　杨　波　杨　颖
　　　　　杨丽萍　张　静　张瑞娟　张端香　陈佳宁
　　　　　范少华　范丽丽　罗韦娜　陕　艳　洪珍兰
　　　　　秦欢欢　袁　叶　贾晓静　高爱红　黄丽芳
　　　　　黄素梅　董花云　蔺　芳　谭　娟　熊笑语
　　　　　潘瑞芳　魏安其

图片拍摄　郝志龙　孙玉婷

线条绘图　熊笑语

操作模特　王志宏　王凤仙　郭　珊　焦小鹏

校　　对　孙玉婷　熊笑语　陈佳宁　王佳璇　王晓鸽

一卷在手　护理顿明

——《中医护理技术操作流程及考核标准》序

中国中医科学院西苑医院党委书记　唐旭艳

　　在五千年中华文明孕育的中医药文化长河中，中医护理以其独有的智慧与魅力，承载着医养同道的厚重，践行着护佑健康的使命。它以整体观念和辨证施护为特征，通过平衡阴阳、疏通经络、调和气血等手段，达到预防疾病、促进健康和助力康复的目的。作为我国传统医学中璀璨的瑰宝，中医护理在现代医疗保健体系中持续闪耀着独特的光芒。

　　2021 年 3 月 12 日，山西省政府委托山西中医药大学附属医院，与中国中医科学院西苑医院合作共建国家区域医疗中心——中国中医科学院西苑医院山西医院，这是中医类的首家国家区域医疗中心。西苑医院党委对此高度重视，采取了务实有效的推动措施，在建设的三年间，医疗、科研、教学及护理等多个方面均实现了快速提升。值得一提的是，西苑医院护理部陆续派遣多批优秀的护士长及护理骨干前往山西，致力于全面提升当地的护理服务质量。在此期间，他们成功开展了超过 20 项护理新技术，并荣获了山西省首家中医护理门诊及国家中医护理学优势专科等多项殊荣。两院护理团队不断总结临床经验，规范技术标准，在推动中医区域医疗共建中发挥着积极而重要的作用。

　　此书的编著者秉持着对中医护理事业的炽热情怀与使命担当，对临床常用的中医护理技术进行了精心梳理，并将其概括为 8 个篇章，列举了 44 项中医护理技术，内容涵盖丰富多样的中医治疗手段，既有对中医传统经验的总结提炼，又有对现代医学研究成果的吸收借鉴。书中每一篇章的概述部分旨在引导读者初步了解该篇章所介绍的中医疗法的基础理论、常见适用病症、选穴原则及穴位定位等内容。编著者巧妙地运用现代医学的解剖生理学知识，并配以直观的穴位图解，既展现了其用心与细致，也为读者准确实施护理提供了坚实的科学依据。44 项中医护理技术的操作流程和评分标准通过典型病例引出，既严谨、详尽、规范，又符合院内感染管理要求。表格式流程赋分，重点步骤图示，可让初学者更容易入手，让培训教学考核更具可操作性。本书强调了中医护理技术的适用范围和注意事项，确保技术操作的安全与高效，从而使中医护理技术的内涵标准化。本书的系统性、实用性和创新性在同类教材中也属难能可贵。

　　从护理实践应用来看,西医护理技术操作早已建立起完善的规范流程与评分体系,而中医护理在这方面尚有改进和突破的空间。本书可作为中医护理人员的工具书,无论是中医医院的护士,还是西医医院中医科的护士,抑或是从业于其他中医机构的护理人员,都能从中获得标准化的专业指导,使传统的中医护理技术操作有章可循。对于在校的中医护理专业的学生,本书也是一本极具教学价值的参考教材。

　　我相信,作为国家中医区域医疗中心在护理领域的发展成果之一,《中医护理技术操作流程及考核标准》一书的出版,在山西省乃至全国的中医护理领域具有长远的实践指导意义。它将促进本区域中医护理技术内涵的传承与发展,且有助于标准化提升中医护理人员的专业水平,确保中医护理服务的质量与安全,从而为患者提供更加优质、规范的中医护理服务。

　　"国家做媒,京晋联姻。"希望山西医院护理团队追求卓越、精益求精,服务质量更上一层楼! 祝愿国家区域医疗中心中国中医科学院西苑医院山西医院乘势而上,实现新时代国家公立医院的高质量发展!

2025 年 5 月于北京

本序作者李秋艳:

主任医师、医学博士、教授、博士研究生导师、博士后合作导师
中国中医科学院中青年名中医、享受国务院政府特殊津贴专家
师从国医大师翁维良教授与岐黄学者史大卓教授
国家中医药管理局翁维良国医大师传承工作室负责人
中国中医科学院西苑医院党委书记
中国中医科学院西苑医院山西医院总院长

目　录

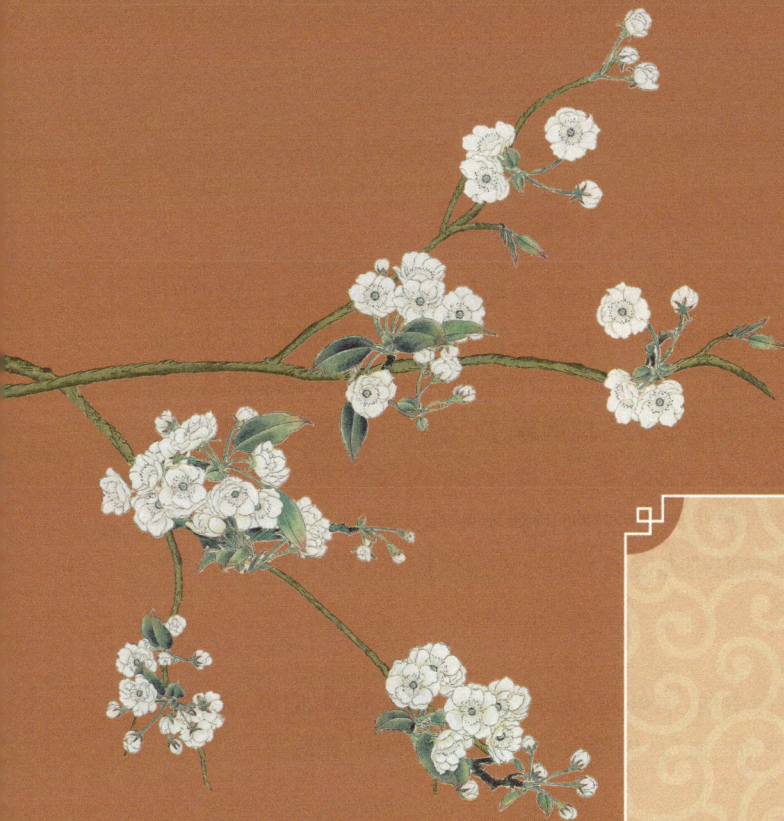

第一篇 罐法

扫码查看
穴位图示

一、概　述

拔罐疗法有两千多年的历史,古代主要用于治疗疮疡外科的痈肿疮毒。现代中医认为,拔罐通过对皮肤毛孔和经络腧穴的吸拔作用,可以引导营卫之气的输布,鼓动经脉气血,濡养脏腑组织,调整机体阴阳平衡,从而起到防治疾病的作用。历代拔罐用具有兽角、竹罐、陶罐、金属罐等,目前临床应用广泛的有玻璃罐、抽气罐、竹罐、陶罐、橡皮罐等。拔罐的操作方法分为火罐法、水罐法、抽气罐法等。火罐法包括闪火法、投火法、架火法、滴酒法。近年来,拔罐与其他穴位刺激法结合运用,创新出平衡火罐法、药物罐法、刺络拔罐法等。适用范围从古代的吸拔脓血疮毒发展为治疗外感内伤等多种疾病。

(一) 常用穴位

大椎、肩井、大杼、风门、肺俞、肩中俞、肩外俞、天宗、肩贞、肩髃、肩髎、曲泽、夹脊、腰眼、命门、腰阳关、三焦俞、肾俞、大肠俞、血海、内膝眼、梁丘、犊鼻、委中、阳陵泉。

(二) 常见病症及选用穴位

1. 感冒:大椎、风门、肺俞、大杼。
2. 咳嗽:大椎、肺俞、大杼、风门、肩中俞。
3. 项痹病:夹脊、大椎、大杼、阿是穴、风门、肩井、肩贞、肩外俞、肩中俞、天宗。
4. 膝痹病:犊鼻、内膝眼、血海、梁丘、阳陵泉。
5. 肩凝症:肩髃、肩贞、阿是穴、肩髎、肩井。
6. 腰痛:肾俞、大肠俞、阿是穴、委中、腰阳关、三焦俞、命门、夹脊、腰眼。

(三) 定位及取穴方法

1. 大椎(图 1-1-1)

【定位】　第 7 颈椎棘突下凹陷中,后正中线上。

【主治】　①热病,疟疾,寒热。②咳嗽,气喘,骨蒸。③脊痛,颈项强痛。

【归经】　督脉。

2. 肩井(图 1-1-2)

【定位】　第 7 颈椎棘突与肩峰最外侧点连线的中点。

【主治】　①头痛,眩晕。②乳痈,乳汁少,滞产。③瘰疬,颈项强痛,肩背疼痛,上肢不遂。

【归经】　足少阳胆经。

3. 大杼(图 1-1-3)

【定位】　第 1 胸椎棘突下,后正中线旁开 1.5 寸。

【主治】　①咳嗽,气喘。②发热。③颈项强痛,肩背痛。

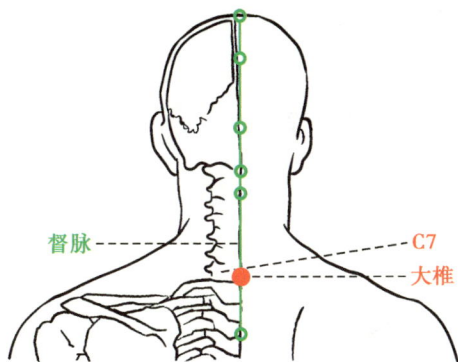

图 1-1-1　大椎穴定位图

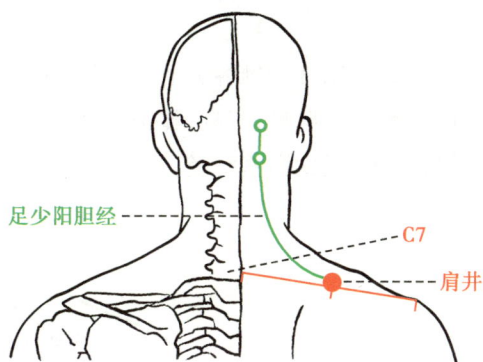

图 1-1-2　肩井穴定位图

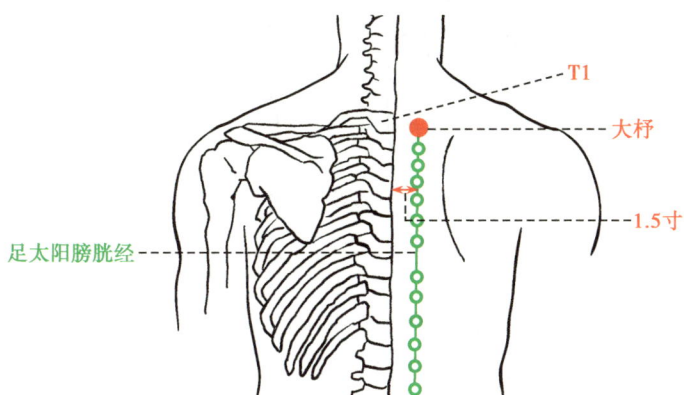

图 1-1-3　大杼穴定位图

【归经】　足太阳膀胱经。

4. 风门(图 1-1-4)

【定位】　第 2 胸椎棘突下,后正中线旁开 1.5 寸。

【主治】　①咳嗽,发热,头痛,鼻塞,鼻流清涕。②颈项强痛,胸背痛。

【归经】　足太阳膀胱经。

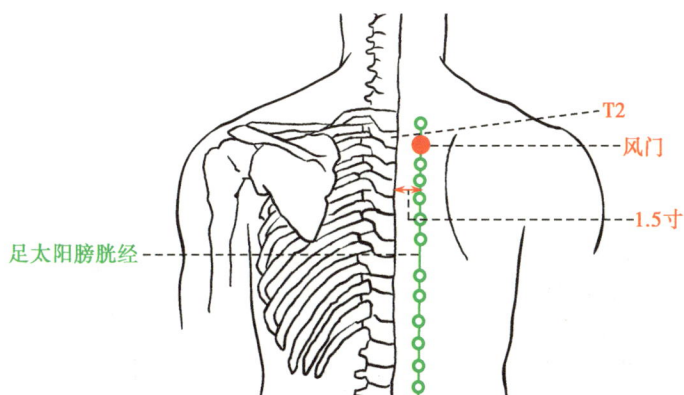

图 1-1-4　风门穴定位图

5. 肺俞（图 1-1-5）

【定位】 第 3 胸椎棘突下，后正中线旁开 1.5 寸。

【主治】 ①咳嗽，气喘，肺痨，咳血，潮热，盗汗。②小儿龟背。

【归经】 足太阳膀胱经。

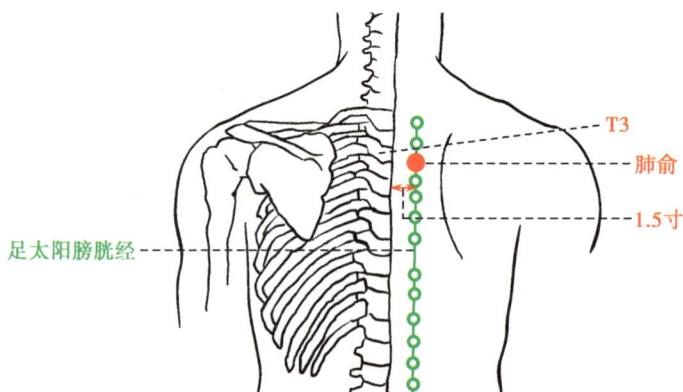

图 1-1-5　肺俞穴定位图

6. 肩中俞（图 1-1-6）

【定位】 第 7 颈椎棘突下，后正中线旁开 2 寸。

【主治】 ①恶寒发热，咳嗽，气喘。②肩背疼痛。③目视不明。

【归经】 手太阳小肠经。

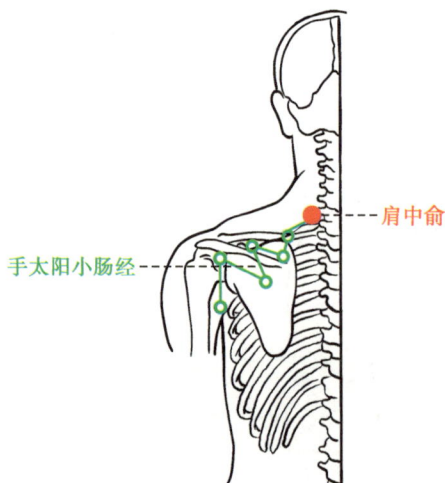

7. 肩外俞（图 1-1-7）

【定位】 第 1 胸椎棘突下，后正中线旁开 3 寸。

【主治】 肩背痛引项臂。

【归经】 手太阳小肠经。

图 1-1-6　肩中俞穴定位图　　　图 1-1-7　肩外俞穴定位图

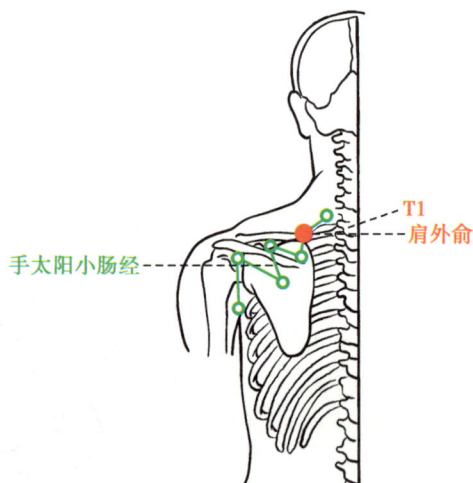

8. 天宗（图 1-1-8）

【定位】 肩胛冈中点与肩胛骨下角连线上 1/3 与 2/3 交点凹陷中。

【主治】 肩臂疼痛不举。

【归经】 手太阳小肠经。

9. 肩贞（图 1-1-9）

【定位】 肩关节后下方，腋后纹头上 1 寸。

【主治】 ①瘰疬。②肩痛，上肢不遂。

【归经】 手太阳小肠经。

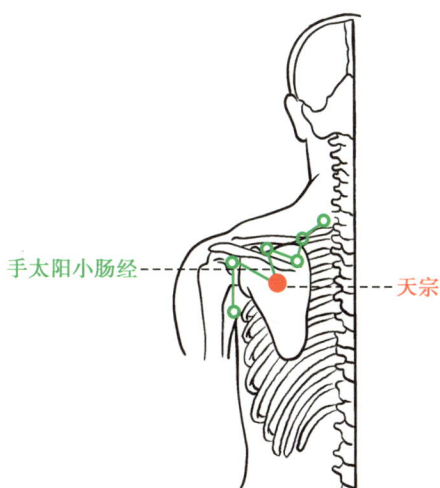

图 1-1-8 天宗穴定位图

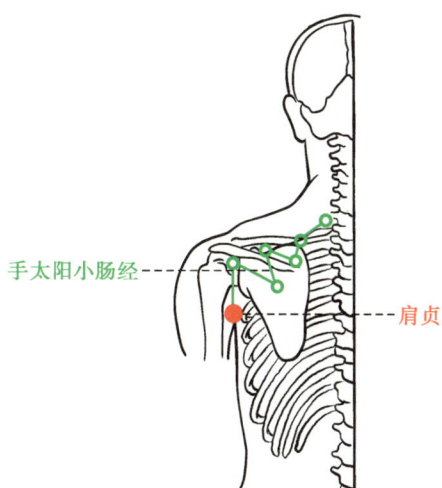

图 1-1-9 肩贞穴定位图

10. 肩髃（图 1-1-10）

【定位】 肩峰外侧缘前端与肱骨大结节两骨凹陷中。

取法：屈臂外展，肩峰外侧缘前后端呈现两个凹陷，前一较深的凹陷即为本穴，后一凹陷为肩髎。

【主治】 ①风疹。②上肢不遂，肩臂疼痛。

【归经】 手阳明大肠经。

11. 肩髎（图 1-1-11）

【定位】 肩髃后方，当臂外展时，于肩峰后下方呈现凹陷处。

【主治】 肩痛不举。

【归经】 手少阳三焦经。

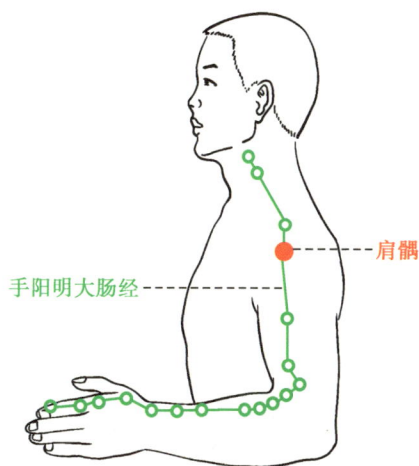

图 1-1-10 肩髃穴定位图

12. 曲泽（图 1-1-12）

【**定位**】　肘横纹上，肱二头肌腱的尺侧缘凹陷中。

【**主治**】　①心痛，心悸，善惊。②热病，口干。③胃痛，吐血，呕吐。④肘臂挛痛。

【**归经**】　手厥阴心包经。

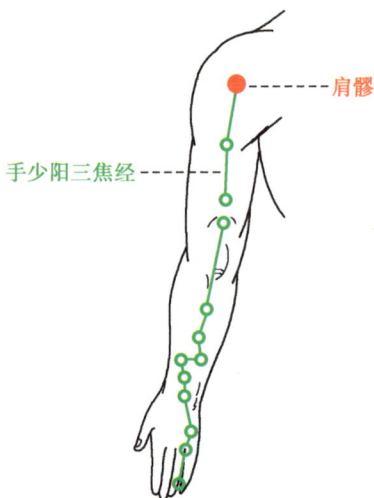

图 1-1-11　肩髎穴定位图

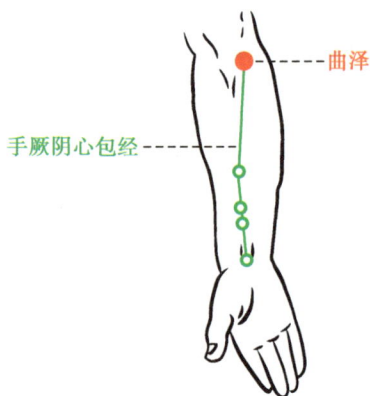

图 1-1-12　曲泽穴定位图

13. 夹脊（图 1-1-13）

【**定位**】　第 1 胸椎至第 5 腰椎棘突下两侧，后正中线旁开 0.5 寸，一侧 17 穴。

【**主治**】　①胸 1-5 夹脊：心肺、胸部及上肢疾病。②胸 6-12 夹脊：胃肠、脾、肝、胆疾病。③腰 1-5 夹脊：下肢疼痛，腰、骶、小腹部疾病。

【**归经**】　经外奇穴。

14. 腰眼（图 1-1-14）

【**定位**】　横平第 4 腰椎棘突下，后正中线旁开 3.5 寸凹陷中。

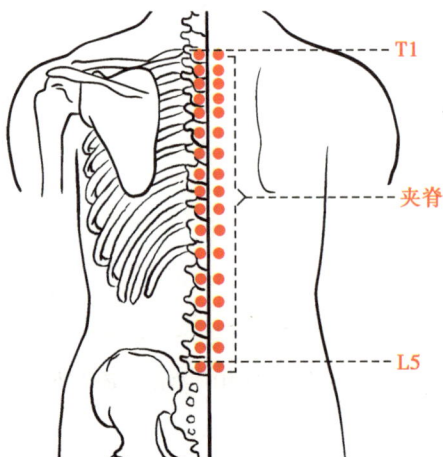

图 1-1-13　夹脊穴定位图

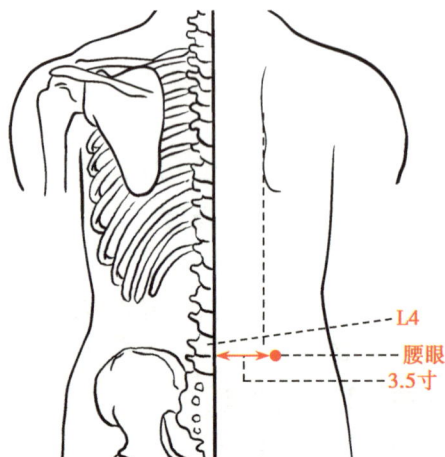

图 1-1-14　腰眼穴定位图

取法:直立时,约横平腰阳关两侧呈现的圆形凹陷中。

【主治】 ①腰痛。②尿频,月经不调,带下。

【归经】 经外奇穴。

15. 命门(图1-1-15)

【定位】 第2腰椎棘突下凹陷中,后正中线上。

【主治】 ①腰痛,少腹痛,脊强。②赤白带下,阳痿。③下肢痿痹。

【归经】 督脉。

16. 腰阳关(图1-1-16)

【定位】 第4腰椎棘突下凹陷中,后正中线上。

取法:两髂嵴最高点连线的中点下方凹陷处。

【主治】 ①月经不调,遗精,阳痿。②腰骶痛。

【归经】 督脉。

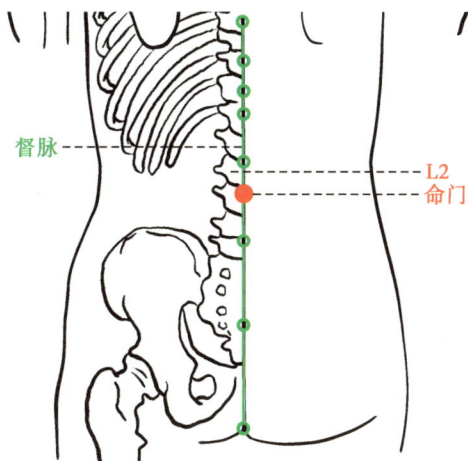

图1-1-15　命门穴定位图　　　　图1-1-16　腰阳关穴定位图

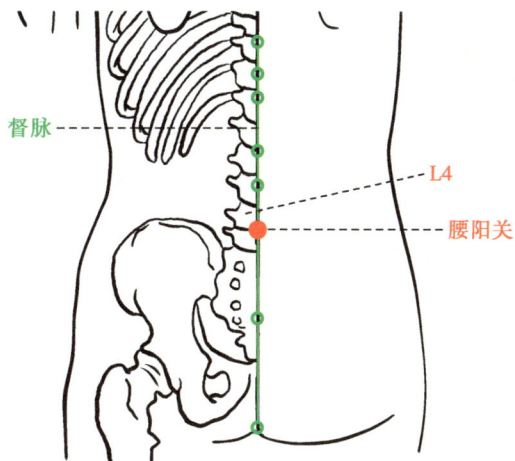

17. 三焦俞(图1-1-17)

【定位】 第1腰椎棘突下,后正中线旁开1.5寸。

【主治】 ①腹胀,呕吐,肠鸣,泄泻。②小便不利,水肿。③腰背痛。

【归经】 足太阳膀胱经。

18. 肾俞(图1-1-18)

【定位】 第2腰椎棘突下,后正中线旁开1.5寸。

【主治】 ①遗尿,遗精,阳痿,早泄,月经不调,带下,不孕。②耳鸣,耳聋。③多食善饥,身瘦。④腰痛。

【归经】 足太阳膀胱经。

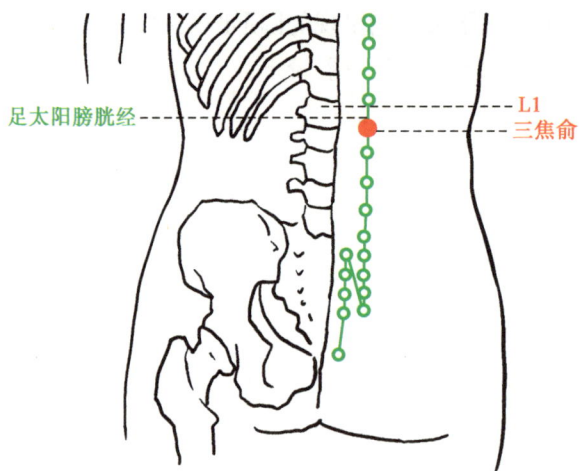

图 1-1-17 三焦俞穴定位图

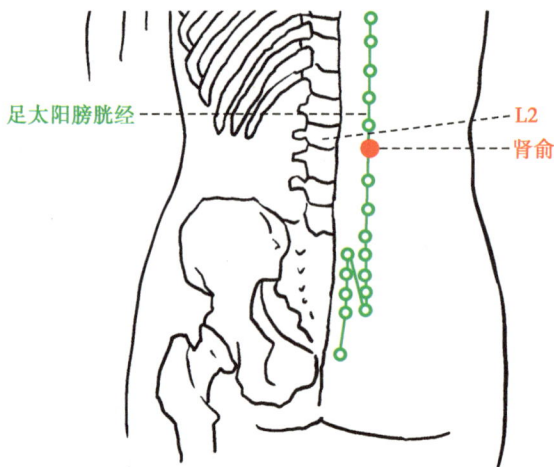

图 1-1-18 肾俞穴定位图

19. 大肠俞（图 1-1-19）

【定位】 第 4 腰椎棘突下，后正中线旁开 1.5 寸。

【主治】 ①腰痛。②腹胀，腹痛，肠鸣，泄泻，便秘。

【归经】 足太阳膀胱经。

20. 血海（图 1-1-20）

【定位】 髌底内侧端上 2 寸，股内侧肌隆起处。

【主治】 ①月经不调，闭经，崩漏。②湿疹，风疹。

【归经】 足太阴脾经。

21. 内膝眼（图 1-1-21）

【定位】 髌韧带内侧凹陷处的中央。

【主治】 膝肿痛。

【归经】 经外奇穴。

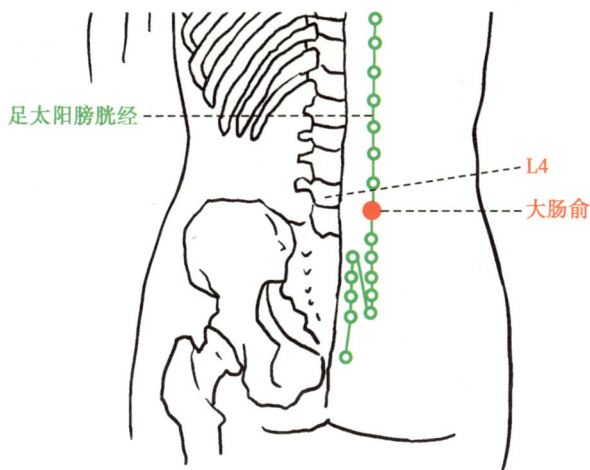

图 1-1-19　大肠俞穴定位图

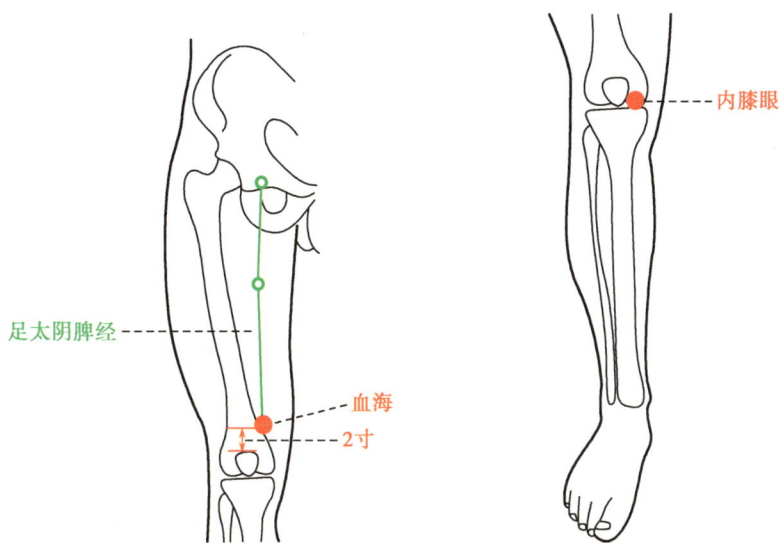

图 1-1-20　血海穴定位图

图 1-1-21　内膝眼穴定位图

22. 梁丘（图 1-1-22）

【定位】　当髂前上棘与髌底外侧端的连线上,髌底上 2 寸。

【主治】　①胃痛。②乳痈,乳痛。③膝肿痛,下肢不遂。

【归经】　足阳明胃经。

23. 犊鼻（图 1-1-23）

【定位】　髌韧带外侧凹陷中。

【主治】　膝肿痛,屈伸不利,脚气。

【归经】　足阳明胃经。

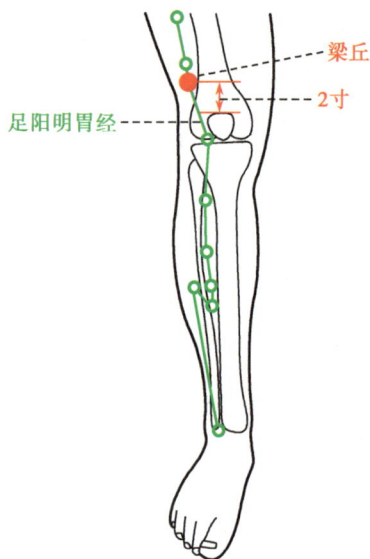

图 1-1-22　梁丘穴定位图　　　　图 1-1-23　犊鼻穴定位图

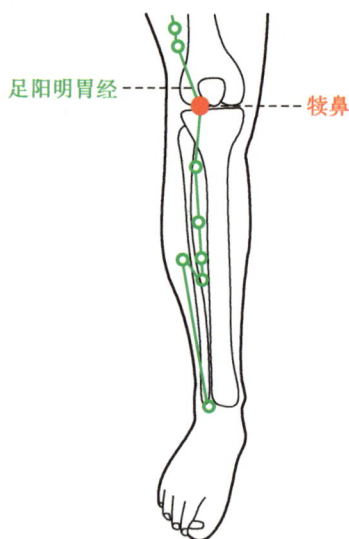

24. 委中（图 1-1-24）

【定位】 腘横纹中点。

【主治】 ①腰背痛、下肢痿痹。②小腹痛，小便不利，遗尿。

【归经】 足太阳膀胱经。

25. 阳陵泉（图 1-1-25）

【定位】 腓骨头前下方凹陷处。

【主治】 ①口苦，呕吐，吞酸，胁痛。②膝肿痛，下肢痿痹。

【归经】 足少阳胆经。

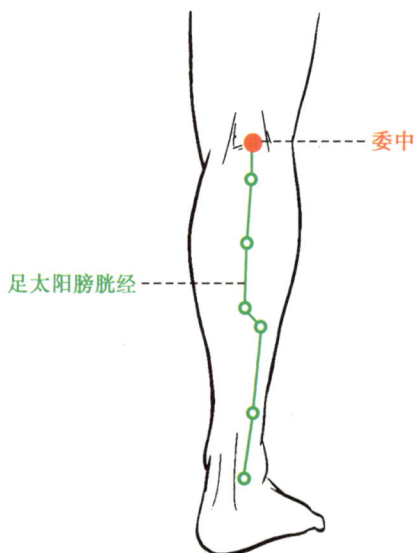

图 1-1-24　委中穴定位图　　　　图 1-1-25　阳陵泉穴定位图

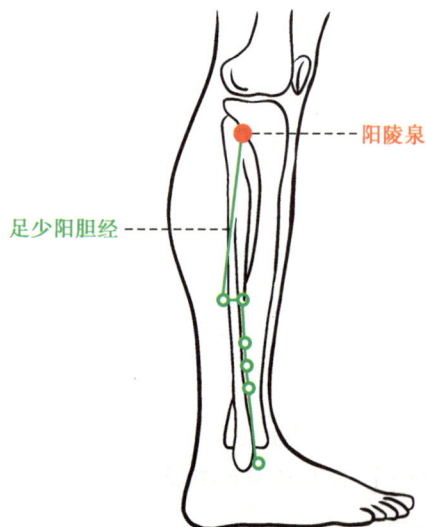

二、技术一 平衡火罐技术

(一)典型病例

患者张某,女,45岁。中医诊断:感冒(风寒束表证);西医诊断:急性上呼吸道感染。遵医嘱给予肩背部平衡火罐治疗。

扫码查看图示

(二)操作流程及评分标准

项目	序号	操作流程	图示	分值	评分说明	扣分	备注
仪表	1	仪表符合职业要求、佩戴手表		1			
核对	2	双人核对医嘱单、治疗单		2	未核对扣2分 核对不全扣1分		
评估告知	3	患者意识、生命体征、临床症状、既往史、过敏史、凝血功能、是否妊娠或月经期、操作部位皮肤情况等		4	一项未评估扣1分 最高扣4分		边操作边口述
	4	患者和(或)家属对此项操作的认知及配合程度,患者对疼痛的耐受程度		2			
	5	告知患者此项操作目的及方法		2	一项未告知扣1分		
	6	嘱(协助)患者排空二便		1			
	7	环境安静整洁,光线充足,符合隐私保护和保暖要求		1	未评估扣1分 评估不全面扣0.5分		
操作前准备	8	洗手,戴口罩		2	一项未做到或不规范扣1分		
	9	用物: 治疗车上层:治疗盘、火罐(已消毒)、95%酒精、引火器、点火器、纱布、灭火罐、计时器、标记笔、浴巾、快速手消毒剂、医嘱单、治疗单,走罐时备润滑剂,必要时备屏风、灭火毯、烫伤膏 治疗车下层:医用废物收集袋、生活废物收集袋、火罐收集桶	图1-2-1	4	缺一项扣0.5分 最高扣4分		

续表

项目	序号	操作流程	图示	分值	评分说明	扣分	备注
操作前准备	10	所有用物均在有效期内		2	未口述扣1分		边操作边口述
	11	手持纱布检查罐口、罐体是否光滑；对光检查有无裂痕	图1-2-2	2	一项未做到扣1分		边操作边口述
操作过程	12	携用物至床旁，核对患者身份信息（两种及以上）		2	未采用两种及以上身份识别信息扣2分		
	13	核对并确认操作部位及方法		3	一项未做到扣1.5分		
	14	协助患者取适宜体位暴露操作部位，做好隐私保护和保暖		3	一项不到位扣1分		
	15	洗手，将双手搓热		2			
	16	定位：确定经络走向及腧穴部位		4	定位不准确扣3分 未口述扣1分		边操作边口述
	17-1	（1）闪罐：引火器蘸取酒精，湿度适宜（以不滴酒为宜），一手持罐，另一手将点燃的引火器伸入罐底，快速撤出，将罐吸附到皮肤上后，立即取下，再吸附、再取下，如此反复吸拔多次，直至皮肤发红、充血为止，询问患者感受，罐口温度过高时及时更换	图1-2-3	6	操作不正确扣6分 手法不熟练扣3分		边操作边口述
	17-2	（2）揉罐：在闪罐的基础上，利用罐体的温热，手持罐体在治疗部位做轻柔缓和的回旋动作，使热度渗透于操作部位，揉罐过程中需询问患者感受	图1-2-4	6	操作不正确扣6分 手法不熟练扣3分		
	17-3	（3）走罐：先在操作部位的皮肤上涂润滑剂，一手持罐，另一手将点燃的引火器伸入罐底，快速撤出，将罐吸附于皮肤后，握住并轻提罐体，循经络或肌肉走向在皮肤表面来回推动数次，以患者能耐受为度，直至皮肤发红、充血后将罐取下	图1-2-5	6	操作不正确扣6分 手法不熟练扣3分		
	17-4	（4）抖罐：先在操作部位的皮肤上涂润滑剂，将罐吸附在皮肤上，循经络或肌肉走向快速抖动，从上到下，从左到右，频率120次/分，空心握罐，手腕灵活，罐内负压适中	图1-2-6	6	操作不正确扣6分 手法不熟练扣3分		

项目	序号	操作流程	图示	分值	评分说明	扣分	备注
操作过程	17-5	（5）留罐：一手持罐，另一手将点燃的引火器伸入罐底，快速撤出，然后迅速将火罐扣在操作部位上，留罐时间视情况而定，一般不超过15分钟	图1-2-7	6	操作不正确扣6分 手法不熟练扣3分		边操作边口述
	18	将点燃的引火器快速放入灭火罐内，确保完全熄灭		2			
	19	注意观察火罐吸附情况和局部皮肤情况，询问患者有无不适		2	一项未做到扣1分		
	20	洗手、记录开始时间		2	一项未做到扣1分		
	21	起罐：一手握罐体，另一手拇指按压罐口皮肤，使空气进入罐内，起罐	图1-2-8	2	手法不正确扣2分 手法不熟练扣1分		
	22	询问患者拔罐后感受，观察局部皮肤的情况：如罐印的颜色、有无水疱等（口述：如有异常及时处置并记录）		3	未询问扣1分 未观察扣1分 未口述扣1分		边操作边口述
	23	协助患者取舒适体位，整理床单位		2	一项未做到扣1分		
	24	再次核对		2			
	25	告知注意事项，进行健康指导		4	一项未做到扣2分		
操作后处理	26	用物：根据《医疗机构消毒技术规范》和《医疗废物管理条例》做相应处理		1			边操作边口述
	27	洗手		2			
	28	书写记录单，签全名		1	一项未做到扣0.5分		
综合评价	29	查对无误、操作熟练、手法规范、动作轻巧、记录完整；沟通良好、体现人文关怀；符合院感要求		10	一项未做到扣2分		
		关键否决项：查对不正确/皮肤灼伤/皮肤划伤/烧坏衣物/其他安全问题					
		建议操作考核时间为20分钟，达标分数90分					
						得分_____	

（三）重点步骤图示

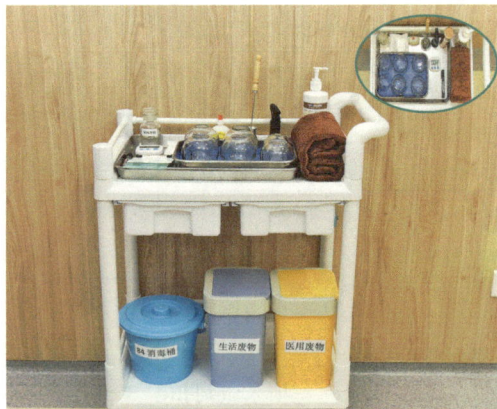

图 1-2-1 准备用物

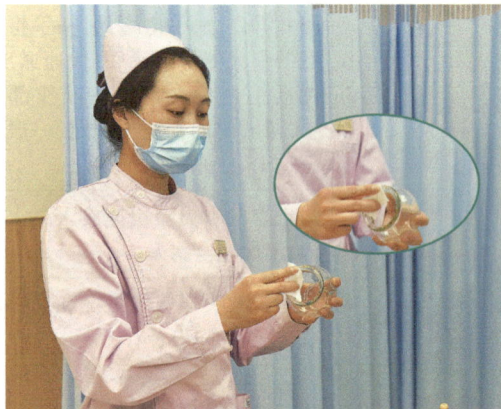

图 1-2-2 检查罐口、罐体

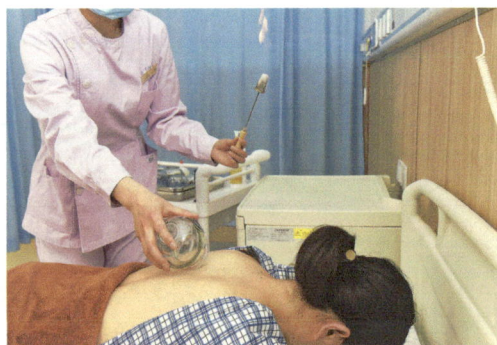

图 1-2-3 闪罐

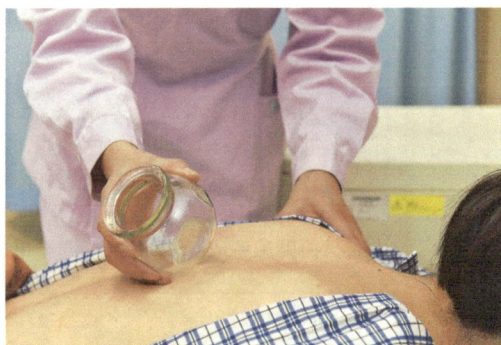

图 1-2-4 揉罐

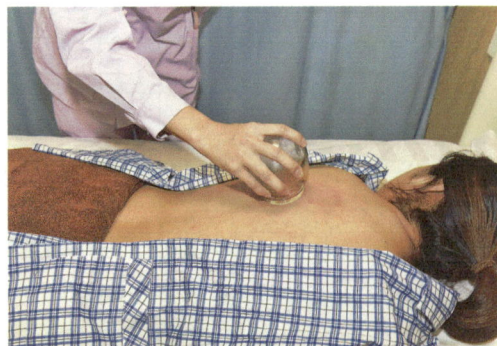

图 1-2-5 走罐

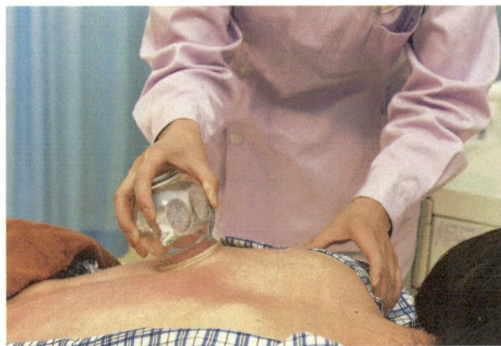

图 1-2-6 抖罐

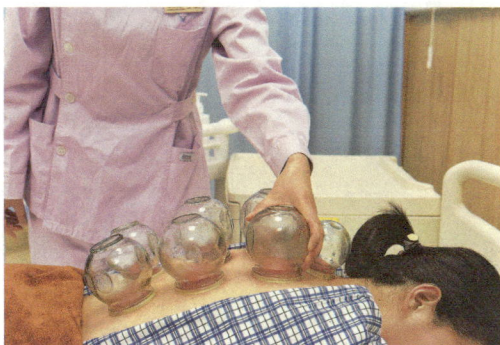 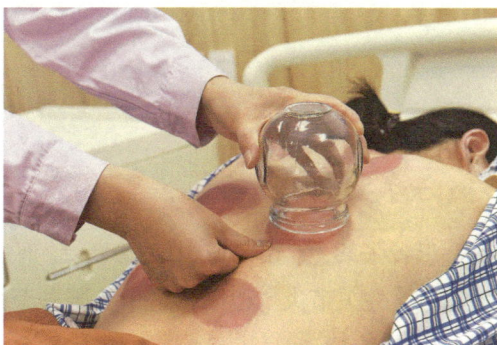

图 1-2-7 留罐　　　　　　　　　　图 1-2-8 起罐

（四）相关知识

1. 概念

拔火罐技术是以火罐为工具,利用燃烧热力造成罐内负压,使火罐吸附于腧穴或相应体表部位,通过不同的拔罐手法,达到通经活络、祛风散寒、消肿止痛、吸毒排脓等功效的一项中医护理技术。

平衡火罐是拔罐疗法的一项,是以阴阳学说为基础,以神经传导学说为途径,以自身平衡为核心,运用不同的拔罐手法如闪罐、揉罐、走罐、抖罐、留罐,实现平衡阴阳、调整脏腑机能的一项自然平衡疗法。

2. 适用范围

平衡火罐主要适用于感冒、失眠、慢性疲劳综合征、颈肩腰背痛等。丹毒、疮疡及毒蛇咬伤的急救排毒多采用留罐法。

3. 注意事项

（1）严重心脑血管疾病;接触性传染病;血小板减少性紫癜、白血病及血友病等出血性疾病;精神分裂症、抽搐等不能合作者禁用。

（2）孕妇、女性经期的腹部和腰骶部;皮肤过敏、皮肤肿块部位;心尖区、体表大动脉搏动处;中、重度水肿部位等禁用。

（3）拔罐时务必注意用火安全,切忌在患者身体上方点火,防止酒精下滴点燃衣物、灼伤皮肤等,引火器切勿较长时间停留于罐口及罐内,防止过热烫伤皮肤。

（4）拔罐时采取合适体位,选择肌肉较厚的部位,骨骼凹凸不平和毛发较多处不宜拔罐。取俯卧位时胸前垫软枕,额部有支撑;取仰卧位时膝关节下垫软枕。

（5）拔罐中患者出现头晕、心慌等不适,应立即起罐,严重者可让患者平卧,给予保暖,饮热水或糖水,还可揉内关、合谷、极泉、人中等穴。

（6）起罐后如局部出现小水疱,不必处理,可自行吸收;水疱大时,消毒局部皮肤,用无菌注射器抽出疱内液体,保持干燥,防止感染。

（7）拔罐后注意保暖,保持局部皮肤干燥,避免感受风寒。

三、技术二　药物罐技术

（一）典型病例

患者张某,女,65 岁。中医诊断:膝痹病(风寒湿痹证);西医诊断:右膝关节骨性关节炎。遵医嘱给予右膝关节药物罐治疗。

（二）操作流程及评分标准

项目	序号	操作流程	图示	分值	评分说明	扣分	备注
仪表	1	仪表符合职业要求、佩戴手表		1			
核对	2	双人核对医嘱单、治疗单		2	未核对扣 2 分 核对不全扣 1 分		
评估告知	3	患者意识、生命体征、临床症状、既往史、过敏史、凝血功能、是否妊娠或月经期、操作部位皮肤情况等		4	一项未评估扣 1 分 最高扣 4 分		边操作边口述
	4	患者和(或)家属对此项操作的认知及配合程度,患者对疼痛及热的耐受程度		2			
	5	告知患者此项操作目的及方法		2	一项未告知扣 1 分		
	6	嘱(协助)患者排空二便		1			
	7	环境安静整洁,光线充足,符合隐私保护和保暖要求		1	未评估扣 1 分 评估不全面扣 0.5 分		
操作前准备	8	洗手,戴口罩		2	一项未做到或不规范扣 1 分		
	9	用物: 治疗车上层:治疗盘、药物罐数个(已消毒)、中药汤剂(药包)、中药煮锅、卵圆钳、毛巾、纱布、水温计、计时器、标记笔、快速手消毒剂、医嘱单、治疗单,必要时备屏风、浴巾、烫伤膏 治疗车下层:医用废物收集袋、生活废物收集袋、药物罐收集桶	图 1-3-1	4	缺一项扣 0.5 分 最高扣 4 分		

续表

项目	序号	操作流程	图示	分值	评分说明	扣分	备注
操作前准备	10	所有用物均在有效期内		2	未口述扣1分		边操作边口述
	11	手持纱布检查罐口有无毛刺,罐体有无裂痕		2	未口述扣1分		边操作边口述
	12	煮锅内适量加水,将中药汤剂或药包置入其中,药物罐于药液中浸泡约30分钟,煮沸5~10分钟		2	一项未做到扣1分		
操作过程	13	携用物至床旁,核对患者身份信息(两种及以上)		2	未采用两种及以上身份识别信息扣2分		
	14	核对并确认操作部位及方法		3	一项未做到扣1.5分		
	15	协助患者取适宜体位,暴露操作部位,做好隐私保护和保暖		3	一项不到位扣1分		
	16	保持药液温度在90℃以上	图1-3-2	4			
	17	洗手,将双手搓热		2			
	18	精准定位		4	定位不准确扣0.5分/穴未口述扣1分		边操作边口述
	19	将毛巾置于左手掌上,右手用卵圆钳夹住罐底,快速叩击数次,沥去罐内外药液	图1-3-3	4	药液未沥干扣2分		
	20	趁热将药罐扣在所选穴位上	图1-3-4	5			
	21	检查药罐吸附程度		4	吸附不牢扣2分药罐掉落扣4分		
	22	随时询问患者感受,如有过松或过紧,重新拔罐		4	一项未做到扣1分		
	23	洗手、记录开始时间		2	一项未做到扣1分		
	24	根据患者耐受程度,留罐8~10分钟	图1-3-5	4			口述
	25	起罐:一手握罐体,另一手拇指按压罐口皮肤,使空气进入罐内,起罐	图1-3-6	6	手法不正确扣4分手法不熟练扣2分		

续表

项目	序号	操作流程	图示	分值	评分说明	扣分	备注
操作过程	26	清洁并观察局部皮肤情况(口述:如有异常及时处置并记录)		6	未清洁扣2分 未观察扣2分 未口述扣2分		边操作边口述
	27	协助患者取舒适体位,整理床单位		2	一项未做到扣1分		
	28	再次核对		2			
	29	告知注意事项,进行健康指导		4	一项未做到扣2分		
操作后处理	30	用物:根据《医疗机构消毒技术规范》和《医疗废物管理条例》做相应处理		1			边操作边口述
	31	洗手		2			
	32	书写记录单,签全名		1	一项未做到扣0.5分		
综合评价	33	查对无误、操作熟练、手法规范、动作轻巧、记录完整;沟通良好、体现人文关怀;符合院感要求		10	一项未做到扣2分		
关键否决项:查对不正确/皮肤烫伤/皮肤划伤/其他安全问题						
建议操作考核时间15分钟,达标分数90分						
							得分_____

（三）重点步骤图示

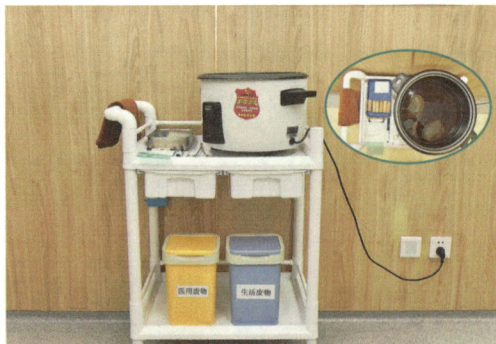

图 1-3-1　准备用物

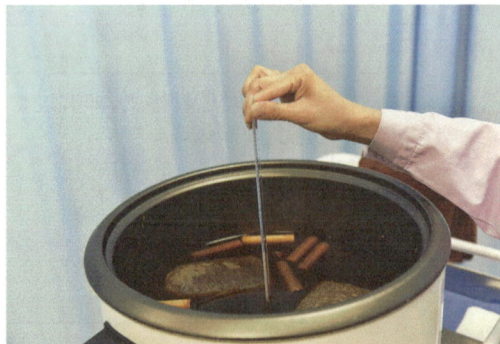

图 1-3-2　测量药液温度

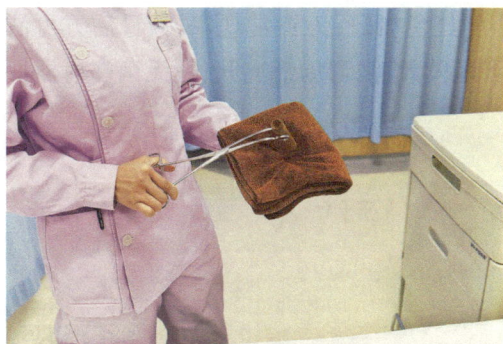

图 1-3-3 沥去药液

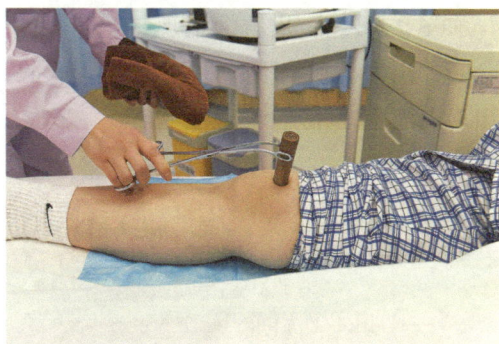

图 1-3-4 药罐扣在所选穴位上

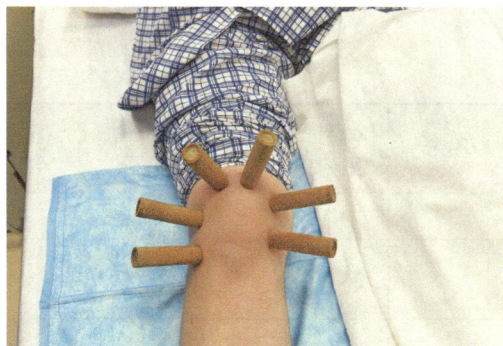

图 1-3-5 留罐

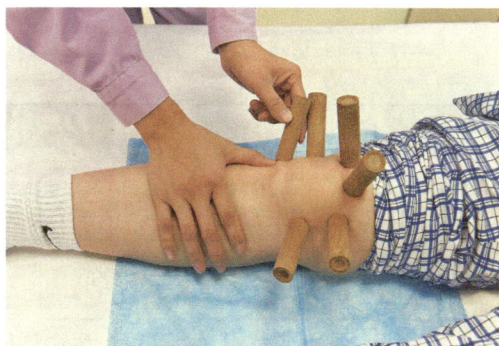

图 1-3-6 起罐

（四）相关知识

1. 概念

药物罐技术属于煮罐法的一种,结合了中药蒸熨及穴位拔罐,根据患者病情辨证施药,运用药液煮后的竹罐选穴拔罐,直接通过负压作用改善局部血液循环,透过张开的毛孔将药物蒸汽渗透到局部组织,起到局部的熏蒸作用,形成双重功效,加强疗效。

2. 适用范围

主要适用于颈肩腰腿痛、肩周炎、腰肌劳损等病症。

3. 注意事项

（1）严重心脑血管疾病;接触性传染病;血小板减少性紫癜、白血病及血友病等出血性疾病;精神分裂症、抽搐等不能合作者禁用。

（2）孕妇及经期女性的腹部和腰骶部、皮肤过敏或肿瘤(肿块)部位、心尖区、体表大动脉搏动处、中重度水肿部位等禁用。

（3）体位要舒适,拔罐时不要随意移动体位,以防罐具脱落。

（4）操作时必须动作迅速,准确,注意安全,不能灼伤或烫伤皮肤。

（5）使用多罐时,罐距不宜太近,以防互相牵拉产生疼痛或脱罐。

（6）起罐后，皮肤会出现与罐口相当大小的红色瘀斑，为正常现象，数日后方可消除。如出现小水疱不必处理，可自行吸收，如水疱较大，消毒局部皮肤，用无菌注射器抽出疱内液体，保持干燥，防止感染。

四、技术三　刺络拔罐技术

（一）典型病例

患者李某，男，52 岁。中医诊断：项痹病（血瘀气滞证）；西医诊断：神经根型颈椎病。遵医嘱给予大椎穴刺络拔罐治疗。

扫码查看
图示

（二）操作流程及评分标准

项目	序号	操作流程	图示	分值	评分说明	扣分	备注
仪表	1	仪表符合职业要求、佩戴手表		1			
核对	2	双人核对医嘱单、治疗单		2	未核对扣 2 分 核对不全扣 1 分		
评估告知	3	患者意识、临床症状、生命体征、既往史、凝血功能、是否妊娠或月经期、操作部位皮肤情况等		4	一项未评估扣 1 分 最高扣 4 分		边操作边口述
	4	患者和（或）家属对此项操作的认知及配合程度，患者对疼痛的耐受程度		2			
	5	告知患者此项操作目的及方法		2	一项未告知扣 1 分		
	6	嘱（协助）患者排空二便		1			
	7	环境安静整洁，光线充足，符合隐私保护和保暖要求		1	未评估扣 1 分 评估不全面扣 0.5 分		
操作前准备	8	洗手，戴口罩		2	一项未做到或不规范扣 1 分		
	9	用物： 治疗车上层：治疗盘、火罐（已消毒）、95% 酒精、引火器、点火器、灭火罐、三棱针、无菌手套、无菌纱布、碘伏、棉签、浴巾、一次性薄膜手套、标记笔、快速手消毒剂、医嘱单、治疗单，必要时备屏风、灭火毯 治疗车下层：医用废物收集袋、生活废物收集袋、火罐收集桶	图 1-4-1	4	缺一项扣 0.5 分 最高扣 4 分		

续表

项目	序号	操作流程	图示	分值	评分说明	扣分	备注
操作前准备	10	所有用物均在有效期内		2	未口述扣1分		边操作边口述
	11	手持纱布检查罐口、罐体是否光滑,对光检查有无裂痕		2	一项未做到扣1分		边操作边口述
操作过程	12	携用物至床旁,核对患者身份信息(两种及以上)		2	未采用两种及以上身份识别信息扣2分		
	13	核对并确认操作部位及方法		3	一项未做到扣1.5分		
	14	协助患者取适宜体位,暴露操作部位,做好隐私保护和保暖		3	一项未做到扣1分		
	15	洗手,将双手搓热		2			
	16	精准定位并做好标记	图1-4-2	4	定位不准确扣0.5分/穴 未口述扣1分 未标记扣1分		边操作边口述
	17	皮肤消毒,消毒面积大于罐口面积		2			
	18	戴无菌手套		2			
	19	对光检查针尖是否带钩、弯曲、断裂	图1-4-3	4			
	20	一手持三棱针,用拇指、食指捏住针柄中段,中指指腹紧靠针身下端,露出针尖3~5mm,针尖对准穴位迅速刺入1~3mm,快速出针,手法轻、稳、准	图1-4-4	4	操作不正确扣4分 手法不熟练扣2分		边操作边口述
	21	放血范围不超过罐口大小,以出血为度	图1-4-5	2			
	22	一手持罐,另一手将点燃的引火器伸入罐底,快速撤出,稳、准、快速将罐吸附于点刺部位	图1-4-6	4	操作不正确扣4分 手法不熟练扣2分		
	23	将点燃的引火器快速放入灭火罐内,确保完全熄灭		2			
	24	检查火罐吸附及出血情况		4	一项未做到扣2分		

续表

项目	序号	操作流程	图示	分值	评分说明	扣分	备注
操作过程	25	脱手套,洗手,记录开始时间		2	一项未做到扣1分		
	26	留罐时间一般为 5~10 分钟		2			口述
	27	随时询问患者感受,疼痛情况,如有不适,及时调整		3			边操作边口述
	28	起罐:戴手套,一手持无菌纱布按住罐口皮肤,一手扶罐体,使空气进入罐内,起罐	图 1-4-7	4	手法不正确扣4分 手法不熟练扣2分		
	29	另取无菌纱布清洁局部皮肤,观察出血情况,并用碘伏消毒,脱手套	图 1-4-8	3	一项未做到扣1分		
	30	询问患者治疗后感受,疼痛是否缓解,观察病情变化及皮肤情况(口述:如有异常及时处置并记录)		3	未询问扣1分 未观察扣1分 未口述扣1分		边操作边口述
	31	协助患者取舒适体位,整理床单位		2	一项未做到扣1分		
	32	再次核对		2			
	33	告知注意事项,进行健康指导		4	一项未做到扣2分		
操作后处理	34	用物:根据《医疗机构消毒技术规范》和《医疗废物管理条例》做相应处理		1			边操作边口述
	35	洗手		2			
	36	书写记录单,签全名		1	一项未做到扣0.5分		
综合评价	37	查对无误、操作熟练、手法规范、动作轻巧、记录完整;沟通良好、体现人文关怀;无菌观念强,符合院感要求		10	一项未做到扣2分		
		关键否决项:查对不正确/皮肤灼伤/皮肤划伤/烧坏衣物/其他安全问题					
		建议操作考核时间 10 分钟,达标分数 90 分					
						得分_____	

（三）重点步骤图示

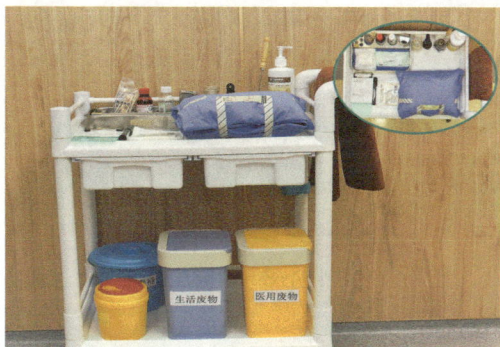

图 1-4-1　准备用物

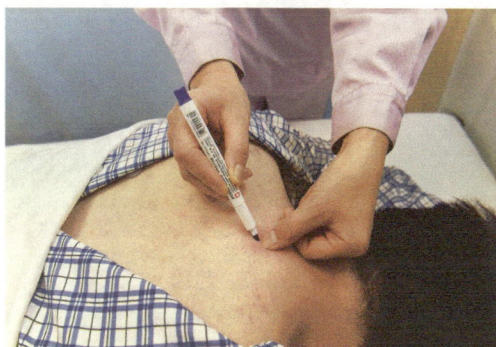

图 1-4-2　精准定位并做好标记

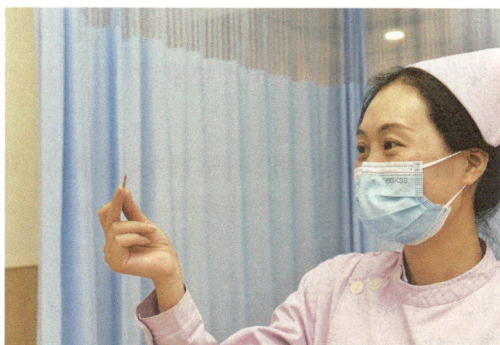

图 1-4-3　检查针尖

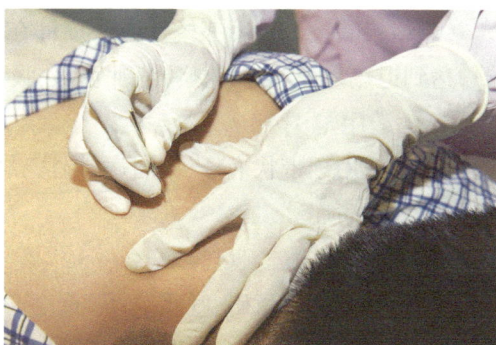

图 1-4-4　三棱针刺入穴位

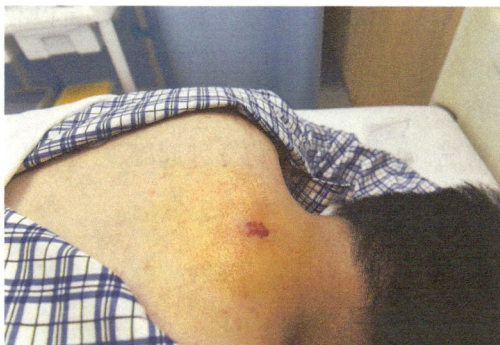

图 1-4-5　放血

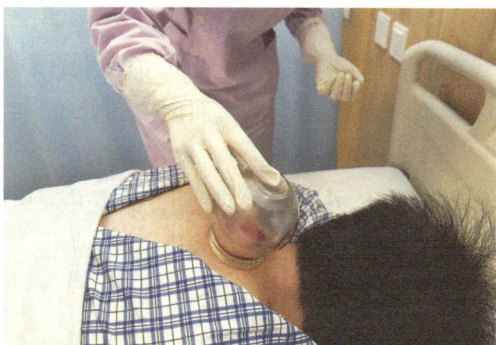

图 1-4-6　将罐吸附于点刺部位

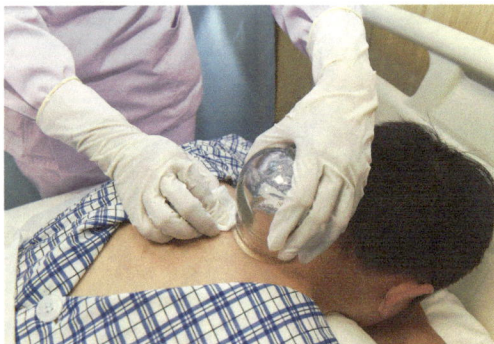

图 1-4-7　起罐

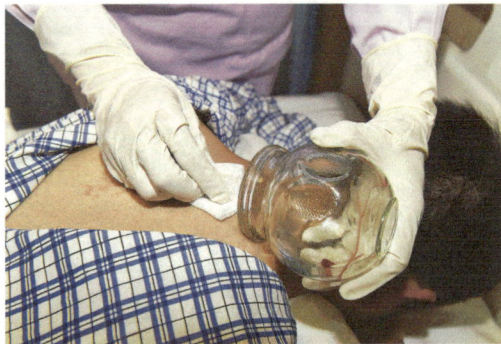

图 1-4-8　清洁皮肤

（四）相关知识

1. 概念

刺络拔罐技术是用三棱针或头皮针在相应穴位或反应点点刺出血，并在出血部位拔罐，达到退热泻火、活血化瘀、消肿止痛、吸毒排脓作用的一项中医护理技术。

2. 适用范围

主要适用于带状疱疹、银屑病、湿疹、结节性红斑、丹毒等皮肤病；感冒发热、咽痛、颈肩腰腿痛等病症。

3. 注意事项

（1）凝血机制障碍、呼吸衰竭、重度心脏病、严重消瘦及严重水肿者；孕妇及有习惯性流产史者；过度劳累、过饥过饱、情绪失常、严重贫血、低血压的患者，晕针、晕血、晕罐的患者禁用。

（2）体表大血管处和动脉血管处、临近重要内脏部位禁用。

（3）针刺时可捏起皮肤，针刺速度不宜过慢，持针在局部皮肤快速扎刺数次，可以减轻疼痛。针刺深度为 1~3mm，消瘦者针刺不可过深，以免造成气胸、损伤内脏。留罐时间以 5~10 分钟为宜，儿童、肌肉薄弱处吸附力不可过大。

（4）拔罐中要注意观察患者的反应、出血情况，如有不适感，应立即起罐，严重者可让患者平卧，并饮热水或糖水，保暖并通风，还可揉内关、合谷、极泉、人中等穴。

（5）针具符合无菌要求，一人一用。

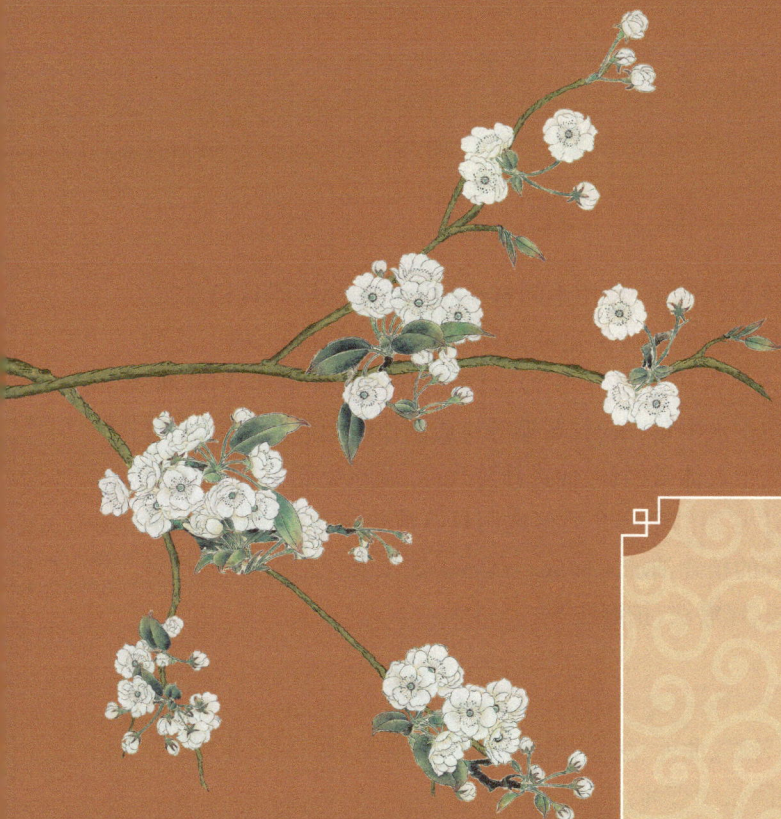

第二篇　刮痧法

扫码查看
穴位图示

一、概　　述

　　刮痧法是在中医经络腧穴理论的指导下,使用不同材质和形状的刮痧器具和介质,在体表进行相应的手法刮拭,通过疏通经络,改善血液循环,调整关节结构和功能,达到防治疾病目的的一项中医护理技术。古代用汤勺、铜钱、竹板等作为刮痧工具,用麻油、水、酒作为润滑剂。现多采用以砭石、水牛角、玉石、黄铜等材质制作的刮痧器具,这些材质本身具有清热凉血、消炎杀菌、改善人体微循环、促进新陈代谢、调整免疫等治疗作用,可明显提高刮痧的疗效。刮痧疗法常用的刮痧介质多选用具有清热解毒、活血化瘀、消炎镇痛作用,且渗透性强、润滑性好的植物油加工而成。刮痧手法主要包括刮痧法、挑痧法、放痧法、揪痧法、扯痧法、挤痧法、焠痧法、拍痧法等。

(一) 常用穴位

　　风池、天柱、风府、曲垣、膈俞、臂臑、曲池、臑会、尺泽、阴谷、三阴交、足三里、丰隆。
以下穴位本篇不再描述,可在附录中查询:
大椎、肩井、大杼、风门、肺俞、肩中俞、肩外俞、天宗、肩贞、肩髃、肩髎、委中。

(二) 常见病症及选用穴位

　　1. 感冒:以背部督脉、足太阳膀胱经为主。主要取穴:风池、大椎、风门、肺俞、风府、天柱、膈俞、大杼、夹脊。
　　2. 咳嗽:大椎、肺俞、大杼、风门、中府、膻中、尺泽、足三里、丰隆。
　　3. 肩凝症:肩髃、肩前、肩贞、肩髎、肩井、臂臑、曲垣、臑会、天宗、阿是穴。
　　4. 项痹病:阿是穴、大椎、风池、大杼、风门、肩井、肩外俞、肩中俞、天宗。
　　5. 不寐:百会、印堂、四神聪、安眠、心俞、膏肓、神堂、脾俞、胆俞、三阴交、丰隆。
　　6. 中暑:风府、膈俞、肝俞、至阳、曲池、尺泽、委中、阴谷、极泉。

(三) 定位及取穴方法

1. 风池(图 2-1-1)

【定位】　枕骨之下,胸锁乳突肌上端与斜方肌上端之间的凹陷中。
取法:项部枕骨下两侧,横平风府,胸锁乳突肌与斜方肌之间凹陷中。
【主治】　①头痛,眩晕,中风,癫狂。②耳鸣,耳聋,目赤肿痛,鼻衄,鼻塞。③发热。④颈项强痛。
【归经】　足少阳胆经。

2. 天柱(图 2-1-2)

【定位】　横平第 2 颈椎棘突上际,斜方肌外缘凹陷中。
取法:后发际正中直上 0.5 寸,斜方肌外缘凹陷中。

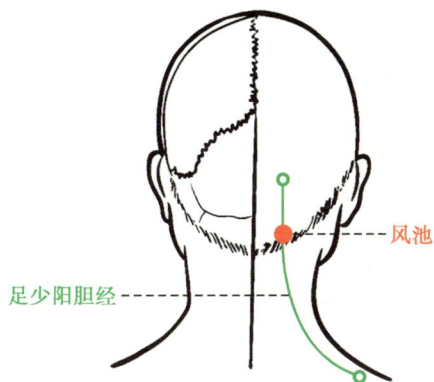

图 2-1-1　风池穴定位图　　　　　图 2-1-2　天柱穴定位图

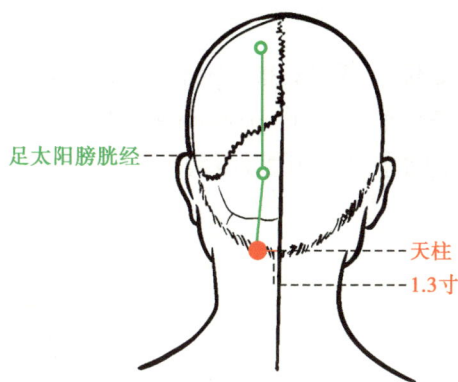

【**主治**】　①头痛,眩晕。②目痛。③癫狂,热病。④颈项强痛,肩背痛。

【**归经**】　足太阳膀胱经。

3. 风府(图 2-1-3)

【**定位**】　枕外隆凸直下,两侧斜方肌之间凹陷中。

取法:后发际正中直上 1 寸。

【**主治**】　①咽喉肿痛,鼻衄,暴喑。②头痛,眩晕,癫狂。③中风,舌强不语,半身不遂。④脊痛,颈项强痛。

【**归经**】　督脉。

4. 曲垣(图 2-1-4)

【**定位**】　肩胛冈内侧端上缘凹陷中。

取法:臑俞与第 2 胸椎棘突连线的中点处取穴。

【**主治**】　肩痛不举。

【**归经**】　手太阳小肠经。

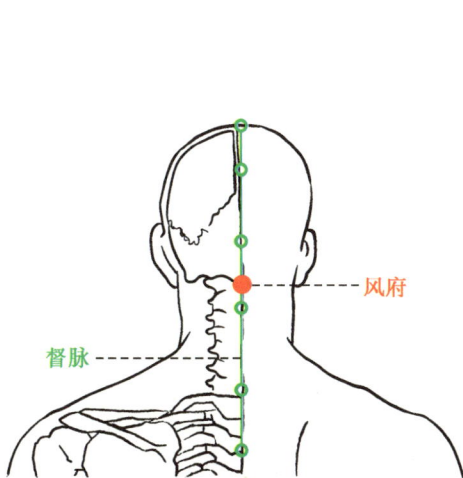

图 2-1-3　风府穴定位图　　　　　图 2-1-4　曲垣穴定位图

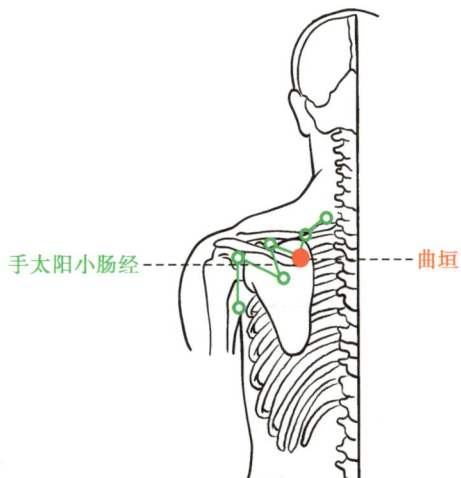

5. 膈俞（图 2-1-5）

【定位】　第 7 胸椎棘突下,后正中线旁开 1.5 寸。

【主治】　①呕吐,呃逆,吐血。②气喘。

【归经】　足太阳膀胱经。

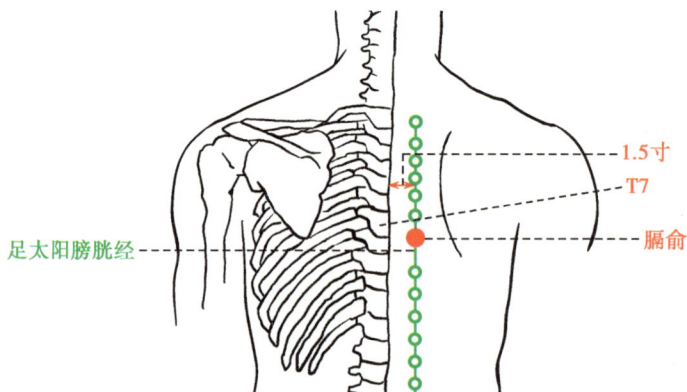

图 2-1-5　膈俞穴定位图

6. 臂臑（图 2-1-6）

【定位】　曲池上 7 寸,三角肌前缘处。

【主治】　①瘰疬。②目疾。③肩臂疼痛,不举。

【归经】　手阳明大肠经。

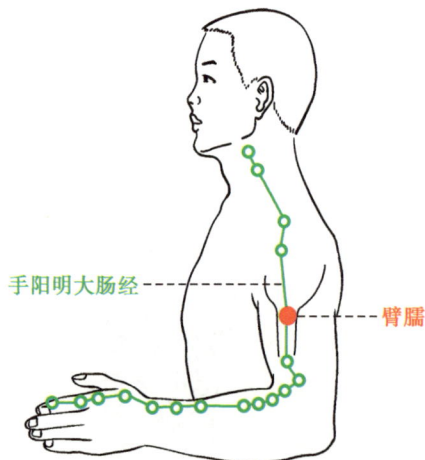

7. 曲池（图 2-1-7）

【定位】　在肘横纹外侧端,尺泽与肱骨外上髁连线的中点处。

【主治】　①咽喉肿痛,齿痛,目疾。②瘾疹,湿疹,瘰疬。③热病,惊痫。④手臂肿痛,上肢不遂。

【归经】　手阳明大肠经。

图 2-1-6　臂臑穴定位图　　　　图 2-1-7　曲池穴定位图

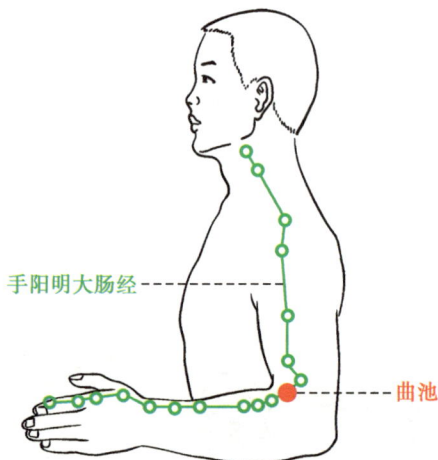

8. 臑会(图 2-1-8)

【定位】　当肘尖与肩髎的连线上,肩髎下 3 寸,三角肌的后下缘。

【主治】　①瘿气,瘰疬。②上肢痿痹。

【归经】　手少阳三焦经。

9. 尺泽(图 2-1-9)

【定位】　肘横纹中,肱二头肌腱桡侧凹陷中。

【主治】　①咳嗽,气喘,咳血,咽喉肿痛,胸满。②干呕,泄泻。③小儿惊风。④肘臂痛。

【归经】　手太阴肺经。

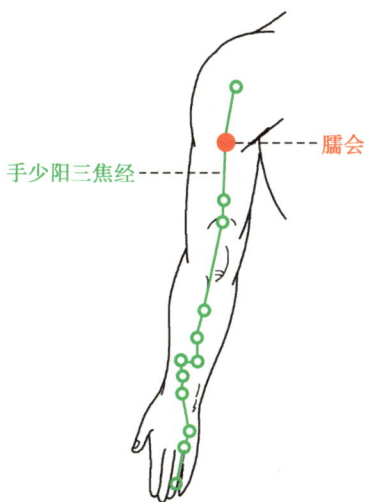

手少阳三焦经 —— 臑会

手太阴肺经 —— 尺泽

图 2-1-8　臑会穴定位图　　　　图 2-1-9　尺泽穴定位图

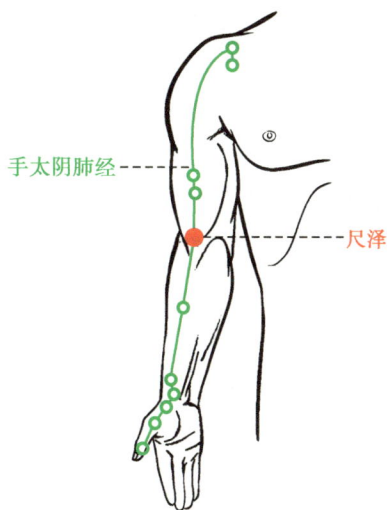

10. 阴谷(图 2-1-10)

【定位】　在腘窝内侧,屈膝时,当半腱肌肌腱与半膜肌肌腱之间。

【主治】　①阳痿,小便不利,月经不调,崩漏。②癫狂。③腰脊痛,少腹、前阴、膝股引痛。

【归经】　足少阴肾经。

11. 三阴交(图 2-1-11)

【定位】　内踝尖上 3 寸,胫骨内侧缘后际。

【主治】　①月经不调,崩漏,带下,阴挺,不孕,滞产。②遗精,阳痿,遗尿,小便不利,疝气。③腹胀,肠鸣,泄泻。④下肢痿痹。

【归经】　足太阴脾经。

12. 足三里(图 2-1-12)

【定位】　犊鼻下 3 寸,距胫骨前缘一横指(中指)。

【主治】　①胃痛,呕吐,呃逆,腹胀,腹痛,肠鸣,泄泻,便秘。②热病,癫狂。③乳痈。

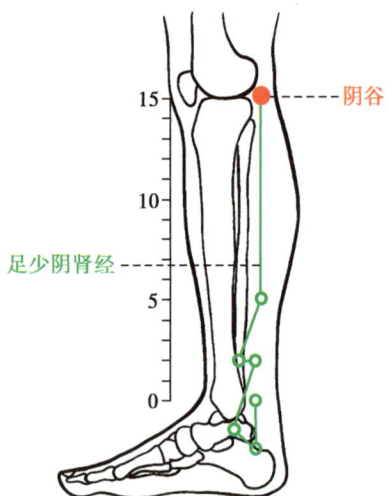

图 2-1-10　阴谷穴定位图　　　　图 2-1-11　三阴交穴定位图

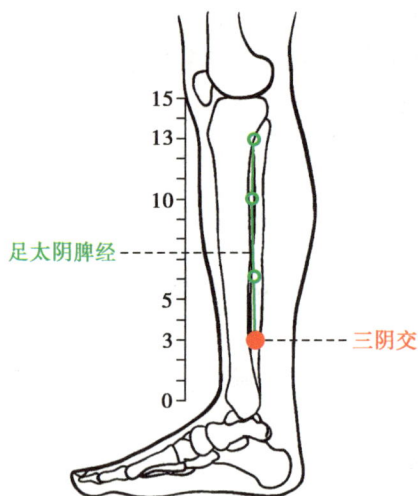

④虚劳羸瘦。⑤膝足肿痛。

【归经】　足阳明胃经。

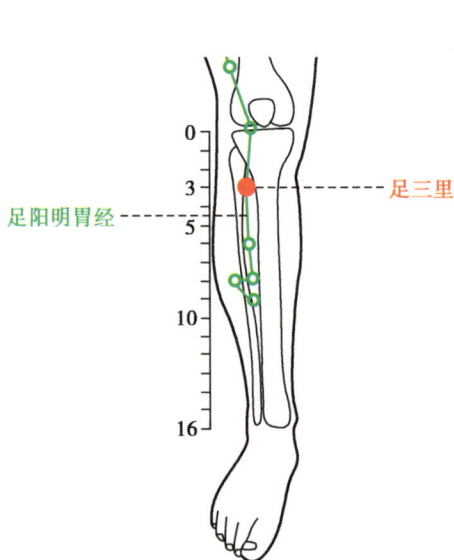

13. 丰隆（图 2-1-13）

【定位】　外踝尖上 8 寸，条口外，距胫骨前缘二横指（中指）。

【主治】　①腹痛，腹胀，便秘。②头痛，眩晕，癫狂。③咳嗽，哮喘，痰多，咽喉肿痛，胸痛。④下肢不遂，痿痹。

【归经】　足阳明胃经。

图 2-1-12　足三里穴定位图　　　　图 2-1-13　丰隆穴定位图

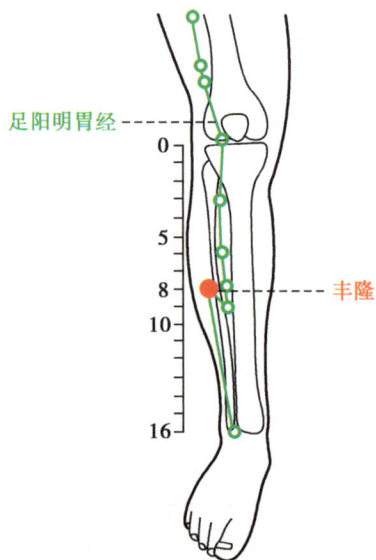

二、技术四　刮痧技术

（一）典型病例

患者李某,女,24岁。中医诊断:感冒(风寒束表证);西医诊断:急性上呼吸道感染。遵医嘱给予刮痧治疗。

（二）操作流程及评分标准

项目	序号	操作流程	图示	分值	评分说明	扣分	备注
仪表	1	仪表符合职业要求、佩戴手表		1			
核对	2	双人核对医嘱单、治疗单		2	未核对扣2分 核对不全扣1分		
评估告知	3	患者意识、生命体征、临床症状、既往史、过敏史、凝血功能、是否妊娠或月经期、操作部位皮肤情况等		4	一项未评估扣1分 最高扣4分		边操作边口述
	4	患者和(或)家属对此项操作的认知及配合程度,患者对疼痛的耐受程度		2			
	5	告知患者此项操作目的及方法		2	一项未告知扣1分		
	6	嘱(协助)患者排空二便		1			
	7	环境安静整洁,光线充足,符合隐私保护和保暖要求		1	未评估扣1分 评估不全面扣0.5分		
操作前准备	8	洗手,戴口罩		2	一项未做到或不规范扣1分		
	9	用物: 治疗车上层:治疗盘、刮痧板(已消毒)、刮痧介质、纱布、标记笔、快速手消毒剂、医嘱单、治疗单,必要时备屏风、浴巾 治疗车下层:医用废物收集袋、生活废物收集袋	图2-2-1	4	缺一项扣0.5分 最高扣4分		
	10	所有用物均在有效期内		2	未口述扣1分		边操作边口述

续表

项目	序号	操作流程	图示	分值	评分说明	扣分	备注
操作前准备	11	手持纱布检查刮痧板边缘是否光滑、有无裂痕、有无缺损	图2-2-2	2	未口述扣1分		边操作边口述
	12	携用物至床旁,核对患者身份信息(两种及以上)		2	未采用两种及以上身份识别信息扣2分		
操作过程	13	核对并确认操作部位及方法		3	一项未做到扣1.5分		
	14	协助患者取适宜体位,暴露操作部位,做好隐私保护和保暖		3	一项不到位扣1分		
	15	洗手,将双手搓热		2			
	16	精准定位并做好标记	图2-2-3	4	定位不准确扣0.5分/穴未口述扣1分未标记扣1分		边操作边口述
	17	持刮痧板手法:拇指、食指和中指夹住刮板,无名指、小指紧贴刮板边角,从三个角度固定,刮板与皮肤之间夹角约45°		6	手法错误扣6分手法不熟练扣3分		
	18	清洁皮肤,取适量刮痧介质,涂于刮痧部位,刮板干涩时及时润滑		4	一项未做到扣2分		
	19	在治疗部位自上而下、由内至外、单一方向,力道均匀刮拭,以患者能耐受为度	图2-2-4	6	手法错误扣6分手法不熟练扣3分		边操作边口述
	20	每部位刮20~30次,局部刮痧5~10分钟,至局部出现红紫色痧点或痧斑,不可强求出痧,以患者能耐受为度		6	手法错误扣6分手法不熟练扣3分		边操作边口述
	21	刮痧顺序:先头面后手足,先腰背后胸腹,先上肢后下肢,先内侧后外侧		6	顺序错误扣6分未口述扣2分		边操作边口述
	22	随时观察皮肤出痧情况,询问患者感受,及时调整手法力度		6	一项未做到扣2分		
	23	治疗结束,观察患者刮痧后反应,症状是否缓解,观察病情变化及皮肤情况(口述:如有异常及时处置并记录)		6	未观察扣5分未口述扣1分		边操作边口述

续表

项目	序号	操作流程	图示	分值	评分说明	扣分	备注
操作过程	24	清洁皮肤,协助患者取舒适体位,整理床单位		3	一项未做到扣1分		
	25	再次核对		2			
	26	告知注意事项,进行健康指导		4	一项未做到扣2分		
操作后处理	27	用物:根据《医疗机构消毒技术规范》和《医疗废物管理条例》做相应处理		1			边操作边口述
	28	洗手		2			
	29	书写记录单,签全名		1	一项未做到扣0.5分		
综合评价	30	查对无误、操作熟练、手法规范、动作轻巧、记录完整;沟通良好、体现人文关怀;符合院感要求		10	一项未做到扣2分		
关键否决项:查对不正确/皮肤划伤/其他安全问题								
建议操作考核时间8分钟,达标分数90分								
得分_____								

(三) 重点步骤图示

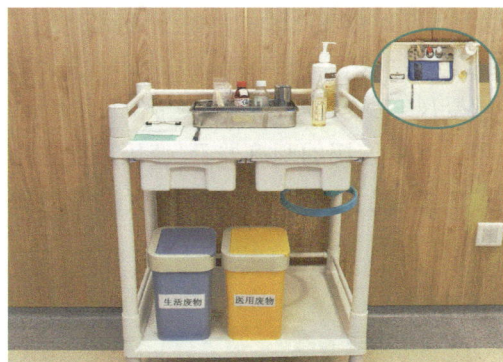

图 2-2-1　准备用物

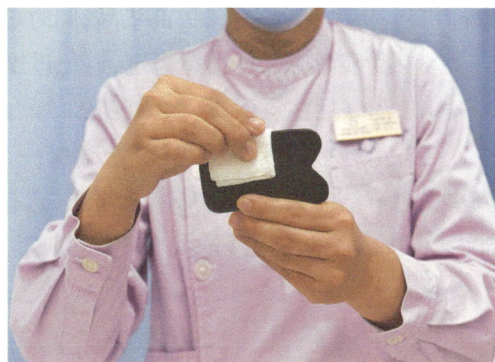

图 2-2-2　检查刮痧板

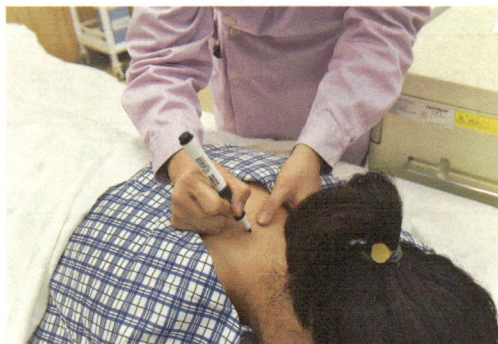

图 2-2-3　精准定位并做好标记

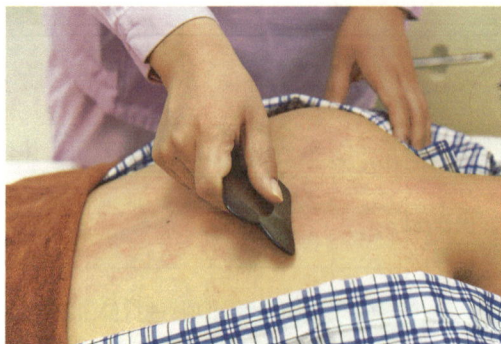

图 2-2-4　刮痧

（四）相关知识

1. 概念

刮痧技术是应用边缘钝滑的器具蘸取适量介质,在体表特定部位或穴位上反复刮拭,使局部皮肤出现红色、紫红色瘀点瘀斑,通过其疏通腠理、驱邪外出、疏通经络、调和营卫、和谐脏腑之功效,达到防治疾病目的的一项中医护理技术。

2. 适用范围

主要适用于感冒、咳嗽、头痛、中暑、恶心呕吐、失眠、颈肩腰腿痛等病症。

3. 注意事项

（1）严重心血管病、传染性皮肤病、年老体弱者禁用;有出血倾向、凝血功能障碍者禁用;孕妇的腰骶部禁用;患者过饥过饱、过度紧张时禁用。形体过于消瘦、有皮肤病变者慎用。

（2）刮痧过程中要随时观察病情变化,出现头晕、面色苍白、出冷汗等晕刮现象,应立即停刮,协助患者平卧,头部垫高,同时可点按内关穴或极泉穴等。

（3）刮痧后应保持情绪稳定,避免过度忧思恼怒。

（4）刮痧后注意保暖,保持皮肤干燥,避免感受风寒,禁食生冷、油腻之品。

（5）刮痧板按要求消毒处理,确保一人一用。重复使用的刮痧器具,使用后应先用流水去污清洁。再根据刮痧器具材质,选择适宜方式进行消毒处理。临床常用含有效氯500~1000mg/L 的溶液浸泡大于 30 分钟,也可用热力消毒。

三、技术五　铜砭刮痧技术

（一）典型病例

患者贾某,女,51 岁。中医诊断:咳嗽(风热犯肺证);西医诊断:急性气管-支气管炎。遵医嘱给予铜砭刮痧治疗。

扫码查看
图示

（二）操作流程及评分标准

项目	序号	流程步骤	图示	分值	评分说明	扣分	备注
仪表	1	仪表符合职业要求、佩戴手表		1			
核对	2	双人核对医嘱单、治疗单		2	未核对扣2分 核对不全扣1分		
评估告知	3	患者意识、生命体征、临床症状、既往史、过敏史、凝血功能、是否妊娠或月经期、操作部位皮肤情况等		4	一项未评估扣1分 最高扣4分		边操作边口述
	4	患者和(或)家属对此项操作的认知及配合程度,患者对疼痛的耐受程度		2			
	5	环境安静整洁,光线充足,符合隐私保护和保暖要求		1	未评估扣1分 评估不全扣0.5分		
	6	告知患者此项操作目的及方法		2	一项未告知扣1分		
	7	嘱(协助)患者排空二便		1			
操作前准备	8	洗手,戴口罩		2	一项未做到或不规范扣1分		
	9	用物: 治疗车上层:治疗盘、弯盘、虎符铜砭刮痧板(已消毒)、刮痧介质、纱布、标记笔、快速手消毒剂、医嘱单、治疗单,必要时备屏风、浴巾 治疗车下层:医用废物收集袋、生活废物收集袋	图2-3-1	4	缺一项扣0.5分 最高扣4分		
	10	所有用物均在有效期内		2	未口述扣1分		边操作边口述
	11	手持纱布检查虎符铜砭刮痧板是否光滑、有无缺损	图2-3-2	2	未口述扣1分		边操作边口述
	12	携用物至床旁,核对患者身份信息(两种及以上)		2	未采用两种及以上身份识别信息扣2分		
操作过程	13	核对并确认操作部位及方法		3	一项未做到扣1.5分		
	14	协助患者取适宜体位,暴露操作部位,做好隐私保护和保暖		3	一项不到位扣1分		

续表

项目	序号	流程步骤	图示	分值	评分说明	扣分	备注
操作过程	15	洗手,将双手搓热		2			
	16	精准定位并做好标记	图 2-3-3	4	定位不准确扣 0.5 分/穴 未口述扣 1 分 未标记扣 1 分		边操作边口述
	17	持刮痧板手法:拇指、食指和中指夹住刮板,无名指、小指紧贴刮板边角,从三个角度固定,刮板与皮肤之间夹角约 45°	图 2-3-4	6	手法不正确扣 6 分 手法不熟练扣 3 分		
	18	清洁皮肤,取适量刮痧介质,均匀涂抹至刮痧部位,刮板干涩时及时润滑		2	一项未做到扣 1 分		
	19	首刮左侧心包经、右侧尺泽穴可稳定心肺功能		2			口述
	20	开四穴:大椎、大杼、膏肓、神堂四穴,3~5 分钟/穴	图 2-3-5	8	少开一穴扣 2 分		
	21	在治疗部位自上而下,由内至外,单一方向,力道均匀刮拭,每部位刮 20~30 次,以患者能耐受为度	图 2-3-6	6	手法不正确扣 6 分 手法不熟练扣 3 分		
	22	观察皮肤出痧情况,随时询问患者感受,调节手法和力度		6	一项未做到扣 2 分		
	23	发现异常,应立即停刮,及时处理		2			口述
	24	治疗结束,观察患者刮痧后反应,症状是否缓解,观察病情变化及皮肤情况(口述:如有异常及时处置并记录)		6	未询问扣 2 分 未观察扣 2 分 未口述扣 2 分		边操作边口述
	25	清洁局部皮肤,注意保暖		3	一项未做到扣 1.5 分		
	26	协助患者取舒适体位,整理床单位		2	一项未做到扣 1 分		
	27	再次核对		2			
	28	告知注意事项,进行健康指导		4	一项未做到扣 2 分		
操作后处理	29	用物:根据《医疗机构消毒技术规范》和《医疗废物管理条例》做相应处理		1			边操作边口述
	30	洗手		2			
	31	书写记录单,签全名		1	一项未做到扣 0.5 分		

续表

项目	序号	流程步骤	图示	分值	评分说明	扣分	备注
综合评价	32	查对无误、操作熟练、手法规范、动作轻巧、记录完整;沟通良好、体现人文关怀;符合院感要求		10	一项未做到扣2分		
	关键否决项:查对不正确/皮肤划伤/其他安全问题						
	建议操作考核时间8分钟,达标分数90分						
						得分_____	

(三) 重点步骤图示

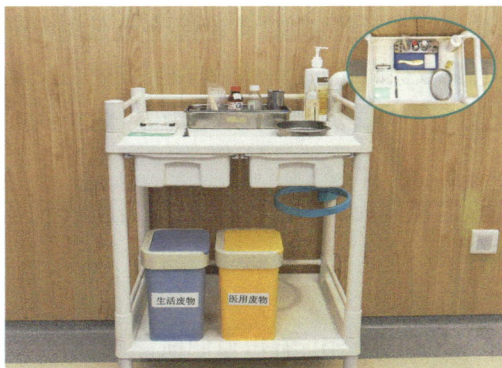

图 2-3-1　准备用物

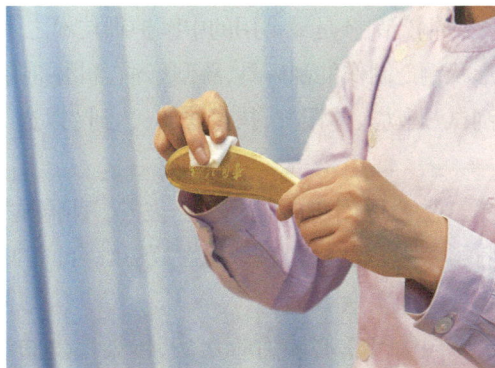

图 2-3-2　检查虎符铜砭刮痧板

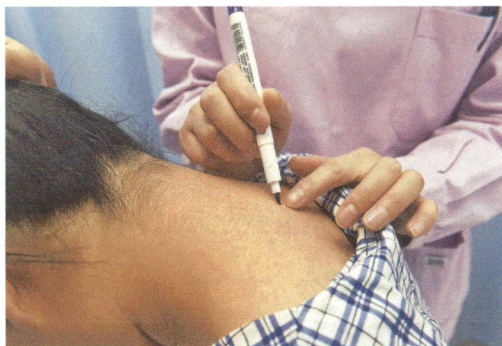

图 2-3-3　精准定位并做好标记

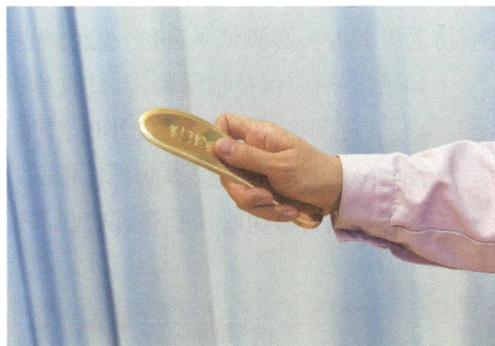

图 2-3-4　持刮痧板手法

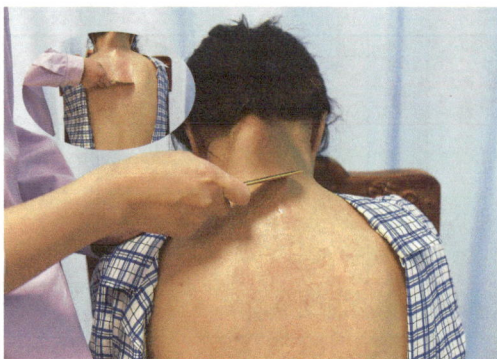　　　　　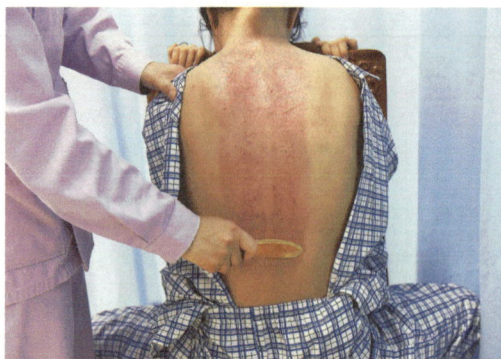

　　　图 2-3-5　开四穴　　　　　　　　　　图 2-3-6　刮痧

（四）相关知识

1. 概念

　　铜砭刮痧是最常用的中医护理技术之一,在中医基础及经络腧穴理论指导下,使用虎符形状铜砭制作的刮痧具,蘸刮痧油、润滑剂等介质,采取徐而和的手法,在体表特定部位反复刮拭,调动人体阳气,扶正祛邪,达到"以通为治,以通为补,以通为泻,以通为健"之功效。

2. 适用范围

　　主要适用于咳嗽、感冒、发热、咽喉肿痛、睡眠障碍、头痛等内科疾病;颈肩腰腿痛等骨科疾病;亚健康状态、慢性疲劳综合征的调理等。

3. 注意事项

　　（1）严重心脑血管疾病、传染性皮肤病、年老体弱者禁用;有出血倾向、凝血功能障碍者禁用;孕妇的腰骶部禁用;患者过饥过饱、过度紧张时禁用。过于消瘦、哺乳期女性、有皮肤病变者慎用。

　　（2）刮痧过程中要随时观察病情变化,出现面色苍白、出冷汗等晕刮现象,应立即停刮,协助患者取头高脚低平卧位,也可做点按内关穴或极泉穴及其他应急处理。

　　（3）刮痧后应保持情绪稳定,禁食生冷、油腻之品。

　　（4）全背刮痧后要禁食 24 小时,其间可饮温开水,不能耐受时可以喝红糖水,糖尿病患者刮痧后可适量进食,以防低血糖。

　　（5）刮痧后,避免吹风受寒;两次刮痧间隔时间以上次痧斑退去为标准。

四、技术六　温灸刮痧技术

（一）典型病例

扫码查看
图示

　　患者毕某,女,40 岁。中医诊断:项痹病(风寒痹阻证);西医诊断:颈性颈椎病。遵医嘱给予温灸刮痧治疗。

（二）操作流程及评分标准

项目	序号	流程步骤	图示	分值	评分说明	扣分	备注
仪表	1	仪表符合职业要求、佩戴手表		1			
核对	2	双人核对医嘱单、治疗单		2	未核对扣2分 核对不全扣1分		
评估告知	3	患者意识、症状、生命体征、既往史、过敏史、凝血功能、是否妊娠或月经期、操作部位皮肤情况等		4	一项未评估扣1分 最高扣4分		边操作边口述
	4	患者和（或）家属对此项操作的认知及配合程度，患者对疼痛、热的耐受程度		2			
	5	告知患者此项操作目的及方法		2	一项未告知扣1分		
	6	嘱（协助）患者排空二便		1			
	7	环境安静整洁，光线充足，符合隐私保护和保暖要求		1	未评估扣1分 评估不全面扣0.5分		
操作前准备	8	洗手，戴口罩		2	一项未做到或不规范扣1分		
	9	用物： 治疗车上层：治疗盘、温灸器（已消毒）、刮痧介质、艾段、点火器、纱布、标记笔、快速手消毒剂、医嘱单、治疗单，必要时备屏风、浴巾、烫伤膏 治疗车下层：医用废物收集袋、生活废物收集袋	图2-4-1	4	缺一项扣0.5分 最高扣4分		
	10	所有用物均在有效期内		2	未口述扣1分		边操作边口述
	11	手持纱布检查温灸器是否光滑、有无裂痕	图2-4-2	2	未口述扣1分		边操作边口述
	12	携用物至床旁，核对患者身份信息（两种及以上）		2	未采用两种及以上身份识别信息扣2分		
操作过程	13	核对并确认操作部位及方法		3	一项未做到扣1.5分		

项目	序号	流程步骤	图示	分值	评分说明	扣分	备注
操作过程	14	协助患者取适宜体位,暴露操作部位,做好隐私保护和保暖		3	一项不到位扣1分		
	15	洗手,将双手搓热		2			
	16	精准定位并做好标记	图2-4-3	5	定位不准确扣0.5分/穴 未口述扣1分 未标记扣1分		边操作边口述
	17	清洁刮痧部位皮肤,均匀涂抹刮痧介质		2	一项未做到扣1分		
	18	将艾段插入温灸刮痧器中固定好并点燃	图2-4-4	3			
	19	将温灸刮痧器罐口贴近皮肤进行刮痧,刮器干涩时及时润滑	图2-4-5	6			
	20	刮痧顺序:先头面后手足,先腰背后胸腹,先上肢后下肢,先内侧后外侧		6	顺序错误扣6分 未口述扣2分		边操作边口述
	21	在治疗部位自上而下,由内至外,单一方向,力道均匀刮拭,每部位刮20~30次,以患者能耐受为度		6	手法不正确扣6分 手法不熟练扣3分		边操作边口述
	22	观察皮肤出痧情况,随时询问患者感受,及时调节手法力度		3	一项未做到扣1分		边操作边口述
	23	刮痧完毕,用罐体按揉刮痧部位,每部位按揉10~20秒	图2-4-6	6			
	24	清洁皮肤		2			
	25	治疗结束,观察患者刮痧后反应,症状是否缓解,观察病情变化及皮肤情况(口述:如有异常及时处置并记录)		6	未观察扣5分 未口述扣1分		边操作边口述
	26	协助患者取舒适体位,整理床单位		2	一项未做到扣1分		
	27	再次核对		2			
	28	告知注意事项,进行健康指导		4	一项未做到扣2分		

续表

项目	序号	流程步骤	图示	分值	评分说明	扣分	备注
操作后处理	29	用物:根据《医疗机构消毒技术规范》和《医疗废物管理条例》做相应处理		1			边操作边口述
	30	洗手		2			
	31	书写记录单,签全名		1	一项未做到扣0.5分		
综合评价	32	查对无误、操作熟练、手法规范、动作轻巧、记录完整;沟通良好、体现人文关怀;符合院感要求		10	一项未做到扣2分		
关键否决项:查对不正确/皮肤划伤/皮肤烫伤/其他安全问题							
建议操作考核时间8分钟,达标分数90分							
						得分_____	

（三）重点步骤图示

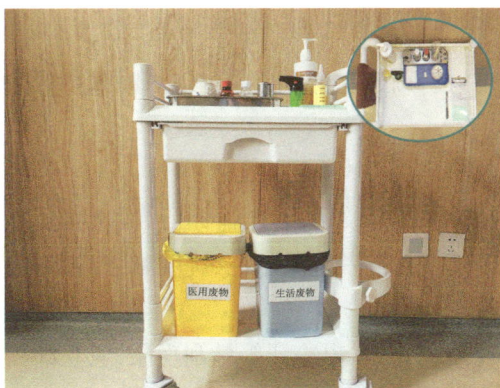

图 2-4-1　准备用物

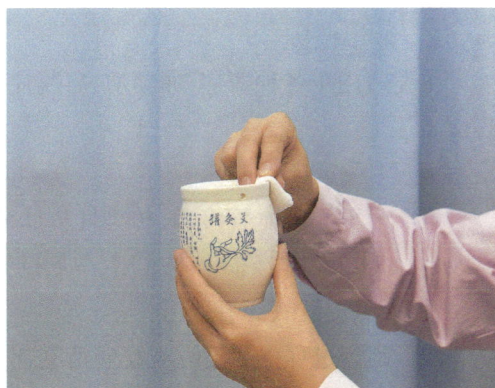

图 2-4-2　检查温灸器

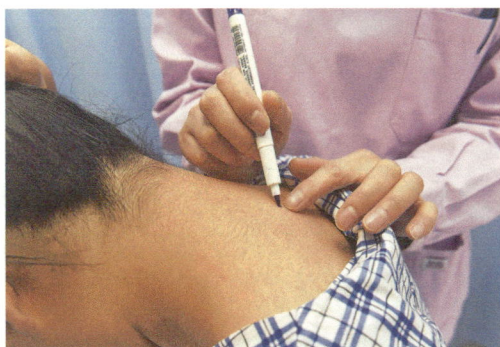

图 2-4-3　精准定位并做好标记

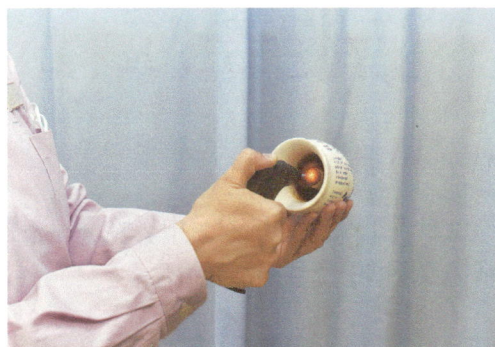

图 2-4-4　固定艾段并点燃

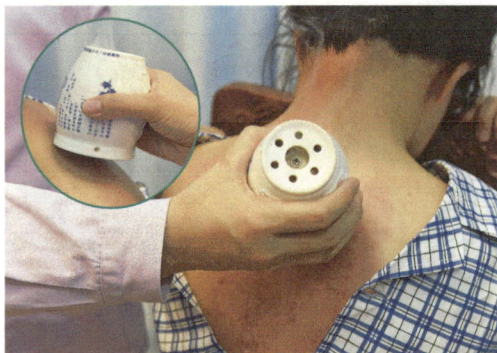

图 2-4-5　用温灸刮痧器刮痧

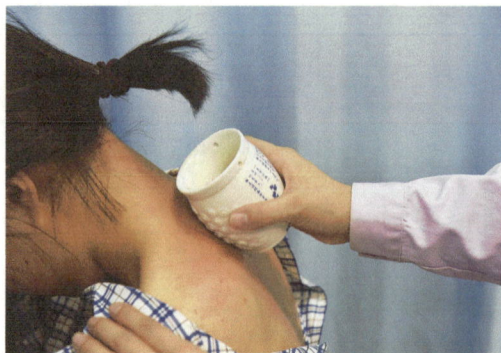

图 2-4-6　按揉刮痧部位

（四）相关知识

1. 概念

温灸刮痧是指在中医经络腧穴理论指导下,将刮痧和艾灸基本原理相结合,用温灸罐在体表特定部位反复刮动,使局部出现痧斑,再通过艾火的温热和药力刺激经络、穴位或病痛部位,达到温经散寒、活血化瘀的一项中医护理技术。

2. 适用范围

主要适用于各种痹症,如项痹、肩凝症、落枕、慢性腰痛,以及感冒、咳嗽、睡眠障碍等病症。

3. 注意事项

（1）严重心脑血管疾病、传染性皮肤病、年老体弱者禁用;有出血倾向、凝血功能障碍及糖尿病末梢神经损伤者禁用;孕妇的腰骶部禁用;患者过饥过饱、过度紧张时禁用。过于消瘦、有皮肤病变者慎用。

（2）刮痧过程中要随时观察病情变化,出现面色苍白、出冷汗等晕刮现象,应立即停刮,协助患者取头高脚低平卧位,也可做点按内关穴或极泉穴等其他应急处理。

（3）刮痧后注意保暖,避免感受风寒,禁食生冷、油腻之品。

五、技术七　耳部刮痧技术

（一）典型病例

患者王某,女,45 岁。中医诊断:不寐(心肾不交证);西医诊断:失眠。遵医嘱给予耳部刮痧治疗。

扫码查看
图示

（二）操作流程及评分标准

项目	序号	操作流程	图示	分值	评分说明	扣分	备注
仪表	1	仪表符合职业要求、佩戴手表		1			
核对	2	双人核对医嘱单、治疗单		2	未核对扣2分 核对不全扣1分		
评估 告知	3	患者意识、临床症状、既往史、过敏史、晕刮史、凝血功能、是否妊娠或月经期、操作部位皮肤情况等		4	一项未评估扣1分 最高扣4分		边操作 边口述
	4	患者和（或）家属对此项操作的认知及配合程度，患者对疼痛的耐受程度		2			
	5	告知患者此项操作目的及方法		2	一项未告知扣1分		
	6	嘱（协助）患者排空二便		1			
	7	环境安静整洁，光线充足，符合隐私保护和保暖要求		1	未评估扣1分 评估不全面扣0.5分		
操作前 准备	8	洗手，戴口罩		2	一项未做到或不规范扣1分		
	9	用物： 治疗车上层：治疗盘、耳部刮痧板（已消毒）、刮痧介质、纱布、75%酒精、棉签、计时器、治疗单、快速手消毒剂、医嘱单、治疗单，必要时备屏风 治疗车下层：医用废物收集袋、生活废物收集袋	图2-5-1	4	缺一项扣0.5分最高扣4分		
	10	所有用物均在有效期内		2	未口述扣1分		边操作 边口述
	11	手持纱布检查刮痧板是否光滑、有无裂痕、有无缺损	图2-5-2	2	未口述扣1分		
	12	携用物至床旁，核对患者身份信息（两种及以上）		2	未采用两种及以上身份识别信息扣2分		
操作 过程	13	协助患者取适宜体位，做好隐私保护和保暖		3	一项未做到扣1分		

续表

项目	序号	操作流程	图示	分值	评分说明	扣分	备注
操作过程	14	核对并确认操作部位及方法		3	一项不到位扣1.5分		
	15	洗手		2			
	16	用75%酒精消毒耳部皮肤,棉签蘸取刮痧介质均匀涂抹至刮痧部位,刮板干涩时及时润滑	图2-5-3	6			
	17	刮痧顺序:自下而上,由外向内	图2-5-4	6			边操作边口述
	18	刮痧力度:力度适宜,刮完后皮肤略有潮红,不强求出痧		8			边操作边口述
	19	刮痧手法:手部要温暖,手法宜轻柔,速度均匀		10	手法不正确扣10分 手法不熟练扣5分		
	20	刮痧时间:15~20分钟,以患者耐受为度		6			口述
	21	治疗结束,观察患者刮痧后反应,观察病情变化及皮肤情况(口述:如有异常及时处置并记录)		6	未询问扣2分 未观察扣2分 未口述扣2分		边操作边口述
	22	清洁局部皮肤,协助患者取舒适体位,整理床单位		3	一项未做到扣1分		
	23	洗手,再次核对		4	一项未做到扣2分		
	24	告知注意事项,进行健康指导		4	一项未做到扣2分		
操作后处理	25	用物:根据《医疗机构消毒技术规范》和《医疗废物管理条例》做相应处理		1			边操作边口述
	26	洗手		2			
	27	书写记录单,签全名		1	一项未做到扣0.5分		
综合评价	28	查对无误、操作熟练、手法规范、动作轻巧、记录完整;沟通良好、体现人文关怀;符合院感要求		10	一项未做到扣2分		
	关键否决项:查对不正确/皮肤破损/其他安全问题						
	建议操作考核时间8分钟,达标分数90分						
					得分_____		

（三）重点步骤图示

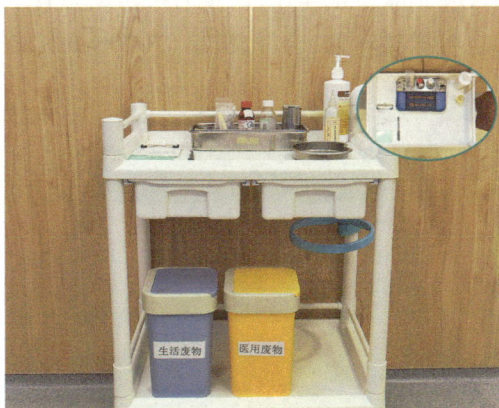

图 2-5-1　准备用物

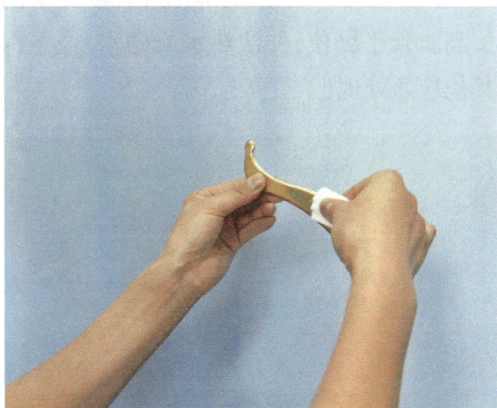

图 2-5-2　检查刮痧板

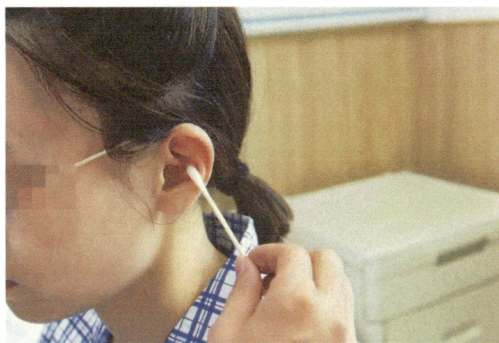

图 2-5-3　消毒耳部皮肤并涂抹刮痧介质

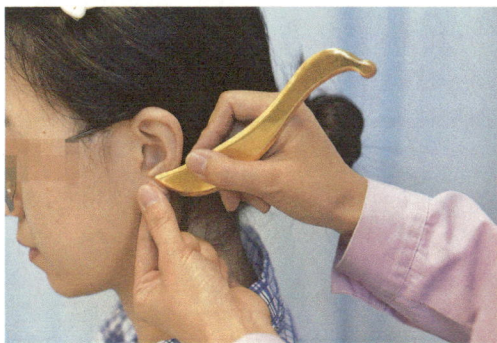

图 2-5-4　刮痧顺序

（四）相关知识

1. 概念

耳部刮痧是通过刺激耳部相应的穴位或部位产生经络传导，从而疏通经脉，调畅气血，达到解表祛邪、活血化瘀、调和阴阳、促进代谢、排除毒素目的的一项中医护理技术。

2. 适用范围

主要适用于失眠、耳鸣、耳聋、头晕、偏头痛、肢体麻木、腹胀、消化不良、便秘等病症。

3. 注意事项

（1）严重心脑血管疾病、肝肾功能不全者禁用；耳部皮肤有破溃者禁用；有出血倾向、传染性疾病、精神疾病等不能配合者禁用。

（2）孕妇、过饥过饱、过度疲劳、疼痛不耐受、糖尿病并发末梢神经损伤者慎用。

（3）刮痧后耳部发热为正常现象,嘱饮适量温水,30分钟内不宜吹风,6小时内不宜洗澡,避免吹风受寒。

（4）患者如有心慌、胸闷、头晕等晕刮现象,应立即停止操作;严重时可协助患者取头高脚低平卧位,并饮热水或糖水,注意保暖,也可做揉内关、合谷、极泉、人中等穴位及其他应急处理。

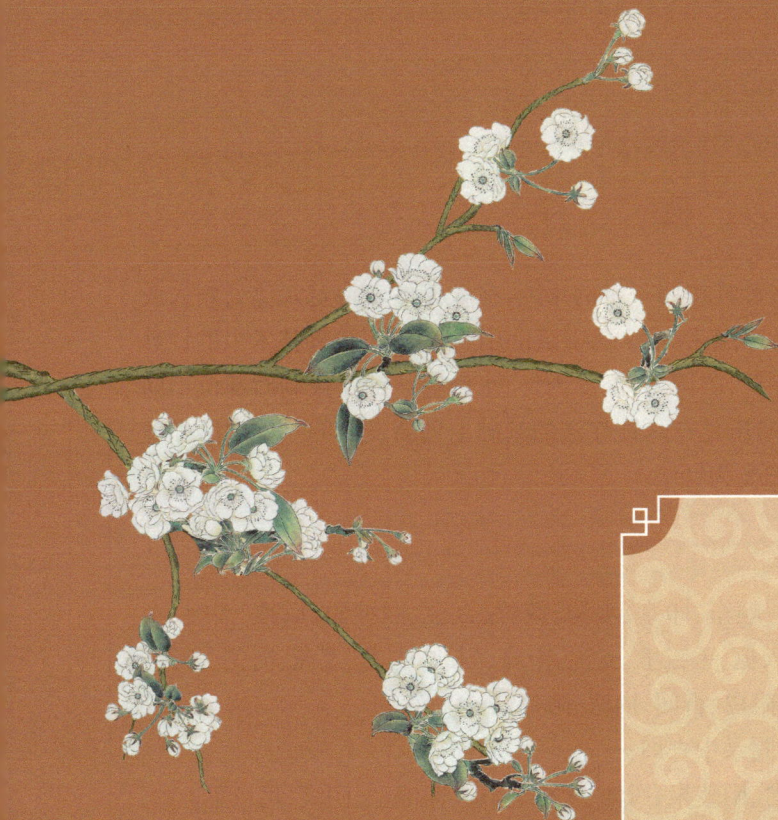

第三篇 针 法

扫码查看
穴位图示

一、概　述

针法是根据中医经络学说,将针具按照一定的角度,在人体体表特定穴位处刺入或反复刺激达到疏通经络、行气活血、扶正祛邪、调整阴阳的作用。中医护理技术中的针具分类包括毫针、三棱针、梅花针、杵针、磁圆梅针、皮内针、水针等。针法按刺激部位不同分为体针、耳针、腕踝针等。耳穴贴压是在耳针疗法的基础上创新发明的一项中医护理技术,作用原理和针刺法相通,故归类为针法。

（一）常用穴位

头维、率谷、耳尖、太阳、下关、颊车、印堂、水沟、攒竹、百会、四神聪、后顶、天突、膻中、肩前、中脘、关元、子宫、腹结、天枢、手三里、支沟、中府、列缺、少商、太渊、内关、合谷、二间、十七椎、环跳、伏兔、上巨虚、隐白、行间、内庭、阿是穴。

以下穴位本篇不再描述,可在附录中查询:

大椎、肺俞、肩贞、肩髃、大肠俞、阳陵泉、风池、天柱、膈俞、曲池、三阴交、足三里。

（二）常见病症及选用穴位

1. 头痛:头维、印堂、太阳、率谷、天柱、后顶、百会、四神聪。
2. 感冒:风池、大椎、太阳、列缺、合谷。
3. 咳嗽:天突、肺俞、中府、太渊。
4. 牙痛:颊车、下关、合谷。
5. 便秘:天枢、大肠俞、上巨虚、支沟、足三里。
6. 呃逆:膈俞、膻中、中脘、内关、足三里。
7. 胃痞:中脘、腹结、天枢、内关、足三里。
8. 针眼:攒竹、太阳、耳尖、二间、内庭。
9. 项痹:天柱、大椎、风池、百会、内关。
10. 肩凝症:肩髃、肩前、肩贞、阿是穴、阳陵泉、条口、承山。
11. 带状疱疹:阿是穴、支沟、阳陵泉、行间、夹脊。
12. 中风:百会、印堂、风池、肩髃、曲池、手三里、环跳、伏兔。
13. 痛经:关元、子宫、十七椎、三阴交、合谷。

（三）定位及取穴方法

1. 头维（图 3-1-1）

【定位】 额角发际直上 0.5 寸,头正中线旁开 4.5 寸。

【主治】 头痛,目痛,流泪,目视不明,眼睑𤋮动。

【归经】 足阳明胃经。

2. 率谷（图 3-1-2）

【定位】　耳尖直上入发际 1.5 寸。

【主治】　①偏正头痛，眩晕，耳鸣，耳聋。②呕吐。③小儿惊风。

【归经】　足少阳胆经。

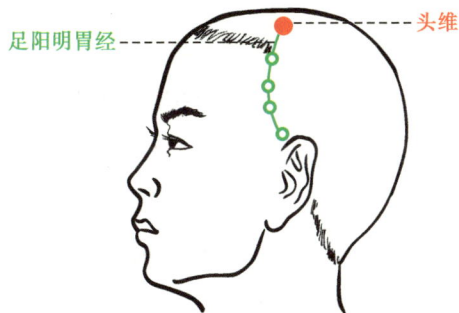

图 3-1-1　头维穴定位图　　　　图 3-1-2　率谷穴定位图

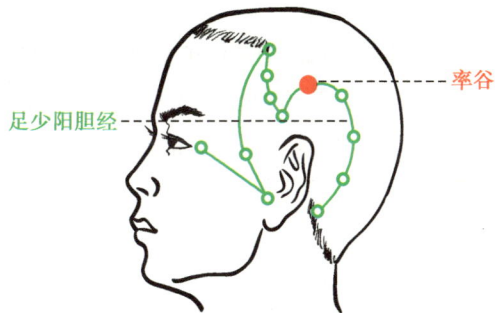

3. 耳尖（图 3-1-3）

【定位】　在外耳轮的最高点。

取法：折耳向前时，耳郭上方的尖端处。

【主治】　①目赤肿痛，目翳，麦粒肿。②咽喉肿痛。

【归经】　经外奇穴。

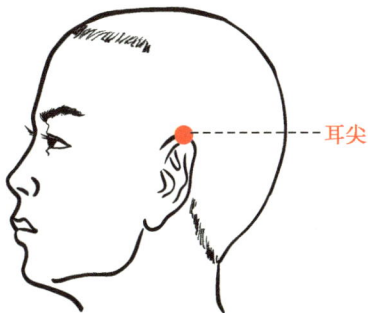

4. 太阳（图 3-1-4）

【定位】　当眉梢与目外眦之间，向后约一横指的凹陷处。

【主治】　头痛，目疾，齿痛，面痛。

【归经】　经外奇穴。

图 3-1-3　耳尖穴定位图　　　　图 3-1-4　太阳穴定位图

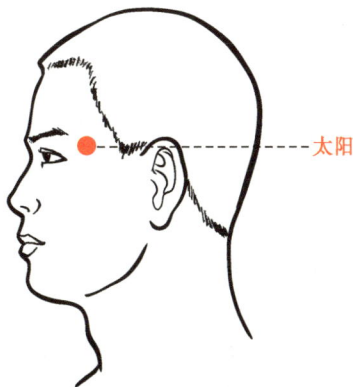

5. 下关（图 3-1-5）

【定位】　颧弓下缘中央与下颌切迹之间凹陷中。

取法：闭口，上关直下，颧弓下缘凹陷中。

【主治】　①耳聋，耳鸣。②齿痛，颊肿，口眼㖞斜，下颌关节脱位。

【归经】　足阳明胃经、足少阳胆经交会穴。

6. 颊车（图 3-1-6）

【定位】　下颌角前上方一横指（中指）。

取法：沿下颌角角平分线上一横指，闭口咬紧牙时咬肌隆起，放松时按之有凹陷处。

【主治】　口眼㖞斜，齿痛，颊肿，口噤。

【归经】　足阳明胃经。

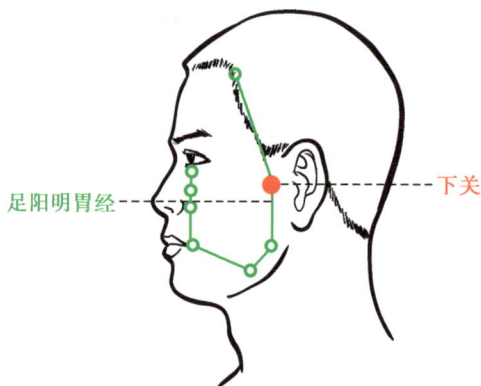

图 3-1-5　下关穴定位图

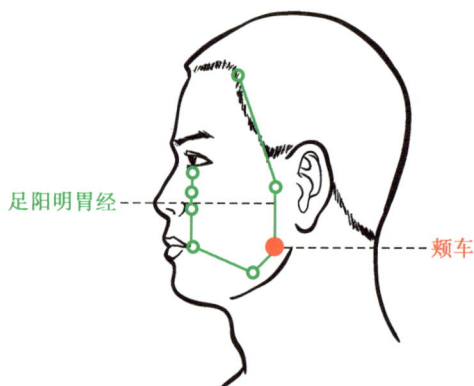

图 3-1-6　颊车穴定位图

7. 印堂（图 3-1-7）

【定位】　在额部，两眉头之中间。

【主治】　①头痛，眩晕，失眠，小儿惊风。②鼻塞，鼻渊，鼻衄，眉棱骨痛，目痛。

【归经】　督脉。

8. 水沟（图 3-1-8）

【定位】　人中沟的上 1/3 与中 1/3 交点处。

【主治】　①昏迷，晕厥，中风，癫痫。②口眼㖞斜，流涎，口噤，鼻塞，鼻衄。③消渴，水肿。④腰脊强痛。

【归经】　督脉。

图 3-1-7　印堂穴定位图

9. 攒竹（图 3-1-9）

【定位】　眉头凹陷中，额切迹处。

【主治】　①头痛，眉头痛。②目视不明，目赤肿痛，眼睑瞤动，眼睑下垂，迎风流泪，口眼㖞斜。

【归经】　足太阳膀胱经。

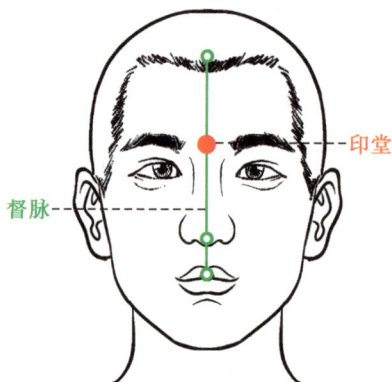

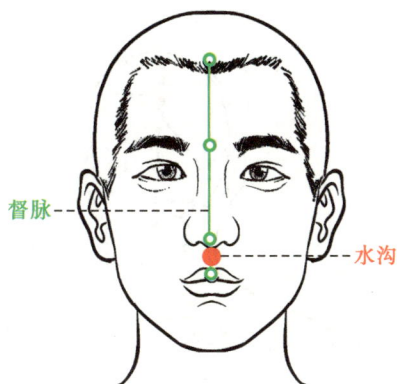

图 3-1-8 水沟穴定位图

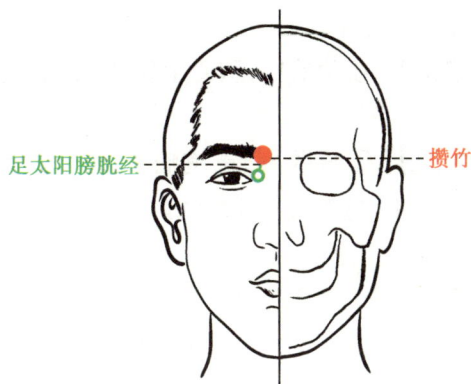

图 3-1-9 攒竹穴定位图

10. 百会（图 3-1-10）

【定位】 前发际正中直上 5 寸。

取法:折耳,两耳尖连线向上连线的中点。

【主治】 ①头痛,目痛,眩晕,耳鸣,鼻塞。②中风,神昏,癫狂痫,惊风,痴呆。③脱肛,阴挺。

【归经】 督脉。

11. 四神聪（图 3-1-11）

【定位】 百会前后左右各旁开 1 寸,共 4 穴。

【主治】 ①头痛,眩晕。②失眠,健忘。③癫痫。

【归经】 经外奇穴。

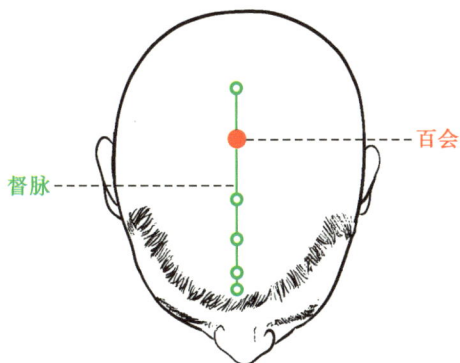

图 3-1-10 百会穴定位图

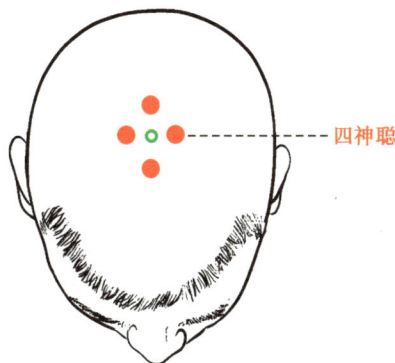

图 3-1-11 四神聪穴定位图

12. 后顶（图 3-1-12）

【定位】 当后发际正中直上 5.5 寸(脑户上 3 寸)。

取法:百会向后 1.5 寸。

【主治】 ①头痛,眩晕,癫狂痫。②颈项强痛。

【归经】 督脉。

13. 天突（图3-1-13）

【定位】 在颈前区,胸骨上窝中央,前正中线上。

【主治】 ①咳嗽,气喘,胸痛,咳血。②咽喉肿痛,暴喑。③噎膈。④瘿气。

【归经】 任脉。

14. 膻中（图3-1-14）

【定位】 横平第4肋间,前正中线上。

【主治】 ①胸闷,心痛,咳嗽,气喘。②产后乳少。③噎膈。

【归经】 任脉。

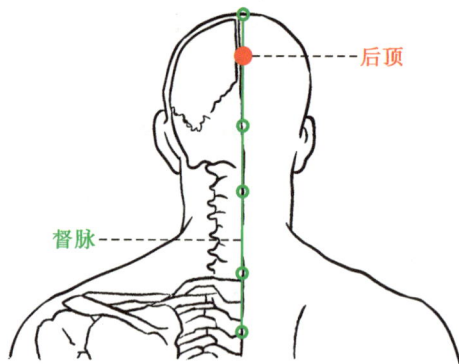

图 3-1-12　后顶穴定位图

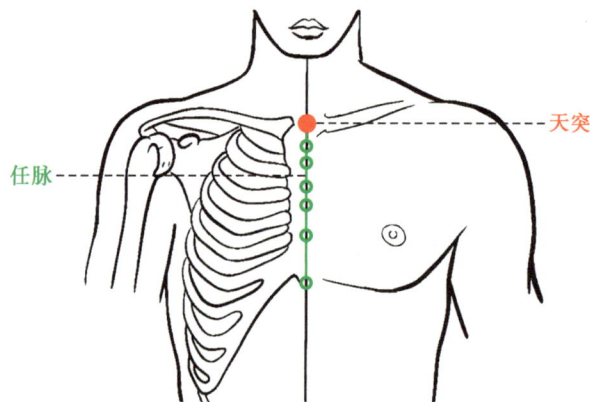

图 3-1-13　天突穴定位图

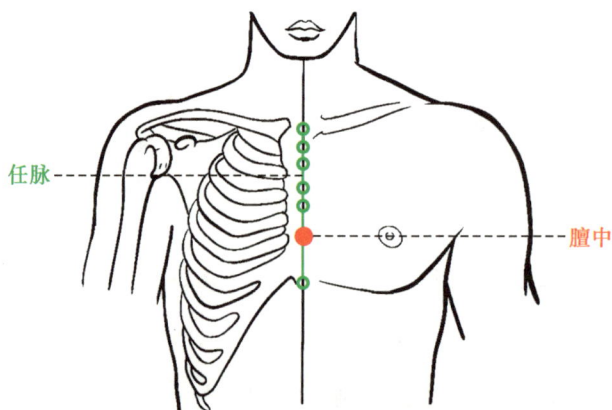

图 3-1-14　膻中穴定位图

15. 肩前（图 3-1-15）

【定位】　在肩部,正坐垂臂,当腋前皱襞顶端与肩髃穴连线的中点。

【主治】　肩臂痛,臂不能举。

【归经】　经外奇穴。

16. 中脘（图 3-1-16）

【定位】　脐中上 4 寸,前正中线上。

取法:剑胸结合与脐中连线的中点处。

【主治】　胃痛,腹胀,腹中积聚,泄泻,便秘,食欲不振,呕吐,黄疸。

【归经】　任脉。

17. 关元（图 3-1-17）

【定位】　脐中下 3 寸,前正中线上。

【主治】　①癃闭,尿频,遗精,阳痿,月经不调,痛经,经闭,崩漏,带下,阴挺,恶露不尽,不孕。②疝气,小腹疼痛。③腹泻。④虚劳羸瘦。

【归经】　任脉。

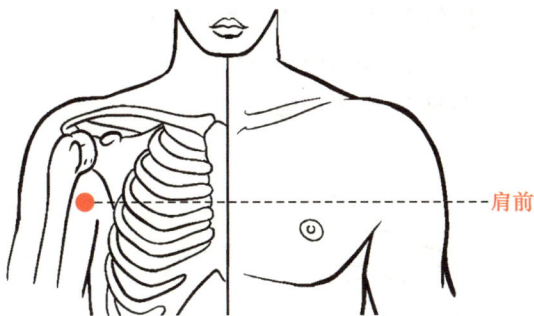

图 3-1-15　肩前穴定位图

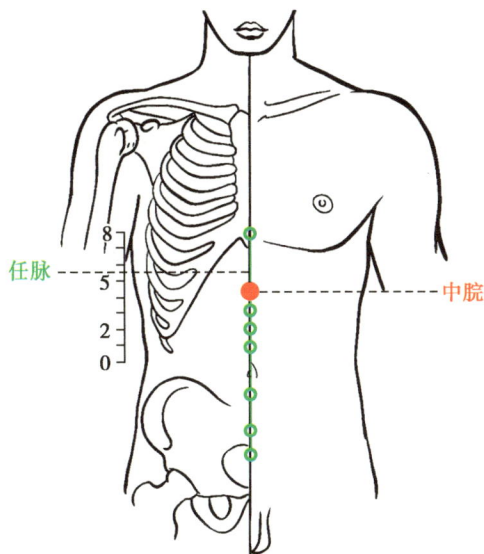

图 3-1-16　中脘穴定位图

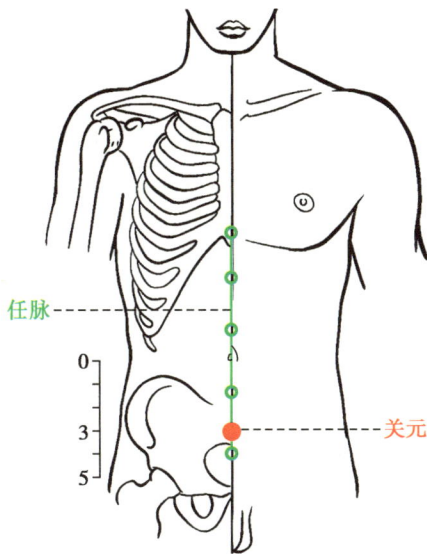

图 3-1-17　关元穴定位图

18. 子宫（图 3-1-18）

【定位】　脐中下 4 寸,前正中线旁开 3 寸。

【主治】　子宫脱垂,不孕,痛经,崩漏,月经不调。

【归经】　经外奇穴。

19. 腹结（图 3-1-19）

【定位】 脐中下 1.3 寸，前正中线旁开 4 寸。

【主治】 绕脐腹痛，泄泻。

【归经】 足太阴脾经。

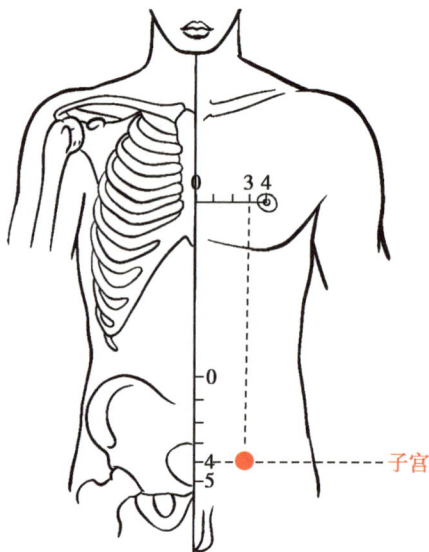

图 3-1-18 子宫穴定位图

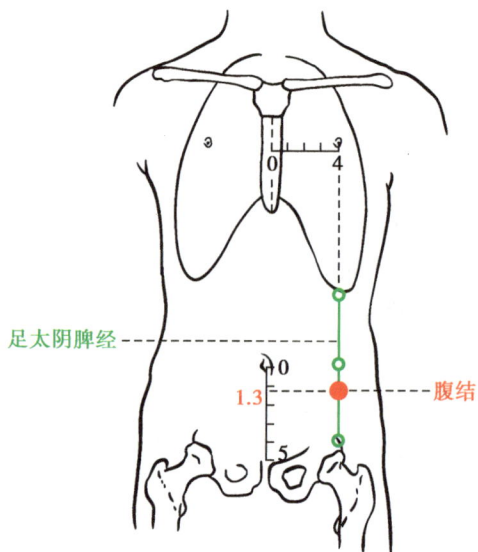

图 3-1-19 腹结穴定位图

20. 天枢（图 3-1-20）

【定位】 横平脐中，前正中线旁开 2 寸。

【主治】 ①腹痛，腹胀，肠鸣，泄泻，便秘。②月经不调，痛经。

【归经】 足阳明胃经。

21. 手三里（图 3-1-21）

【定位】 肘横纹下 2 寸，阳溪与曲池连线上。

【主治】 ①齿痛，颊肿。②肘臂疼痛、不遂，肩背痛，腰痛。

【归经】 手阳明大肠经。

22. 支沟（图 3-1-22）

【定位】 腕背侧远端横纹上 3 寸，尺骨与桡骨间隙中点。

【主治】 ①耳鸣、耳聋，暴喑。②便秘，呕吐。③热病。④瘰疬。⑤胸胁痛。

【归经】 手少阳三焦经。

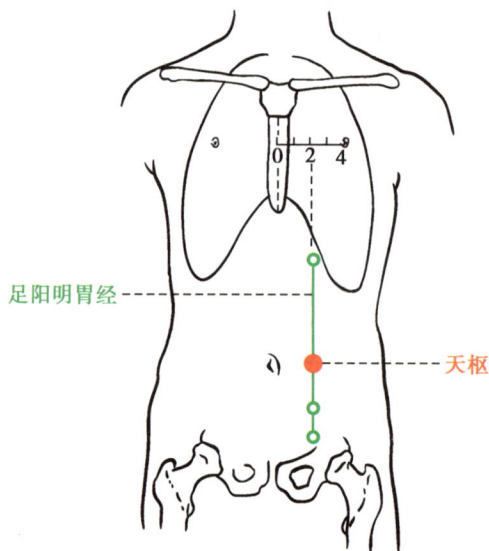

图 3-1-20 天枢穴定位图

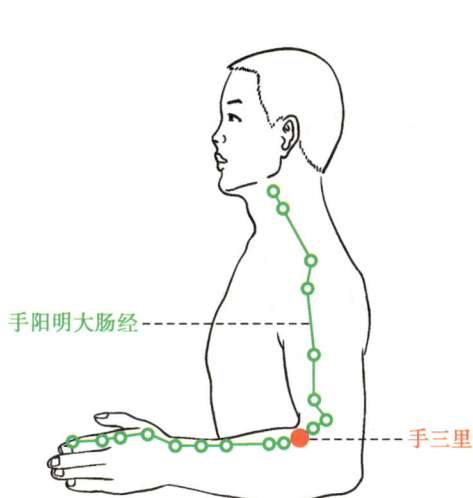

图 3-1-21　手三里穴定位图

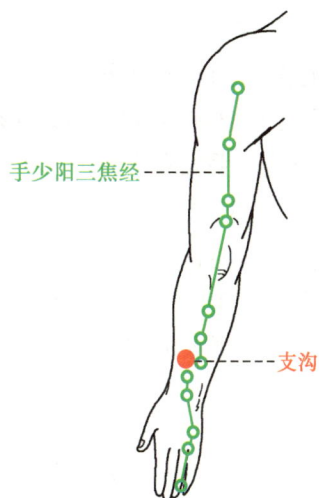

图 3-1-22　支沟穴定位图

23. 中府（图 3-1-23）

【定位】　横平第 1 肋间隙,锁骨下窝外侧,前正中线旁开 6 寸。

【主治】　①咳嗽,气喘,胸痛,胸满,胸中热。②肩背痛。

【归经】　手太阴肺经。

24. 列缺（图 3-1-24）

【定位】　腕掌侧远端横纹上 1.5 寸,拇短伸肌腱与拇长展肌腱之间,拇长展肌腱沟的凹陷中。

【主治】　①咳嗽,气喘。②齿痛,咽喉肿痛,口眼㖞斜。③头痛,颈项强痛。④半身不遂,手腕疼痛无力。

【归经】　手太阴肺经。

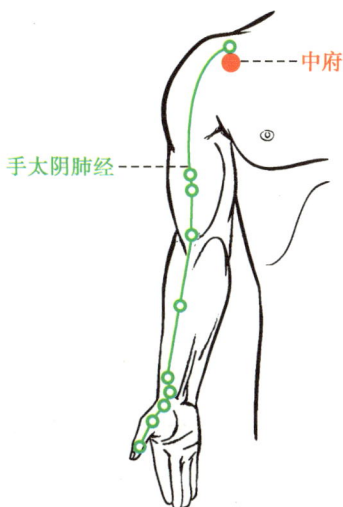

图 3-1-23　中府穴定位图

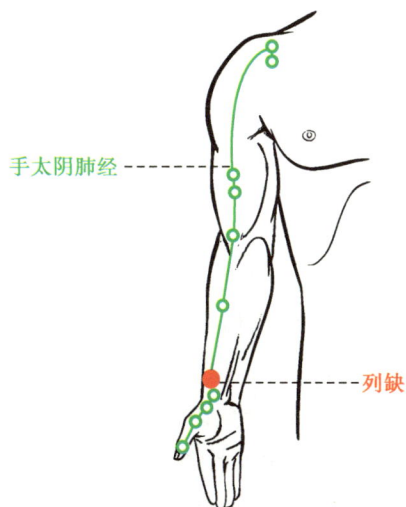

图 3-1-24　列缺穴定位图

25. 少商（图 3-1-25）

【定位】　拇指末节桡侧,指甲角侧上方 0.1 寸(指寸)。

【主治】　①咽喉肿痛,鼻衄,咳嗽,气喘。②高热神昏,小儿惊风,癫狂。③手指挛痛。

【归经】　手太阴肺经。

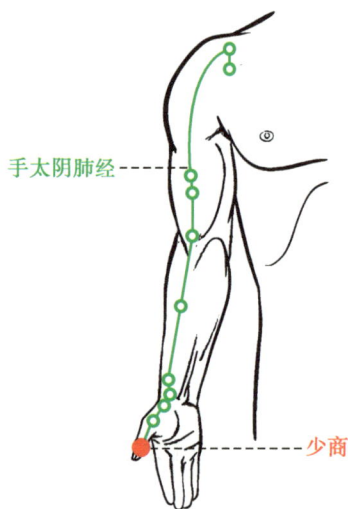

26. 太渊（图 3-1-26）

【定位】　桡骨茎突与舟状骨之间,拇长展肌腱尺侧凹陷中。

【主治】　①咳嗽,气喘,咯血,咽喉肿痛。②无脉症。③手腕疼痛无力。

【归经】　手太阴肺经。

图 3-1-25　少商穴定位图　　　　图 3-1-26　太渊穴定位图

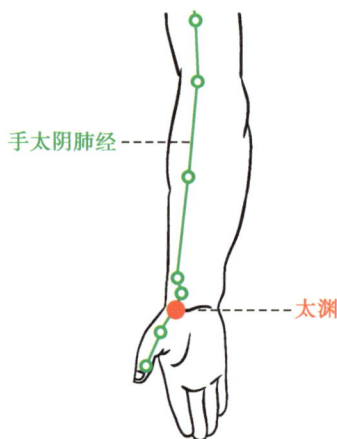

27. 内关（图 3-1-27）

【定位】　腕掌侧远端横纹上 2 寸,掌长肌腱与桡侧腕屈肌腱之间。

【主治】　①心悸,心痛,胸闷。②胃痛,呕吐,呃逆。③癫狂病。④肘臂挛缩。

【归经】　手厥阴心包经。

28. 合谷（图 3-1-28）

【定位】　第 2 掌骨桡侧的中点处。

【主治】　①头痛,齿痛,目赤肿痛,咽喉肿痛,鼻衄,耳聋,口眼㖞斜,口噤。②恶寒发热,无汗,多汗。③滞产,经闭,痛经。④中风失语,上肢不遂。

【归经】　手阳明大肠经。

29. 二间（图 3-1-29）

【定位】　第 2 掌指关节桡侧远端赤白肉际处。

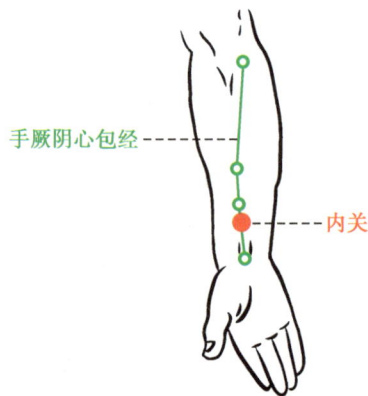

图 3-1-27　内关穴定位图

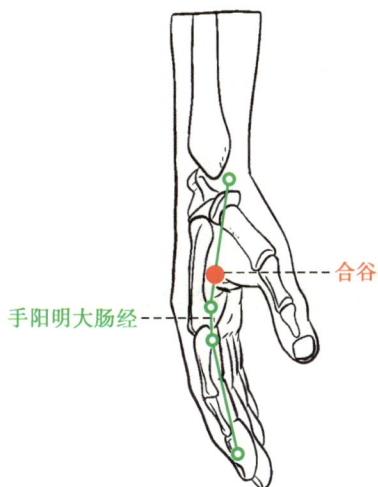

图 3-1-28　合谷穴定位图　　　　　图 3-1-29　二间穴定位图

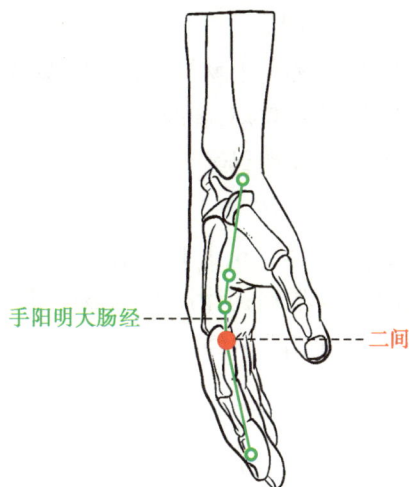

【主治】　①咽喉肿痛,齿痛,视物不明,鼻衄,口眼㖞斜。②热病。

【归经】　手阳明大肠经。

30. 十七椎(图 3-1-30)

【定位】　第 5 腰椎棘突下凹陷中。

【主治】　①痛经,崩漏,月经不调,遗尿。②腰骶痛。

【归经】　经外奇穴。

31. 环跳(图 3-1-31)

【定位】　股骨大转子最凸点与骶管裂孔连线的外 1/3 与内 2/3 交点处。

取法:侧卧,伸下腿,上腿屈髋屈膝取穴。

【主治】　腰痛,胯痛,下肢痿痹,半身不遂。

【归经】　足少阳胆经。

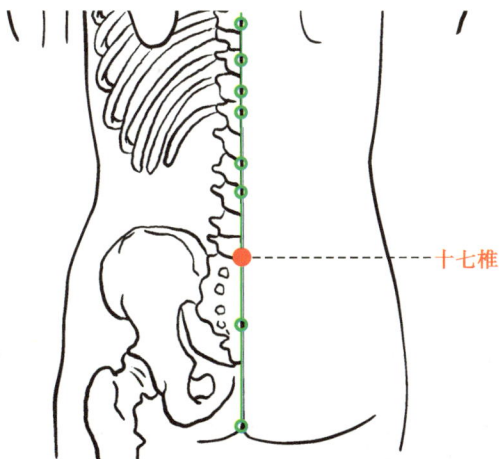

图 3-1-30　十七椎穴定位图　　　　　图 3-1-31　环跳穴定位图

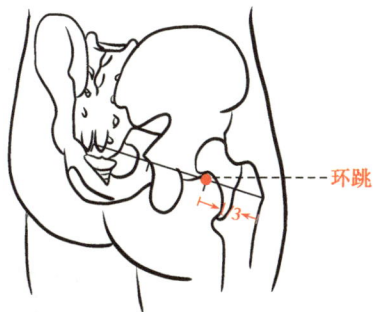

32. 伏兔（图 3-1-32）

【定位】　当髂前上棘与髌底外侧端的连线上，髌底上 6 寸。

【主治】　下肢痿痹，膝冷，脚气。

【归经】　足阳明胃经。

33. 上巨虚（图 3-1-33）

【定位】　犊鼻下 6 寸，距胫骨前缘一横指（中指）。

【主治】　①腹痛，泄泻，便秘，肠鸣，肠痈。②半身不遂，下肢痿痹、脚气。

【归经】　足阳明胃经。

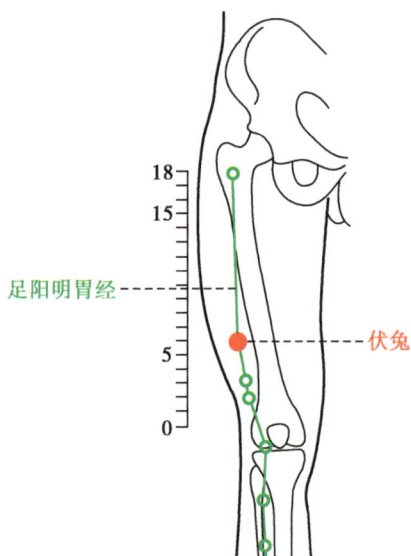

图 3-1-32　伏兔穴定位图

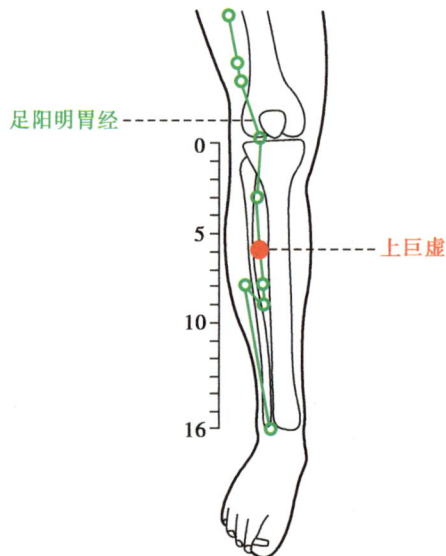

图 3-1-33　上巨虚穴定位图

34. 隐白（图 3-1-34）

【定位】　大趾末节内侧，趾甲根角侧后方 0.1 寸（指寸）。

【主治】　①腹胀、泄泻，呕吐。②月经过多。③便血，尿血，鼻衄。④昏厥。

【归经】　足太阴脾经。

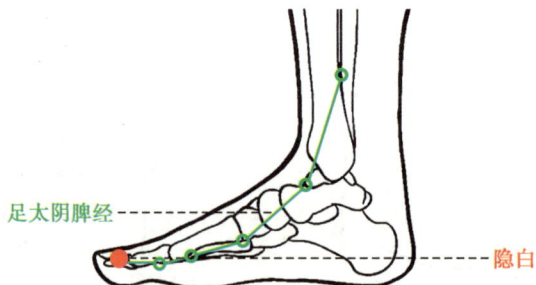

图 3-1-34　隐白穴定位图

35. 行间（图 3-1-35）

【定位】 第 1、2 趾之间,趾蹼缘后方赤白肉际处。

【主治】 ①疝气,少腹疼痛,前阴痛,遗尿,癃闭,月经不调带下。②目赤肿痛,口干,胁痛,急躁易怒,善太息。③癫痫,中风。④脚膝肿痛。

【归经】 足厥阴肝经。

36. 内庭（图 3-1-36）

【定位】 第 2、3 趾之间,趾蹼缘后方赤白肉际处。

【主治】 ①齿痛,咽喉肿痛,鼻衄,口眼㖞斜。②腹胀,泄泻,食欲不振。③热病。④足背肿痛。

【归经】 足阳明胃经。

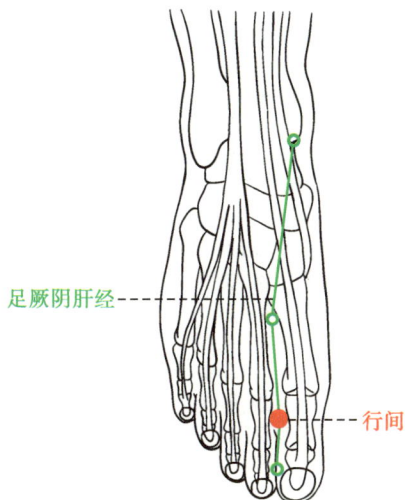

图 3-1-35 行间穴定位图　　　　图 3-1-36 内庭穴定位图

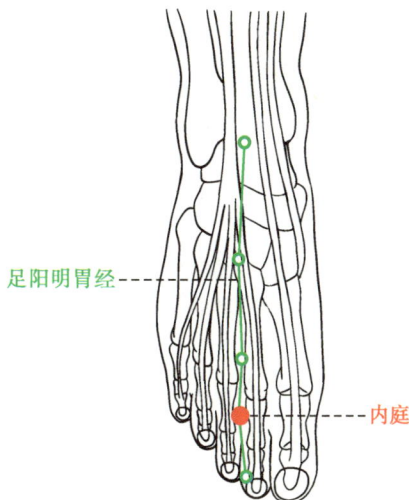

37. 阿是穴

【定位】 阿是穴没有固定位置,以痛为腧。

【归经】 经外奇穴。

二、技术八　埋针（揿针）技术

（一）典型病例

患者张某,女,60 岁。中医诊断:胃痞(饮食内停证);西医诊断:功能性消化不良。遵医嘱给予埋针治疗。

扫码查看
图示

（二）操作流程及评分标准

项目	序号	操作流程	图示	分值	评分说明	扣分	备注
仪表	1	仪表符合职业要求、佩戴手表		1			
核对	2	双人核对医嘱单、治疗单		2	未核对扣2分 核对不全扣1分		
评估告知	3	患者意识、临床症状、生命体征、既往史、晕针史、凝血功能、是否妊娠或月经期、操作部位皮肤情况等		4	一项未评估扣1分 最高扣4分		边操作边口述
	4	患者和(或)家属对此项操作的认知及配合程度,患者对疼痛的耐受程度		2			
	5	告知患者此项操作目的及方法		2	一项未告知扣1分		
	6	嘱(协助)患者排空二便		1			
	7	环境安静整洁,光线充足,符合隐私保护和保暖要求		1	未评估扣1分 评估不全面扣0.5分		
操作前准备	8	洗手,戴口罩		2	一项未做到或不规范扣1分		
	9	用物: 治疗车上层:治疗盘、75%酒精、揿针(各型号)、无菌棉签、止血钳(镊子)、标记笔、快速手消毒剂、医嘱单、治疗单,必要时备屏风、浴巾 治疗车下层:利器盒、医用废物收集袋、生活废物收集袋	图3-2-1	4	缺一项扣0.5分 最高扣4分		
	10	所有用物均在有效期内		2	未口述扣1分		边操作边口述
操作过程	11	携用物至床旁,核对患者身份信息(两种及以上)		2	未采用两种及以上身份识别信息扣2分		
	12	核对并确认操作部位及方法		3	一项未做到扣1.5分		
	13	协助患者取适宜体位,暴露操作部位,做好隐私保护和保暖		3	一项不到位扣1分		
	14	洗手,将双手搓热		2			

续表

项目	序号	操作流程	图示	分值	评分说明	扣分	备注
操作过程	15	精准定位并做好标记	图 3-2-2	5	定位不准确扣0.5分/穴 未口述扣1分 未标记扣1分		边操作边口述
	16	每个穴位按揉 10~20 秒		4			
	17	用 75% 酒精棉签消毒每穴 2 次，待干，消毒范围 >5cm×5cm		2			
	18	根据穴位选择相应型号的揿针		2			
	19	对光检查针体是否完整、有无断裂	图 3-2-3	2			
	20	将针尖对准选定穴位，垂直快速刺入，用拇指或食指指腹点按行针 1~2 分钟，加强刺激	图 3-2-4	6	手法不正确扣6分 手法不熟练扣3分		
	21	行针时观察患者反应，询问患者耐受程度，如出现面色异常、肢体发麻、剧烈疼痛等症状时及时处置并记录		6	未观察扣3分 未口述扣3分		边操作边口述
	22	留针时间 1~3 天，如有脱落，及时更换；埋针处不宜浸水；埋针期间每日按压埋针处 3~5 次，每穴 1~2 分钟，刺激强度以患者耐受为宜		6	一项口述错误扣2分		口述
	23	洗手，再次核对		4	一项未做到扣2分		
	24	起针：先揭起揿针周围一圈胶贴，然后用拇指和食指抓住揿针两侧，垂直、快速拔针	图 3-2-5	2			
	25	取出揿针，检查针体是否完整	图 3-2-6	2			
	26	治疗结束，询问患者起针后反应，症状是否缓解，观察病情变化及皮肤情况（口述：如有异常及时处置并记录）		6	未询问扣2分 未观察扣2分 未口述扣2分		边操作边口述
	27	协助患者取舒适体位，整理床单位		2	一项未做到扣2分		
	28	再次核对		2			
	29	告知注意事项，进行健康指导		4	一项未做到扣2分		

续表

项目	序号	操作流程	图示	分值	评分说明	扣分	备注
操作后处理	30	用物:根据《医疗机构消毒技术规范》和《医疗废物管理条例》做相应处理		1			边操作边口述
	31	洗手		2			
	32	书写记录单,签全名		1	一项未做到扣0.5分		
综合评价	33	查对无误、操作熟练、手法规范、动作轻巧、记录完整;沟通良好、体现人文关怀;无菌观念强,符合院感要求		10	一项未做到扣2分		
关键否决项:查对不正确/其他安全问题							
建议操作考核时间8分钟,达标分数90分							
得分_____							

(三) 重点步骤图示

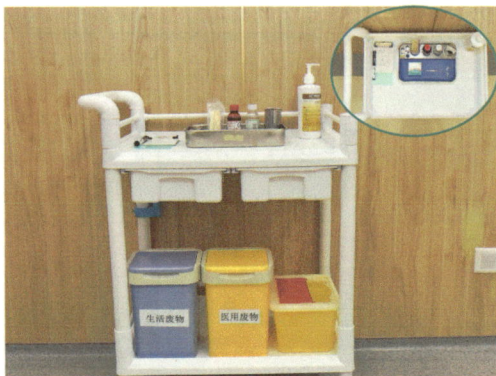

图 3-2-1 准备用物

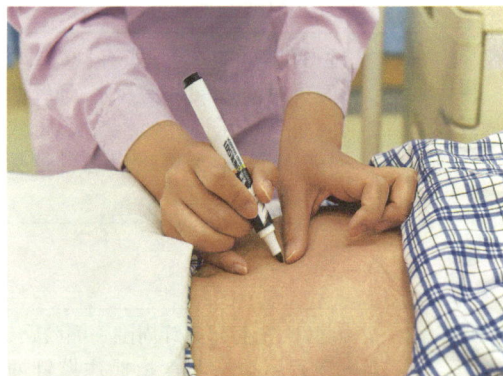

图 3-2-2 精准定位并做好标记

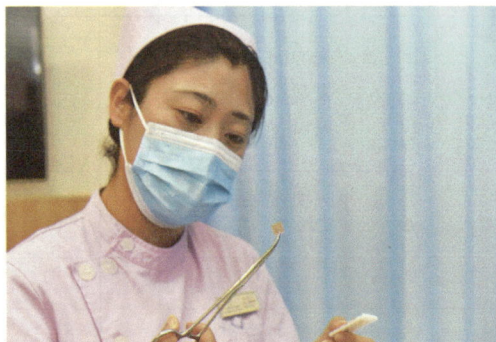

图 3-2-3 检查针体

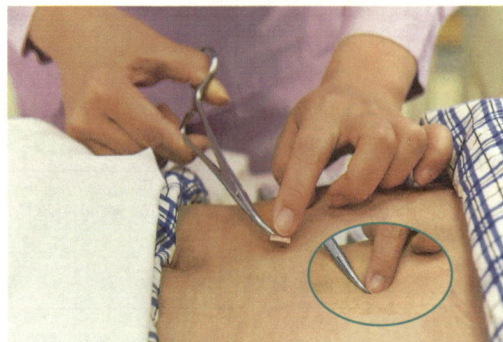

图 3-2-4 针尖对准选定穴位并垂直快速刺入

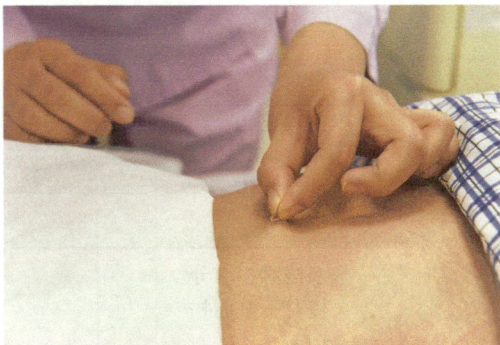

图 3-2-5 起针

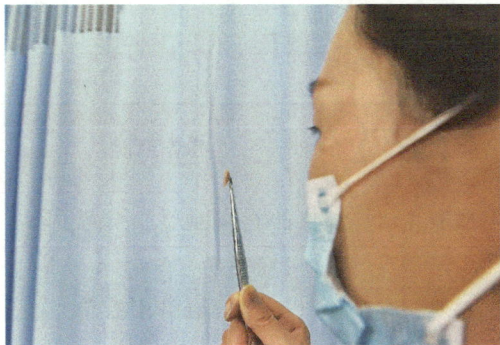

图 3-2-6 检查针体是否完整

（四）相关知识

1. 概念

埋针（揿针）技术，又称为揿钉型皮内针法或埋针法，是指将特制的小型针具刺入并固定于人体腧穴部位，在皮内或皮下做长时间留针，通过给予微弱且较久的刺激，促进经络气血的运行，激发人体正气，从而达到疏通经络、调整脏腑功能、促进代谢、祛除病邪作用的一项中医护理技术。

2. 适用范围

主要适用于呃逆、便秘、失眠、感冒、咳嗽、中风等内科病症；头痛、牙痛、肩凝症、项痹、腰痛等各种痛症；带状疱疹、肋间神经痛等各种神经炎性病症；痛经、月经不调、乳腺疾病等妇科病症等。

3. 注意事项

（1）出血性疾病者禁用；局部皮肤脓肿、溃疡或高度水肿者禁用；孕妇下腹及腰骶部、肿瘤部位、体表大血管处禁用。

（2）患者饥饿、疲乏、精神高度紧张时慎用。

（3）埋针部位持续疼痛时，应调整针的角度，症状不能缓解时先拔针再做相应处理。

（4）严格执行无菌操作，防止局部皮肤感染。

三、技术九 杵针技术

（一）典型病例

患者张某，女，50 岁。中医诊断：中风（风阳上扰）；西医诊断：脑梗死恢复期。遵医嘱给予杵针治疗。

扫码查看
图示

（二）操作流程及评分标准

项目	序号	操作流程	图示	分值	评分说明	扣分	备注
仪表	1	仪表符合职业要求、佩戴手表		1			
核对	2	双人核对医嘱单、治疗单		2	未核对扣2分 核对不全面扣1分		
评估告知	3	患者意识、临床症状、生命体征、既往史、凝血功能、是否妊娠或月经期、操作部位皮肤情况、患者对疼痛的耐受程度等		4	一项未评估扣1分 最高扣4分		边操作边口述
	4	患者和(或)家属对此项操作的认知及配合程度,患者对疼痛的耐受程度		2			
	5	告知患者此项操作目的及方法		2	一项未告知扣1分		
	6	嘱(协助)患者排空二便		1			
	7	环境安静整洁,光线充足,符合隐私保护和保暖要求		1	未评估扣1分 评估不全面扣0.5分		
操作前准备	8	洗手,戴口罩		2	一项未做到或不规范扣1分		
	9	用物: 治疗车上层:治疗盘、杵针(已消毒)、标记笔、快速手消毒剂、医嘱单、治疗单,必要时备屏风、毛毯 治疗车下层:医用废物收集袋、生活废物收集袋	图3-3-1、图3-3-2	4	缺一项扣0.5分 最高扣4分		
	10	所有用物均在有效期内		2	未口述扣1分		边操作边口述
操作过程	11	携用物至床旁,核对患者身份信息(两种及以上)		2	未采用两种及以上身份识别信息扣2分		
	12	核对并确认操作部位及方法		2	一项未做到扣1分		
	13	协助患者取适宜体位,暴露操作部位,做好隐私保护和保暖		3	一项未做到扣1分		

续表

项目	序号	操作流程	图示	分值	评分说明	扣分	备注
操作过程	14	洗手,将双手搓热		2			
	15	精准定位并做好标记	图 3-3-3	5	定位不准确扣3分 未口述扣1分 未标记扣1分		边操作边口述
	16	施杵:					边操作边口述
	16-1	(1)点叩手法:行针时,杵尖向施术部位反复点叩或叩击,如雀啄食,频率快,压力小。点叩浅,刺激小;点叩深,刺激大。以叩至皮肤潮红为度。此法宜用金刚杵或奎星笔在面积较小的腧穴上施术,如水沟、少商等穴	图 3-3-4	6	手法错误扣6分 手法不熟练扣3分		
	16-2	(2)升降手法:杵针针尖在施针腧穴的皮肤上,然后上推下退,上推为升,下退为降,推则气血向上,退则气血向下。此法一般宜用金刚杵或奎星笔在面积较大的腧穴上施术,如环跳、风市、足三里等穴	图 3-3-5	6	手法错误扣6分 手法不熟练扣3分		
	16-3	(3)开阖手法:针尖在施针腧穴的皮肤上,由轻到重发力达于针尖,向下行杵,此为开,进针程度以病人能耐受为度,使气血向四周分散,随后将杵针缓慢上提,但杵针针尖不能离开施术腧穴的皮肤,此为阖,能达到气血还原的目的。此法一般宜用金刚杵或奎星笔在面积较小的腧穴上施术,如水沟、隐白等穴	图 3-3-6	6	手法错误扣6分 手法不熟练扣3分		
	16-4	(4)运转手法:行针时,将七曜混元杵与五星三台杵的杵尖,或金刚杵与奎星笔的杵柄紧贴施术腧穴的皮肤,作从内向外,再从外向内,或顺时针、逆时针的环形运转。临床上根据腧穴部位选择不同运转手法	图 3-3-7	6	手法错误扣6分 手法不熟练扣3分		
	16-5	(5)分理手法:行针时,针柄或针尖紧贴施术腧穴的皮肤,做左右分推,此为分,上下推退,则为理。一般多用于八阵穴,以分理至皮肤潮红为度	图 3-3-8	6	手法错误扣6分 手法不熟练扣3分		

续表

项目	序号	操作流程	图示	分值	评分说明	扣分	备注
操作过程	17	操作过程中随时观察局部皮肤情况,询问患者感受,如疼痛不能耐受,及时调整手法及力度		6	未询问患者感受扣3分 未观察皮肤扣3分		
	18	治疗结束,询问患者施针后感受,症状是否缓解,观察病情变化及皮肤情况(口述:如有异常及时处置并记录)		6	未询问扣2分 未观察扣2分 未口述扣2分		边操作边口述
	19	协助患者取舒适体位,整理床单位		3	一项未做到扣1.5分		
	20	再次核对		2			
	21	告知注意事项,进行健康指导		4	一项未做到扣2分		
操作后处理	22	用物:根据《医疗机构消毒技术规范》和《医疗废物管理条例》做相应处理		1			边操作边口述
	23	洗手		2			
	24	书写记录单,签全名		1	一项未做到扣0.5分		
综合评价	25	查对无误、操作熟练、手法规范、动作轻巧、记录完整;沟通良好、体现人文关怀;符合院感要求		10	一项未做到扣2分 最高扣10分		
关键否决项:查对不正确/皮肤划伤/其他安全问题							
建议操作考核时间20分钟,达标分数90分							
						得分_____	

(三) 重点步骤图示

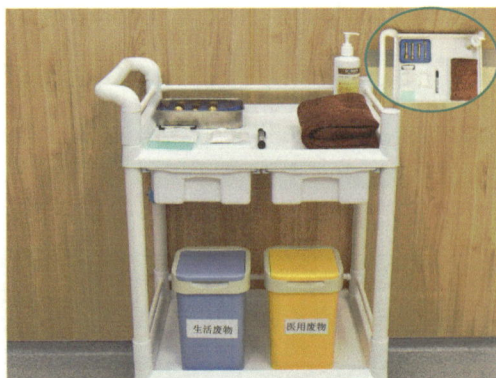

图 3-3-1　准备用物

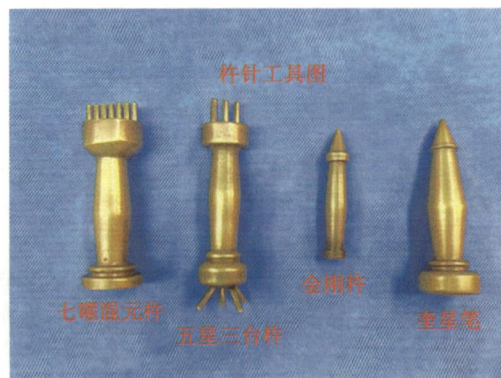

图 3-3-2　杵针工具

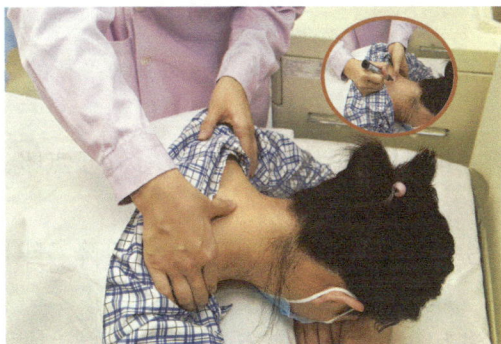

图 3-3-3　精准定位并做好标记

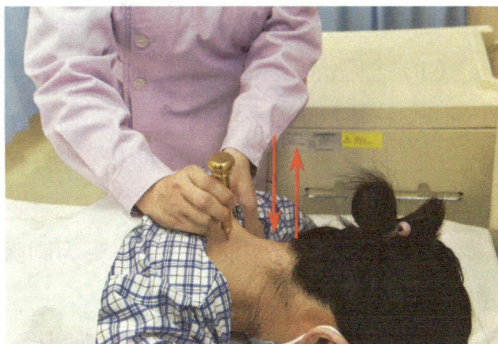

图 3-3-4　点叩手法

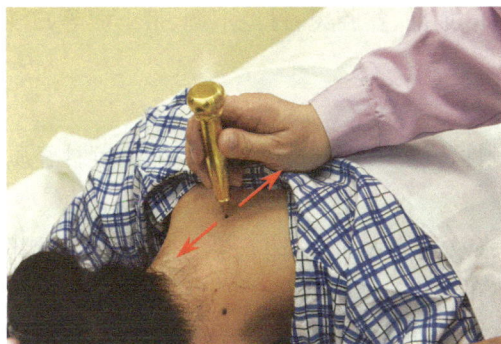

图 3-3-5　升降手法

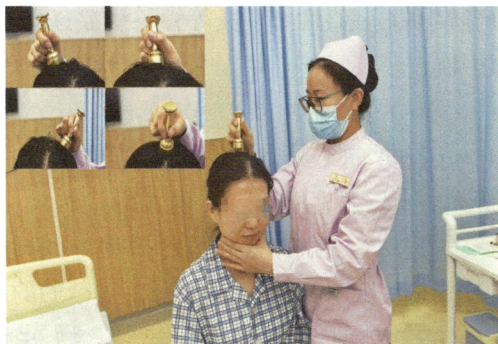

图 3-3-6　开阖手法

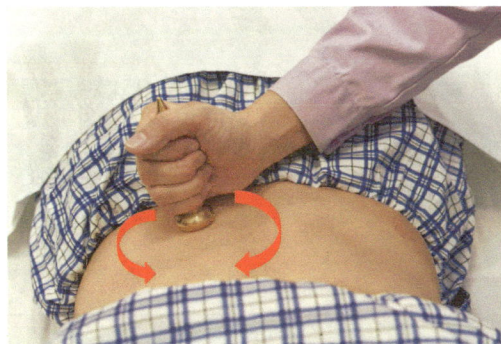

图 3-3-7　运转手法

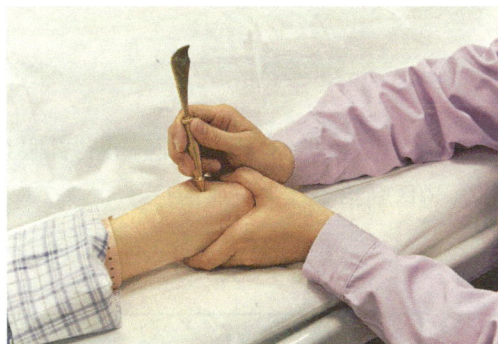

图 3-3-8　分理手法

（四）相关知识

1. 概念

杵针技术是运用杵针，采取按压、摩擦、震动等手法，在人体体表经络、穴位或特定部位给予适度刺激，通过激发经气、调节经络气血运行、平衡阴阳、调整脏腑的功能，达到缓解病痛、防病强身、康复保健目的的一项中医护理技术。

2. 针具

（1）七曜混元杵：长 10.5 厘米，一头呈圆弧形，多用于运转手法。另一头为平行的 7 个钝爪，多用于分理手法。

（2）五星三台杵：长 11.5 厘米，一头有三脚并排，另一头为梅花型五脚，多用于点叩、升降、开阖、运转手法。

（3）金刚杵：长 10.5 厘米，一头为圆弧形，另一头为钝锥形，多用于点叩、升降、开阖手法。

（4）奎星笔：长 8 厘米，一头为椭圆形，另一头为钝锥形，多用于点叩、升降、开阖手法。

3. 适用范围

主要适用于中风、偏瘫、偏正头痛、耳鸣耳聋、失眠症等内科病症；风湿性关节炎、颈肩腰腿痛、强直性脊柱炎等骨科病症；痛经、经闭、崩漏、盆腔炎、月经不调、带下症等妇科病症。

4. 注意事项

（1）严重心脑血管疾病、出血性疾病、接触性传染病，精神分裂症、抽搐、高度神经质等无法合作者禁用。

（2）心尖区、体表大动脉搏动处、静脉曲张及其他大血管部位、急性外伤性骨折部位、局部皮肤水肿破损或感染部位、孕妇的腹部和腰骶部禁用。

（3）治疗期间禁食生冷、辛辣食物，忌烟酒，防风寒，注意休息。

四、技术十　放血技术

（一）典型病例

患者李某，男，31 岁。中医诊断：针眼（热毒炽盛证）；西医诊断：麦粒肿。遵医嘱给予耳尖放血治疗。

扫码查看
图示

（二）操作流程及评分标准

项目	序号	操作流程	图示	分值	评分说明	扣分	备注
仪表	1	仪表符合职业要求、佩戴手表		1			
核对	2	双人核对医嘱单、治疗单		2	未核对扣 2 分 核对不全面扣 1 分		
评估告知	3	患者意识、生命体征、临床症状、既往史、凝血功能、是否妊娠或月经期、操作部位皮肤情况等		4	一项未评估扣 1 分 最高扣 4 分		边操作边口述

续表

项目	序号	操作流程	图示	分值	评分说明	扣分	备注
评估告知	4	患者和(或)家属对此项操作的认知及配合程度,患者对疼痛的耐受程度		2			
	5	告知患者此项操作目的及方法		2	一项未告知扣1分		
	6	嘱(协助)患者排空二便		1			
	7	环境安静整洁,光线充足,符合隐私保护和保暖要求		1	未评估扣1分评估不全面扣0.5分		
操作前准备	8	洗手,戴口罩		2	一项未做到或不规范扣1分		
	9	用物: 治疗车上层:治疗盘、75%酒精、棉签、三棱针或一次性注射针头、一次性无菌手套、治疗巾、快速手消毒剂、标记笔、医嘱单、治疗单 治疗车下层:利器盒、医用废物收集袋、生活废物收集袋	图3-4-1	4	缺一项扣0.5分最高扣4分		
	10	所有用物均在有效期内		2	未口述扣1分		边操作边口述
操作过程	11	携用物至床旁,核对患者身份信息(两种及以上)		2	未采用两种及以上身份识别信息扣2分		
	12	核对并确认操作部位及方法		3	一项未做到扣1.5分		
	13	协助患者取适宜体位,暴露操作部位,做好隐私保护和保暖		3	一项未做到扣1分		
	14	洗手,将双手搓热		2			
	15	精准定位并做好标记,用手指按揉放血部位(如双耳耳郭),使其充血	图3-4-2	6	一项未做到扣2分		边操作边口述
	16	以放血穴位为中心,用75%酒精由内向外消毒局部皮肤2次,待干,消毒范围>5cm×5cm		5	消毒不规范扣3分未待干扣2分		
	17	戴一次性无菌手套		3			

续表

项目	序号	操作流程	图示	分值	评分说明	扣分	备注
操作过程	18	左手拇指、食指、中指夹紧被刺部位,右手持针,用拇指、食指握住针柄,中指指腹紧靠针身下端,针尖露出所需的深度,对准已消毒穴位或部位,直刺2~3mm,随即出针	图3-4-3	9	固定手法不准确扣3分 持针手法不准确扣3分 刺入深度不正确扣3分		
	19	双手拇指和食指从远端向近端挤压至出血,用棉签吸取血滴,放血量根据病情和体质而定	图3-4-4	6	挤压方向错误扣3分 放血量不适扣3分		
	20	操作过程中随时观察局部皮肤情况,询问患者感受,如不耐受,及时调整力度		6	一项未做到扣2分		边操作边口述
	21	放血完毕后用无菌干棉签按压至不出血为止,脱手套		6	一项未做到扣2分		边操作边口述
	22	治疗结束,询问患者放血后感受,症状是否缓解,观察病情变化及皮肤情况(口述:如有异常及时处置并记录)		4	未观察扣2分 未口述扣2分		边操作边口述
	23	协助患者取舒适体位,整理床单位		4	一项未做到扣2分		
	24	再次核对		2			
	25	告知注意事项,进行健康指导		4	一项未做到扣2分		
操作后处理	26	用物:根据《医疗机构消毒技术规范》和《医疗废物管理条例》做相应处理		1			边操作边口述
	27	洗手		2			
	28	书写记录单,签全名		1	一项未做到扣1分		
综合评价	29	查对无误、操作熟练、手法规范、动作轻巧、记录完整;沟通良好、体现人文关怀;无菌观念强,符合院感要求		10	一项未做到扣2分		
	关键否决项:查对不正确/皮肤划伤/其他安全问题						
	建议操作考核时间10分钟,达标分数90分						
						得分_____	

（三）重点步骤图示

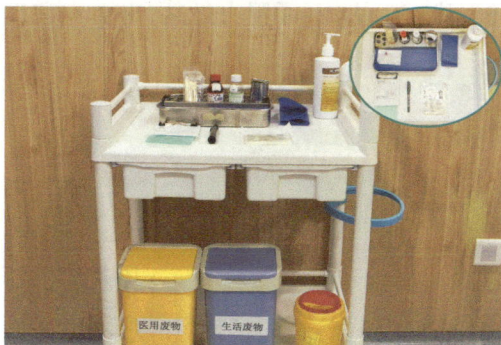

图 3-4-1　准备用物

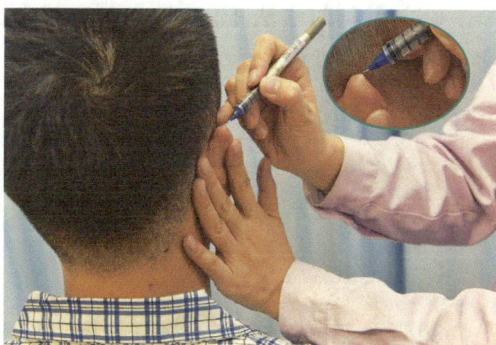

图 3-4-2　精准定位并做好标记

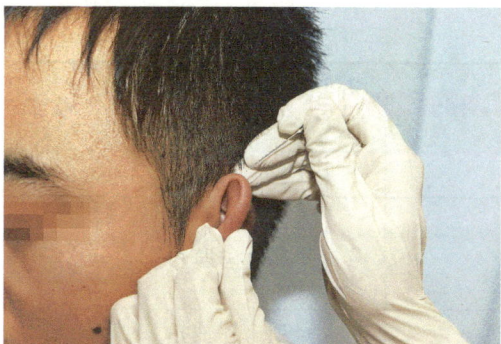

图 3-4-3　持针手法

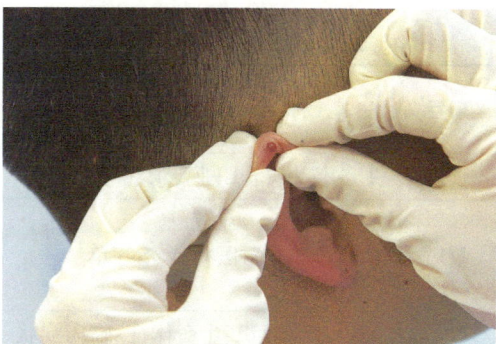

图 3-4-4　挤压出血

（四）相关知识

1. 概念

放血技术又称中医穴位放血治疗，是使用三棱针、梅花针或注射针头等针具，在人体特定穴位、浅表静脉或病变局部进行针刺或点刺，使少量血液流出体外，达到发散表邪、清解里热、泻火排毒、行气活血、化瘀止痛、开窍醒神、平衡阴阳之功效，从而治疗疾病的一项中医护理技术。

2. 适用范围

主要适用于急性麦粒肿、高热、惊风、咽喉肿痛、感冒、中暑、颈肩腰腿痛、中风、荨麻疹及带状疱疹等病症。

3. 注意事项

（1）患有血小板减少症、血友病、凝血功能异常、传染病、局部皮肤破溃者禁用。体质虚弱者、孕妇及产褥期妇女等慎用。

（2）严格执行无菌操作，放血针具必须严格灭菌，以防感染。

（3）操作过程中若出现头晕、心慌、出汗等异常，协助患者立即平卧，保暖并饮热水或糖水,也可做揉内关、合谷、极泉、人中等穴位及其他应急处置。

（4）耳尖放血时,应从较远的范围向耳尖部轻微挤按,不可在耳尖局部过度挤压。

（5）点刺时手法正确,防止刺入过深,宜轻、稳、准、快,不可用力过猛,出血不宜过多,切勿伤及动脉。

五、技术十一 耳穴贴压技术

（一）典型病例

患者张某,女,36岁。中医诊断:便秘(热秘);西医诊断:功能性便秘。遵医嘱给予耳穴贴压治疗。

扫码查看
图示

（二）操作流程及评分标准

项目	序号	操作流程	图示	分值	评分说明	扣分	备注
仪表	1	仪表符合职业要求、佩戴手表		1			
核对	2	双人核对医嘱单、治疗单		2	未核对扣2分 核对不全面扣1分		
评估告知	3	患者意识、生命体征、临床症状、既往史、过敏史、凝血功能、是否妊娠或月经期、操作部位皮肤情况等		4	一项未评估扣1分 最高扣4分		边操作边口述
	4	患者和(或)家属对此项操作的认知及配合程度,患者对疼痛的耐受程度		2			
	5	告知患者此项操作目的及方法		2	一项未告知扣1分		
	6	嘱(协助)患者排空二便		1			
	7	环境安静整洁,光线充足,符合隐私保护和保暖要求		1	未评估扣1分 评估不全面扣0.5分		
操作前准备	8	洗手、戴口罩		2	一项未做到或不规范扣1分		
	9	用物: 治疗车上层:治疗盘、王不留行籽(或莱菔子、磁珠)、75%酒精、棉签、探棒、止血钳或镊子、弯盘、标记笔、快速手消毒剂、医嘱单、治疗单,必要时可备耳穴模型 治疗车下层:医用废物收集袋、生活废物收集袋	图3-5-1	4	缺一项扣0.5分 最高扣4分		

续表

项目	序号	操作流程	图示	分值	评分说明	扣分	备注
操作前准备	10	所有用物均在有效期内		2	未口述扣1分		边操作边口述
操作过程	11	携用物至床旁,核对患者身份信息(两种及以上)		2	未采用两种及以上身份识别信息扣2分		
	12	核对并确认操作部位及方法		3	一项未做到扣1.5分		
	13	协助患者取适宜体位,暴露操作部位,做好隐私保护和保暖		3	一项未做到扣1分		
	14	洗手		2			洗手后将手搓热
	15	持探棒自上而下探查耳穴反应点,确定贴压穴位并标记	图3-5-2	8	定位错误或不准确扣1分/穴		边操作边口述
	16	75%酒精自上而下、由内到外、从前到后消毒耳部皮肤2次,待干	图3-5-3	6	消毒不规范扣3分 顺序不对扣2分 未待干扣1分		
	17	用止血钳或镊子夹起耳穴贴	图3-5-4	5	穴位不准确扣1分/穴		
	18	将耳穴贴贴于相应穴位	图3-5-5	5	贴敷不牢靠扣1分/穴		
	19	按压穴位,力度适宜,使患者产生热、麻、胀、痛等得气感觉	图3-5-6	10	未按压扣2分/穴		边操作边口述
	20	观察局部皮肤,询问患者感受,及时调整		4	一项未做到扣2分		边操作边口述
	21	留置期间如胶布脱落松动或污染,应重新贴压;如因体位导致疼痛不能耐受,应及时调整		4	未口述扣4分 口述不全扣2分		口述
	22	治疗结束,询问患者贴压后感受,症状是否缓解,观察病情变化及皮肤情况(口述:如有异常及时处置并记录)		4	未观察扣3分 未口述扣1分		边操作边口述

续表

项目	序号	操作流程	图示	分值	评分说明	扣分	备注
操作过程	23	协助患者取舒适体位,整理床单位		3	一项未做到扣1.5分		
	24	再次核对		2			
	25	告知注意事项,进行健康指导		4	一项未做到扣2分		
操作后处理	26	用物:根据《医疗机构消毒技术规范》和《医疗废物管理条例》做相应处理		1			边操作边口述
	27	洗手		2			
	28	书写记录单,签全名		1	一项未做到扣0.5分		
综合评价	29	查对无误、操作熟练、手法规范、动作轻巧、记录完整;沟通良好、体现人文关怀;符合院感要求		10	一项未做到扣2分		
		关键否决项:查对不正确/其他安全问题					
		建议操作考核时间8分钟,达标分数90分					
						得分_____	

(三) 重点步骤图示

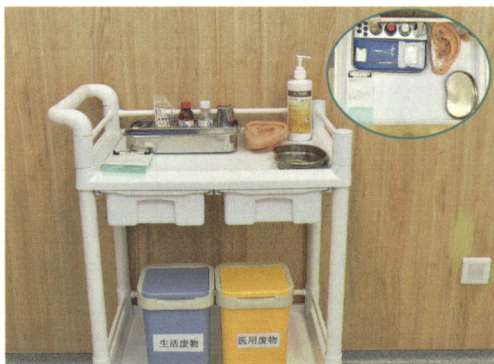
图 3-5-1　准备用物

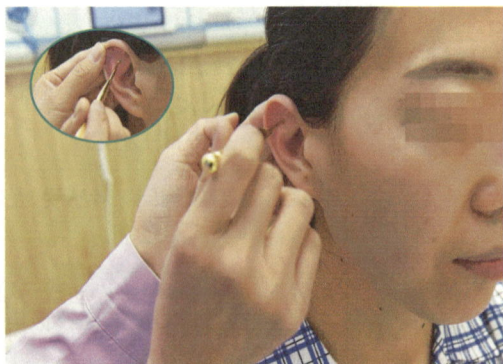
图 3-5-2　探查耳穴反应点

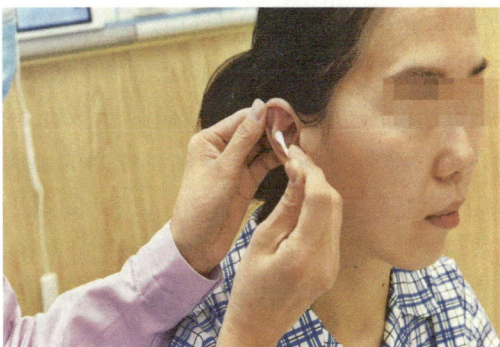

图 3-5-3 消毒皮肤

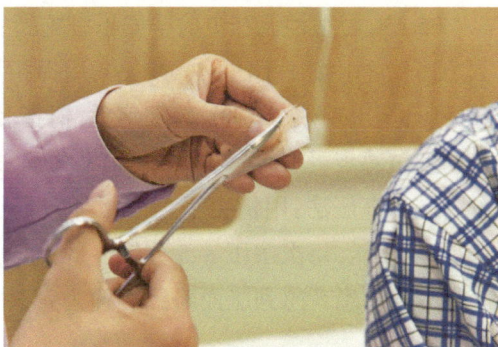

图 3-5-4 用止血钳或镊子夹起耳穴贴

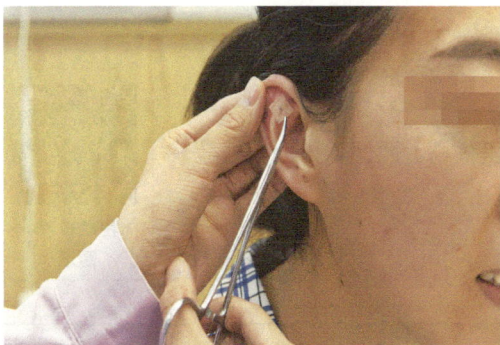

图 3-5-5 将耳穴贴贴于相应穴位

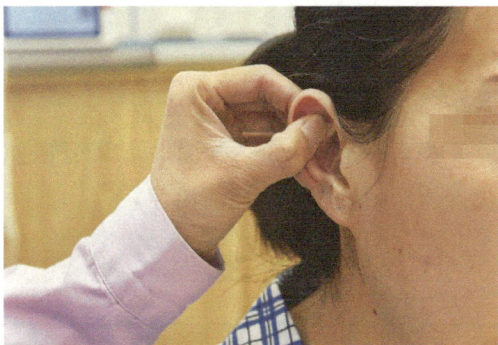

图 3-5-6 按压耳穴

(四) 相关知识

1. 概念

耳穴贴压技术又称耳穴疗法,是将王不留行子、莱菔子或磁珠等贴压于耳郭上的穴位或反应点,利用中医全息理论,通过间断按压刺激特定的耳部穴位,达到疏通经络、调节脏腑气血功能、促进机体阴阳平衡、防病治病的一项中医护理技术。

2. 适用范围

主要适用于减轻各种急慢性疾病所致的疼痛、头痛、颈肩痛、腰腿痛、痛经、失眠、便秘、眩晕、呕吐、耳鸣等症状。

3. 注意事项

(1) 耳郭局部有炎症、冻疮或皮肤破溃者禁用。

(2) 耳穴压贴每次选择一侧或双侧耳穴。留置时间夏季 1~3 天;冬季 3~7 天。

(3) 指导患者每日自行按压 3~5 次,每次每穴按压 1~2 分钟,以按压为主,切勿揉搓,以免搓破皮肤造成感染。刺激强度以患者耐受为度。

(4) 贴压处应注意防水,以免脱落,脱落时应告知护士重新贴压。如出现胶布或药籽过敏,应及时取下并处理。

（5）有习惯性流产史的孕妇不宜施行；孕妇的三角窝区、腹部等穴禁用。

（6）常用按压手法：①对压法：用拇指和食指的指腹置于患者耳郭的正面和背面，相对按压，至出现热、麻、胀、痛等感觉，拇指和食指可边按压边左右移动，或做圆形移动，一旦找到敏感点，则持续对压20~30秒。此法对内脏痉挛性疼痛、躯体疼痛有较好的镇痛作用。②直压法：用指尖垂直按压耳穴，至患者产生胀痛感，持续按压20~30秒，间隔少许，重复按压，每次按压3~5分钟。③点压法：用指尖一压一松地按压耳穴，每次间隔0.5秒。本法以患者感到胀而略感刺痛为宜，用力不宜过重。一般每次每穴按压次数可具体视病情而定。

六、技术十二　穴位注射技术

（一）典型病例

患者张某，女，35岁。中医诊断：呃逆（气机郁滞）；西医诊断：慢性胃炎。遵医嘱给予穴位注射治疗。

扫码查看图示

（二）操作流程及评分标准

项目	序号	流程步骤	图示	分值	评分说明	扣分	备注
仪表	1	仪表符合职业要求、佩戴手表		1			
核对	2	双人核对医嘱单、治疗单		2	未核对扣2分 核对不全面扣1分		
评估告知	3	患者意识、临床症状、生命体征、既往史、过敏史、晕针史、凝血功能、是否妊娠或月经期、操作部位皮肤情况等		4	一项未评估扣1分 最高扣4分		边操作边口述
	4	患者和（或）家属对此项操作的认知及配合程度，患者对疼痛的耐受程度		2			
	5	告知患者此项操作目的及方法		2	一项未告知扣1分		
	6	嘱（协助）患者排空二便		1			
	7	环境安静整洁，光线充足，符合隐私保护和保暖要求		1	未评估扣1分 评估不全面扣0.5分		

续表

项目	序号	流程步骤	图示	分值	评分说明	扣分	备注
操作前准备	8	洗手,戴口罩		2	一项未做到或不规范扣1分		
	9	用物: 治疗车上层:治疗盘、碘伏、无菌棉签、1~5mL注射器1~2个、药物、弯盘、砂轮、纱布、标记笔、快速手消毒剂、医嘱单、治疗单,必要时备屏风 治疗车下层:利器盒、医用废物收集袋、生活废物收集袋	图3-6-1	4	缺一项扣0.5分最高扣4分		
	10	检查药物、用物均在有效期内		2	未口述扣1分		边操作边口述
	11	用正确手法抽吸药液,放于无菌治疗盘备用	图3-6-2	6	污染一次扣3分		
操作过程	12	携用物至床旁,核对患者身份信息(两种及以上)		2	未采用两种及以上身份识别信息扣2分		
	13	核对并确认操作部位及方法		3	一项未做到扣1.5分		
	14	协助患者取适宜体位,暴露操作部位,做好隐私保护和保暖		3			
	15	洗手,将双手搓热		2			
	16	精准定位并做好标记	图3-6-3	4	定位不准确扣2分 未标记扣2分		边操作边口述
	17	用碘伏棉签消毒注射部位,由内向外,范围>5cm×5cm,消毒2次,待干		4	消毒方法不正确扣2分 未待干扣2分		
	18	再次核对药物		4			
	19	排尽空气(一滴排气)		3			
	20	一手绷紧皮肤,另一手持注射器,针尖对准穴位,迅速刺入皮下,然后用针刺手法将针身推至一定深度,上下提插至患者有酸胀等得气感受,回抽注射器确认无回血后,缓慢注入药液	图3-6-4	10	未绷紧皮肤扣2分 未对准穴位扣2分 未查验是否得气扣2分 未抽回血扣2分 注入药液速度不规范扣2分		

续表

项目	序号	流程步骤	图示	分值	评分说明	扣分	备注
操作过程	21	若同时注射两穴以上,应做到一穴一注射器,若患者有触电感,应立即退针,更换角度进针		4	未口述扣4分口述不全扣2分		口述
	22	注射过程中应密切观察病情变化,如有晕针等症状,立即停止治疗,对症处理		3			边操作边口述
	23	迅速拔针,用无菌干棉签按压针眼片刻		2			
	24	再次核对		2			
	25	治疗结束,询问患者注射后感受,症状是否缓解,观察病情变化及皮肤情况(口述:若有异常,及时处置并记录)		4	未观察扣2分未口述扣2分		边操作边口述
	26	协助患者取舒适体位,整理床单位		3	一项未做到扣1.5分		
	27	再次核对		2			
	28	告知注意事项,进行健康指导		4	一项未做到扣2分		
操作后处理	29	用物:根据《医疗机构消毒技术规范》和《医疗废物管理条例》做相应处理		1			边操作边口述
	30	洗手		2			
	31	书写记录单,签全名		1	一项未做到扣0.5分		
综合评价	32	查对无误、操作熟练、手法规范、动作轻巧、记录完整;沟通良好、体现人文关怀;无菌观念强,符合院感要求		10	一项未做到扣2分		
	关键否决项:查对不正确/皮肤划伤/其他安全问题						
	建议操作考核时间8分钟,达标分数90分						

得分_____

（三）重点步骤图示

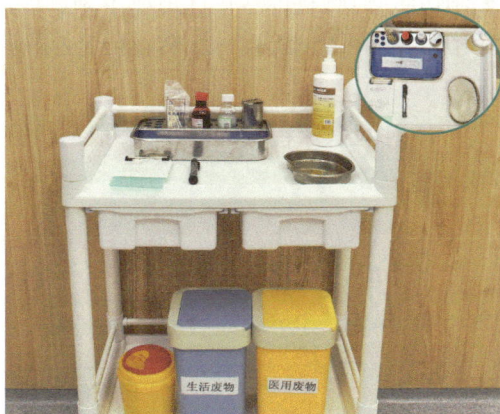

图 3-6-1　准备用物

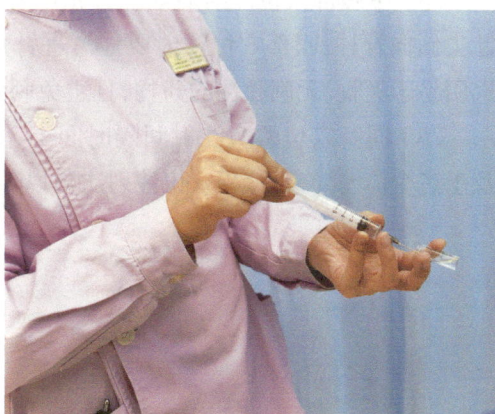

图 3-6-2　用正确手法抽吸药液

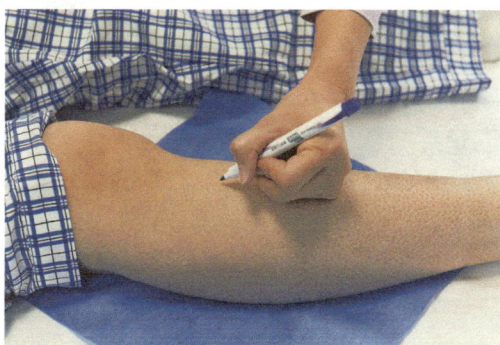

图 3-6-3　精准定位并做好标记

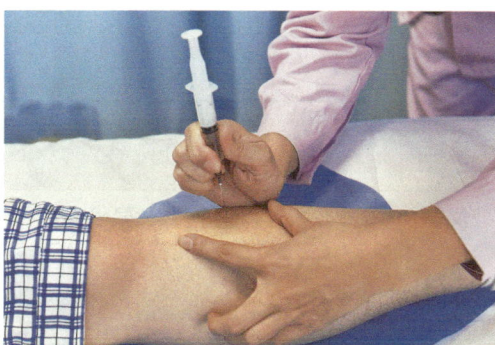

图 3-6-4　对准穴位刺入皮下并上下提插

（四）相关知识

1. 概念

穴位注射是将小剂量药液、气体、血液（自血疗法）注入特定的腧穴内,通过药物和穴位的双重刺激,达到治疗疾病目的的一项中医护理技术。

2. 适用范围

主要适用于多种慢性疾病引起的症状,如眩晕、呃逆、腹胀、尿潴留、疼痛等。

3. 注意事项

（1）有出血倾向及高度水肿者禁用;患者过劳过饥或精神高度紧张时禁用;皮肤感染、瘢痕或肿块部位禁用;过度虚弱或有晕针史的患者禁用;孕妇下腹部、骶尾部等禁用。

（2）注意针刺角度,观察有无回血。避开血管丰富部位,避免药液注入血管内。

（3）操作过程中若出现头晕、心慌、出汗等异常,协助患者立即平卧,给予保暖,并饮热水或糖水,也可做揉按内关、合谷、极泉、人中等穴位及其他应急处理。

（4）初次治疗及年老体弱者注射点与药量均应酌情减少。

（5）下腹部穴位注射前嘱患者先排尿,以免刺伤膀胱;胸背部穴位注射应平刺进针,针尖斜向脊柱;眼部穴位注射要注意进针角度和深度,不可做提、插、捻、转;耳穴注射应选用易于吸收、无刺激性的药物,且避免刺伤鼓膜。

（6）同一穴位两次注射间隔时间 1~3 天,穴位注射两个疗程相隔 5~7 天,根据病情及患者个体差异,每疗程穴位注射次数以 3~10 次为宜。

七、技术十三　梅花针叩刺技术

（一）典型病例

患者徐某,女,63 岁。中医诊断:中风(风痰瘀阻证);西医诊断:脑梗死恢复期。遵医嘱给予梅花针叩刺治疗。

扫码查看图示

（二）操作流程及评分标准

项目	序号	操作流程	图示	分值	评分说明	扣分	备注
仪表	1	仪表符合职业要求、佩戴手表		1			
核对	2	双人核对医嘱单、治疗单		2	未核对扣2分 核对不全面扣1分		
评估告知	3	患者意识、临床症状、生命体征、既往史、凝血功能、是否妊娠或月经期、操作部位皮肤情况等		4	一项未评估扣0.5分 最高扣4分		边操作边口述
	4	患者和(或)家属对此项操作的认知及配合程度,患者对疼痛的耐受程度		2			
	5	告知患者此项操作目的及方法		2	一项未告知扣1分		
	6	嘱(协助)患者排空二便		1			
	7	环境安静整洁,光线充足,符合隐私保护和保暖要求		1	未评估扣1分 评估不全面扣0.5分		
操作前准备	8	洗手、戴口罩		2	一项未做到或不规范扣1分		

续表

项目	序号	操作流程	图示	分值	评分说明	扣分	备注
操作前准备	9	用物： 治疗车上层：治疗盘、一次性梅花针、75% 酒精、棉签、弯盘、标记笔、快速手消毒剂、医嘱单、治疗单、必要时备屏风、毛毯 治疗车下层：利器盒、医用废物收集袋、生活废物收集袋	图 3-7-1	4	缺一项扣 0.5 分最高扣 4 分		
	10	所有用物均在有效期内		2	未口述扣 1 分		边操作边口述
操作过程	11	携用物至床旁，核对患者身份信息（两种及以上）		2	未采用两种及以上身份识别信息扣 2 分		
	12	核对并确认操作部位及方法		2	一项未做到扣 1 分		
	13	协助患者取适宜体位，暴露操作部位，做好隐私保护和保暖		3	一项未做到扣 1 分		
	14	洗手，将双手搓热		2			
	15	精准定位并做好标记		8	定位不准确扣 6 分未标记扣 2 分		边操作边口述
	16	用 75% 酒精消毒皮肤 2 次，消毒范围 >5cm×5cm，待干		4	未消毒扣 4 分消毒不规范扣 2 分		
	17	检查梅花针针组是否完整	图 3-7-2	4			边操作边口述
	18	以拇指、中指、无名指握住针柄，食指伸直按住针柄中段	图 3-7-3	4			口述
	19	叩刺方式包括循经叩刺、穴位叩刺、局部叩刺等		4			口述
	20	针组对准叩刺部位，使用手腕之力，将针尖垂直叩刺在皮肤上，并立即弹起，反复叩刺	图 3-7-4	8	手法不正确扣 6 分未观察扣 2 分		
	21	操作过程中密切观察病情变化，及时询问患者感受，如疼痛不能耐受及时调整刺激强度		4			口述

续表

项目	序号	操作流程	图示	分值	评分说明	扣分	备注
操作过程	22	根据病情选择刺激强度 强刺激:用力较大,以皮肤有明显潮红并有微出血为度; 中刺激:介于轻刺与重刺之间,以局部有较明显的潮红,但不出血为度; 弱刺激:用力稍小,皮肤仅出现潮红、充血为度		6	强度不符合要求扣3分 未口述扣3分		边操作边口述
	23	治疗结束,观察患者叩刺后反应,症状是否缓解,观察病情变化及皮肤情况(口述:如出血较多或有其他异常及时处置并记录)		6	未观察扣4分 未口述扣2分		边操作边口述
	24	协助患者取舒适体位,整理床单位		4	一项未做到扣2分		
	25	再次核对		1			
	26	告知注意事项,进行健康指导		3	一项未做到扣1.5分		
操作后处理	27	用物:根据《医疗机构消毒技术规范》和《医疗废物管理条例》做相应处理		1			边操作边口述
	28	洗手		2			
	29	书写记录单,签全名		1	一项未做到扣0.5分		
综合评价	30	查对无误、操作熟练、手法规范、动作轻巧、记录完整;沟通良好、体现人文关怀;无菌观念强,符合院感要求		10	一项未做到扣2分		
关键否决项:查对不正确/皮肤划伤/其他安全问题							
建议操作考核时间8分钟,达标分数90分							
						得分_____	

（三）重点步骤图示

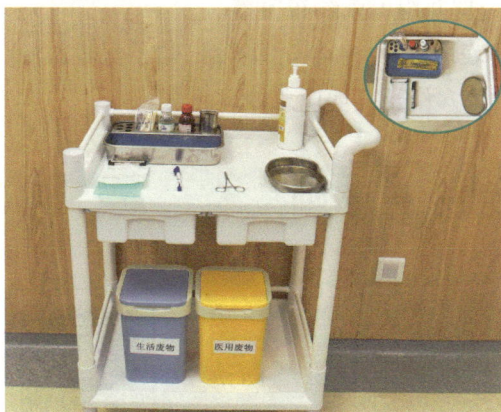

图 3-7-1　准备用物

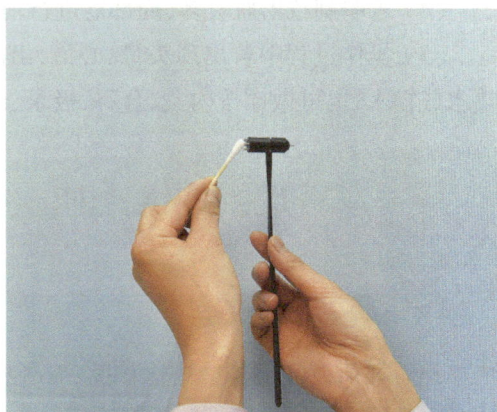

图 3-7-2　检查梅花针针组是否完整

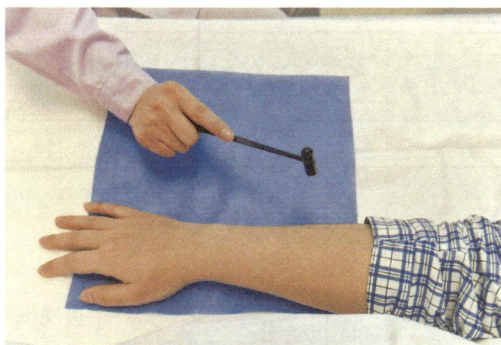

图 3-7-3　持握梅花针

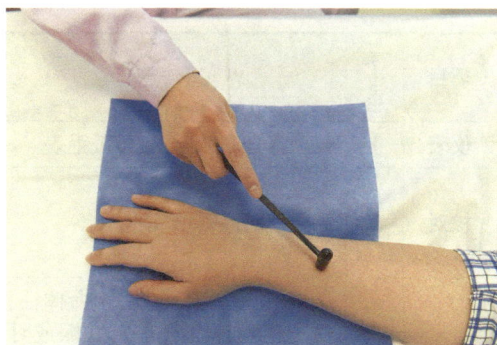

图 3-7-4　叩刺

（四）相关知识

1. 概念

梅花针技术是采用梅花针在人体特定部位或穴位上进行弹性叩刺,通过刺激皮肤和经络,达到疏通经络、调和气血、调整脏腑功能、治疗疾病的一项中医护理技术。

2. 适用范围

主要适用于中风、头痛、神经痛、神经衰弱、癫痫病、各种周围神经麻痹、偏瘫等神经系统病症;气管炎、风湿病、高血压病、急性肠炎、慢性胃炎、黄疸病、糖尿病、冻疮、扁桃体炎、遗尿症等内科病症;夜盲症、急慢性结膜炎、单纯性青光眼、口腔炎、鼻窦炎等五官科病症;牛皮癣、神经性皮炎等皮肤科病症等。

3. 注意事项

（1）有传染病、出血倾向者禁用;操作部位皮肤破溃者、孕妇禁用。

（2）治疗前避免过劳、过饥,治疗后嘱患者就地休息 5~10 分钟。

（3）叩刺时一定要平、稳、准。循经叩刺时每隔1cm左右叩刺一下，一般可循经叩刺8~16次。

（4）若叩刺致出血较多，局部需进行消毒处理并用无菌纱布覆盖。

（5）操作过程中若出现头晕、心慌、出汗等表现，协助患者立即平卧，给予保暖，并饮热水或糖水，也可做揉按内关、合谷、极泉、人中等穴位及其他应急处理。

八、技术十四　磁圆梅针叩刺技术

（一）典型病例

患者韩某，女，56岁。中医诊断：肩凝症（气滞血瘀证）；西医诊断：肩周炎。遵医嘱给予磁圆梅针叩刺治疗。

扫码查看图示

（二）操作流程及评分标准

项目	序号	操作流程	图示	分值	评分说明	扣分	备注
仪表	1	仪表符合职业要求、佩戴手表		1			
核对	2	双人核对医嘱单、治疗单		2	未核对扣2分 核对不全面扣1分		
评估告知	3	患者意识、临床症状、生命体征、既往史、凝血功能、是否妊娠或月经期、操作部位皮肤情况等		4	一项未评估扣0.5分 最高扣4分		边操作边口述
	4	患者和(或)家属对此项操作的认知及配合程度，患者对疼痛的耐受程度		2			
	5	告知患者此项操作目的及方法		2	一项未告知扣1分		
	6	嘱（协助）患者排空二便		1			
	7	环境安静整洁，光线充足，符合隐私保护和保暖要求		1	未评估扣1分 评估不全面扣0.5分		
操作前准备	8	洗手，戴口罩		2	一项未做到或不规范扣1分		
	9	用物： 治疗车上层：治疗盘、75%酒精、无菌棉签、磁圆梅针、弯盘、标记笔、快速手消毒剂、医嘱单、治疗单，必要时备毛毯、屏风、软枕 治疗车下层：医用废物收集袋、生活废物收集袋	图3-8-1	4	缺一项扣0.5分 最高扣4分		

续表

项目	序号	操作流程	图示	分值	评分说明	扣分	备注
操作前准备	10	所有用物均在有效期内		2	未口述扣1分		边操作边口述
操作过程	11	携用物至床旁,核对患者身份信息(两种及以上)		2	未采用两种及以上身份识别信息扣2分		
	12	核对并确认操作部位及方法		3	一项未做到扣1分		
	13	协助患者取适宜体位,暴露操作部位,做好隐私保护和保暖		3	一项未做到扣1分		
	14	洗手,将双手搓热		2			
	15	精准定位并做好标记		4	定位不准确扣2分 未标记扣2分		边操作边口述
	16	用75%酒精消毒皮肤2次,消毒范围>5cm×5cm,待干		4	未消毒扣4分 消毒不规范扣2分		
	17	检查磁圆梅针针头是否光滑	图3-8-2	3			
	18	用75%酒精棉签消毒磁圆梅针针头2次	图3-8-3	3			
	19	拇指、食指握持针柄中段,中指、无名指轻握针柄后部,小指轻托针柄末端,针头垂直弹刺叩刺	图3-8-4	10	持针手法不正确扣5分 弹刺方法不正确扣5分		
	20	操作过程中密切观察病情,询问患者感受,如疼痛不耐受,及时调整刺激强度		6	未观察扣2分 未询问扣2分 未口述扣2分		边操作边口述
	21	叩刺方式包括循经叩刺、穴位叩刺、局部叩刺等		3			口述
	22	根据医嘱选择刺激强度 强刺激:叩击时皮下痛感明显。叩刺后皮下出现黄青色斑点,后转为青紫色斑点 中刺激:叩击至皮肤潮红,第二天皮下黄青色斑点 弱刺激:皮肤颜色无明显改变,仅有略红,叩刺时肌体仅有微微震感		8	强度不符合要求扣2分 未口述缺一项2分		边操作边口述

续表

项目	序号	操作流程	图示	分值	评分说明	扣分	备注
操作过程	23	治疗结束,观察患者叩刺后反应,症状是否缓解,观察病情变化及皮肤情况(口述:如有异常及时处置并记录)		6	未观察扣3分 未口述扣3分		边操作边口述
	24	协助患者取舒适体位,整理床单位		2	一项未做到扣1分		
	25	再次核对		2			
	26	告知注意事项,进行健康指导		4	一项未做到扣2分		
操作后处理	27	用物:根据《医疗机构消毒技术规范》和《医疗废物管理条例》做相应处理		1			边操作边口述
	28	洗手		2			
	29	书写记录单,签全名		1	一项未做到扣0.5分		
综合评价	30	查对无误、操作熟练、手法规范、动作轻巧、记录完整;沟通良好、体现人文关怀;符合院感要求		10	一项未做到扣2分		
关键否决项:查对不正确/其他安全问题							
建议操作考核时间8分钟,达标分数90分							
得分＿＿＿＿＿＿							

(三) 重点步骤图示

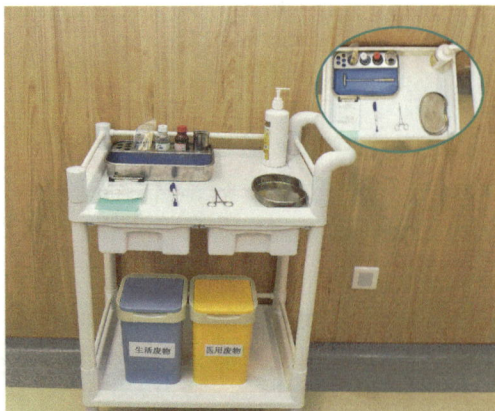

图 3-8-1　准备用物

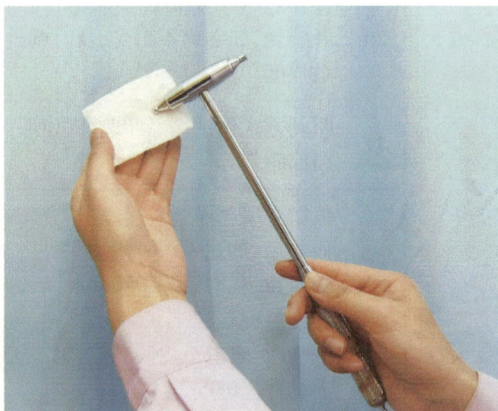

图 3-8-2　检查磁圆梅针针头

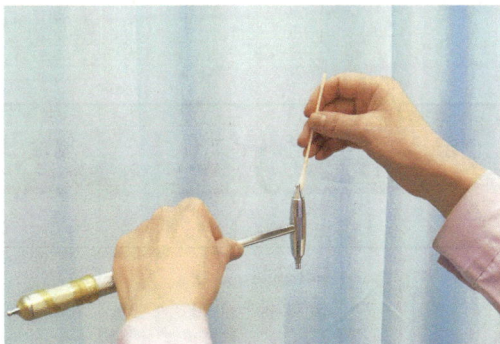

图 3-8-3　磁圆梅针针头消毒

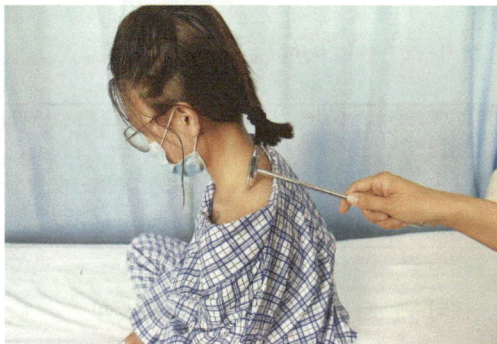

图 3-8-4　磁圆梅针持握方式

（四）相关知识

1. 概念

磁圆梅针叩刺技术属于新九针针法的创新手法,此针法综合了圆针、梅花针、磁疗三种治疗方法的优势,是通过叩击人体经络、穴位等体表部位,激发经气、调节脏腑功能,达到治疗和预防疾病目的的一项中医护理操作技术。

2. 适用范围

主要适用于中风后遗症、失眠、头痛、胃肠功能紊乱、神经衰弱、局部麻木、感觉减退等各种内科病症;颈肩腰腿痛、软组织损伤等骨科病症;鹅掌风、牛皮癣、神经性皮炎等各种皮肤病症。

3. 注意事项

（1）体内有金属内置物或有心脏起搏器者禁用。

（2）严重心脑血管疾病、传染病、凝血功能障碍者禁用;操作部位皮肤破溃、肌肉坏死者禁用;孕妇禁用。

（3）叩刺时针头与皮肤应垂直,用力均匀,以减轻疼痛。

（4）叩刺后局部皮肤出现潮红和轻微出血点属正常现象。

九、技术十五　腕踝针技术

（一）典型病例

患者薛某,男,52 岁。中医诊断:牙痛(风火牙痛证);西医诊断:牙髓炎。遵医嘱给予腕踝针治疗。

扫码查看图示

（二）操作流程及评分标准

项目	序号	操作流程	图示	分值	评分说明	扣分	备注
仪表	1	仪表符合职业要求、佩戴手表		1			
核对	2	双人核对医嘱单、治疗单		2	未核对扣2分 核对不全面扣1分		
评估告知	3	患者意识、临床症状、生命体征、既往史、晕针史、凝血功能、是否妊娠或月经期、操作部位皮肤情况等		4	一项未评估扣1分 最高扣4分		边操作边口述
	4	患者和(或)家属对此项操作的认知及配合程度,患者对疼痛的耐受程度		2			
	5	告知患者此项操作目的及方法		2	一项未告知扣1分		
	6	嘱(协助)患者排空二便		1			
	7	环境安静整洁,光线充足,符合隐私保护和保暖要求		1	未评估扣1分 评估不全面扣0.5分		
操作前准备	8	洗手,戴口罩		2	一项未做到或不规范扣1分		
	9	用物: 治疗车上层:治疗盘、0.25mm毫针、无菌棉签、75%酒精、一次性无菌敷贴、标记笔、快速手消毒剂、医嘱单、治疗单,必要时备毛毯、屏风、垫枕 治疗车下层:利器盒、医用废物收集袋、生活废物收集袋	图3-9-1	4	缺一项扣0.5分 最高扣4分		
	10	所有用物均在有效期内		2	未口述扣1分		边操作边口述
操作过程	11	携用物至床旁,核对患者身份信息(两种及以上)		2	未采用两种及以上身份识别信息扣2分		
	12	核对并确认操作部位及方法		3	一项未做到扣1.5分		

续表

项目	序号	操作流程	图示	分值	评分说明	扣分	备注
操作过程	13	协助患者取适宜体位,暴露操作部位,做好隐私保护和保暖		3	一项未做到扣1分		
	14	洗手,将双手搓热		2			
	15	精准定位并做好标记	图3-9-2	4	定位不准确扣2分 未标记扣2分		边操作边口述
	16	消毒:用75%酒精进行局部皮肤消毒2次,待干,以进针点为中心,消毒范围>5cm×5cm		3	消毒不规范扣2分 未待干扣1分		
	17	检查毫针针头有无弯折	图3-9-3	4	未检查扣2分 针头被污染扣2分		
	18	左手固定在进针点下部,右手持针柄,针尖向心性进针,针身与皮肤呈30°快速刺入皮下	图3-9-4	8	手法不正确扣5分 进针角度不正确扣3分		
	19	将针身紧贴皮肤表面,继续送入皮下,若病人有酸、麻、胀、痛等感觉,则进针过深,需调整角度再进针;治疗过程中密切观察病情变化,观察有无弯针、折针、出血等情况;询问患者感受,如不耐受,及时调整	图3-9-5	8	未行针扣4分 未观察询问患者感受扣4分		
	20	用一次性无菌敷贴固定针身,让患者活动针刺侧肢体,询问有无不适;留针时间约30分钟,病情严重者,可适当延长留针时间	图3-9-6	6	未固定针柄扣3分 未询问患者感受扣3分		边操作边口述
	21	洗手,再次核对,做好记录签全名		6	一项未做扣2分		
	22	手持针柄,迅速拔出,另一手用无菌棉签按压针孔,以防出血;检查针数,防遗漏		6	手法不正确扣3分 未检查针数扣3分		
	23	治疗结束,观察患者拔针后反应,疼痛是否缓解,观察病情变化及皮肤情况(口述:若有异常,及时处置并做好记录)		6	未询问扣2分 未观察扣2分 未口述扣2分		边操作边口述

续表

项目	序号	操作流程	图示	分值	评分说明	扣分	备注
操作过程	24	协助患者取舒适体位,整理床单位		2	一项未做扣1分		
	25	再次核对		2			
操作后处理	26	用物:根据《医疗机构消毒技术规范》和《医疗废物管理条例》做相应处理		1			边操作边口述
	27	洗手		2			
	28	书写记录单,签全名		1	一项未做到扣0.5分		
综合评价	29	查对无误、操作熟练、手法规范、动作轻巧、记录完整;沟通良好、体现人文关怀;无菌观念强,符合院感要求		10	一项未做到扣2分		
		关键否决项:查对不正确/皮肤划伤/其他安全问题					
		建议操作考核时间8分钟,达标分数90分					
						得分_____	

(三) 重点步骤图示

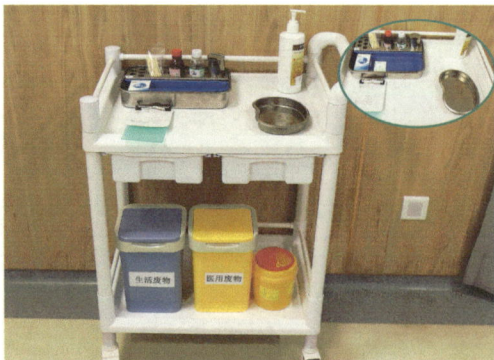

图 3-9-1　准备用物

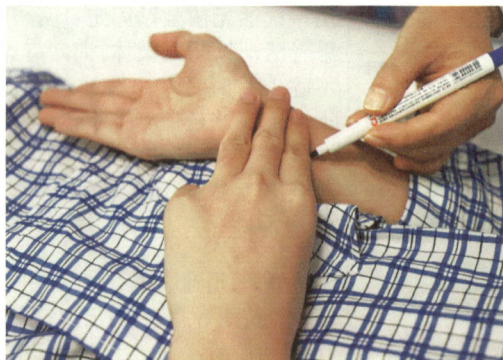

图 3-9-2　精准定位并做好标记

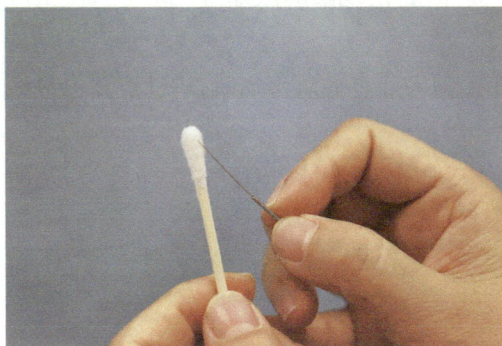

图 3-9-3　检查毫针针头

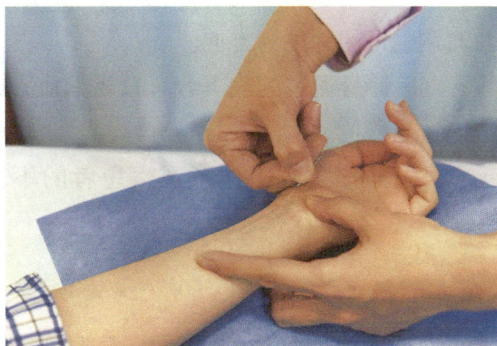

图 3-9-4　进针

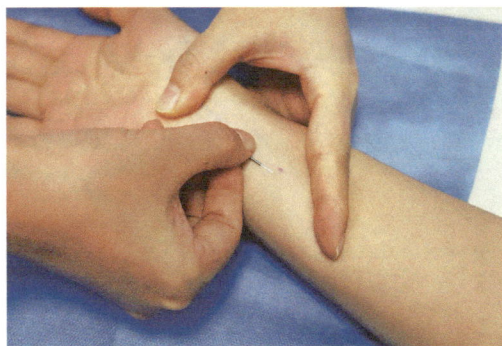

图 3-9-5　针身紧贴皮肤表面并继续送入皮下

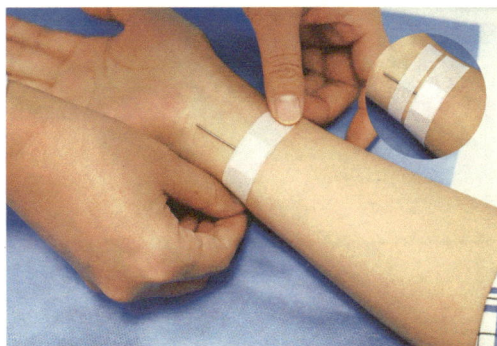

图 3-9-6　固定针身

（四）相关知识

1. 概念

腕踝针是一项临床开展较早的中医护理技术,此针法是在腕踝部选取特定的针刺点,用毫针循肢体纵轴行皮下浅刺,可以调节经络气血运行,缓解疼痛与肌肉紧张,使气血通畅、阴阳平衡,从而起到治疗效果的一项中医护理技术。

2. 适用范围

主要适用于治疗各种痛症,如牙痛、头痛、三叉神经痛、颌下肿痛、肩周炎、腹痛、关节痛、急性腰扭伤、痛风、神经性疼痛、癌性疼痛等;也适用于眼内肌麻痹、视力障碍、面瘫、高血压、气管炎等病症。

3. 注意事项

（1）有凝血功能障碍者、操作部位皮肤破溃者禁用;局部有肿块,妇女孕期禁用。

（2）患者过饥过饱、过劳、精神高度紧张时,女性月经期慎用。

（3）行针以针下有松软感为宜，不捻转不提插，若出现酸麻胀痛等"得气"针感，应及时调整针的深度和方向。

（4）针身通过的皮下若有较粗的血管或针尖刺入处有显著疼痛时，进针点要沿纵线方向适当移位。

（5）操作过程中注意观察患者的不良反应，如出现晕针、皮下出血等异常，及时处理。

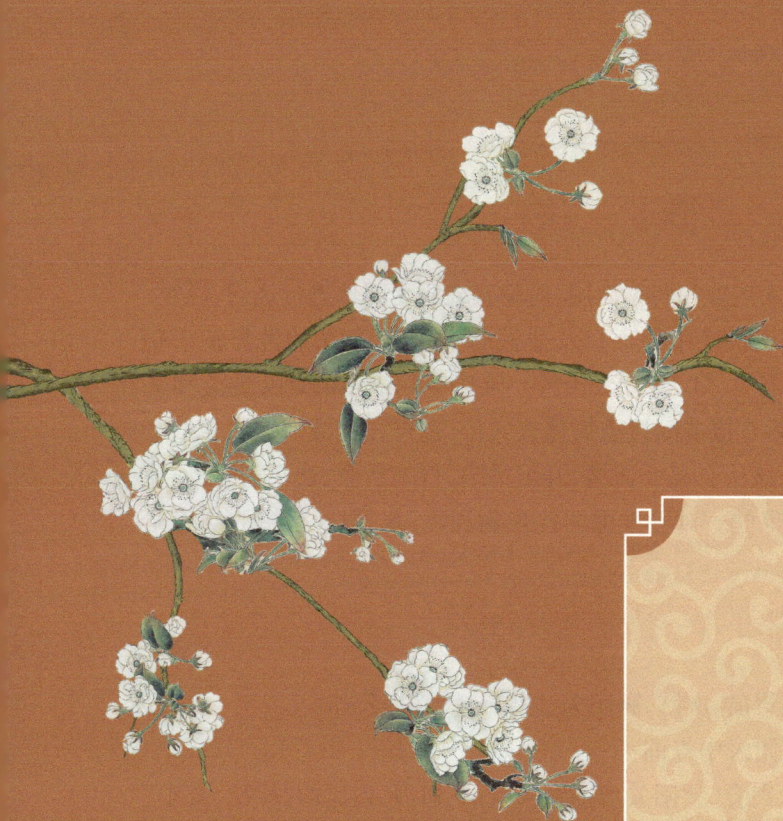

第四篇 灸法

扫码查看
常用穴位

一、概　述

　　灸法,古称"灸焫",是指借灸火热力和药物作用,对腧穴或病变部位进行烧灼、温熨,达到防治疾病的一种方法。随着现代使用的灸材及器械的多样化,灸法的种类越来越多,如艾灸、艾条灸、温针灸、温灸器灸、灯火灸、天灸等。临床应用最多的是艾炷灸和艾条灸,即以艾绒为主要材料,点燃后直接或间接熏灼体表穴位,也可在艾绒中掺入少量辛温香燥的药末,以加强治疗作用。该法有温经通络、升阳举陷、行气活血、祛寒除湿、消肿散结、回阳救逆等作用,并可用于保健。对慢性虚弱性疾病和风、寒、湿邪为患的疾病尤为适宜。

(一) 常用穴位

　　下脘、神阙、气海、归来、脾俞、胃俞、次髎、膝阳关、阴陵泉、地机、公孙。
　　以下穴位本篇不再描述,可在附录中查询:
　　大椎、肺俞、肩贞、肩髃、肩髎、夹脊、腰阳关、肾俞、大肠俞、血海、内膝眼、梁丘、委中、阳陵泉、风池、三阴交、足三里、太阳、中脘、关元、天枢、中府、列缺、太渊、合谷、上巨虚、隐白。

(二) 常见病症及选用穴位

1. 感冒:风池、大椎、列缺、合谷、肺俞。
2. 咳嗽:肺俞、列缺、合谷、中府、太渊、三阴交。
3. 月经不调:关元、气海、血海、三阴交、足三里、归来。
4. 膝痹:膝眼、梁丘、血海、阴陵泉、阳陵泉、膝阳关。
5. 泄泻:大肠俞、天枢、上巨虚、三阴交、神阙、足三里、阴陵泉、脾俞。
6. 胃脘痛:中脘、足三里、内关、公孙、梁丘、胃俞、下脘、脾俞。
7. 痛经:中极、三阴交、地机、十七椎、次髎、气海、血海、关元、归来。
8. 崩漏:关元、三阴交、隐白、血海、地机、脾俞、足三里。
9. 腰痛:肾俞、大肠俞、委中、阿是穴、腰阳关、夹脊。
10. 漏肩风:肩髃、肩髎、肩贞、阳陵泉。

(三) 定位及取穴方法

1. 下脘(图 4-1-1)

【定位】 脐中上 2 寸,前正中线上。

【主治】 呕吐,食入即出,腹满,腹硬,腹中包块,食欲不振,消瘦。

【归经】 任脉。

2. 神阙（图4-1-2）

【定位】 在脐区,脐中央。

【主治】 ①脐周痛,腹胀,肠鸣,泄泻。②水肿,小便不利。③中风脱证。

【归经】 任脉。

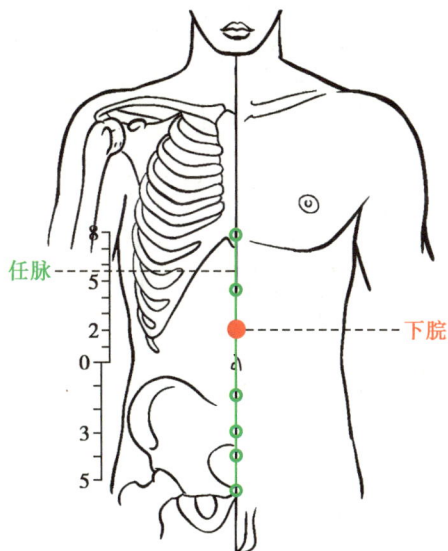

图 4-1-1　下脘穴定位图　　　　图 4-1-2　神阙穴定位图

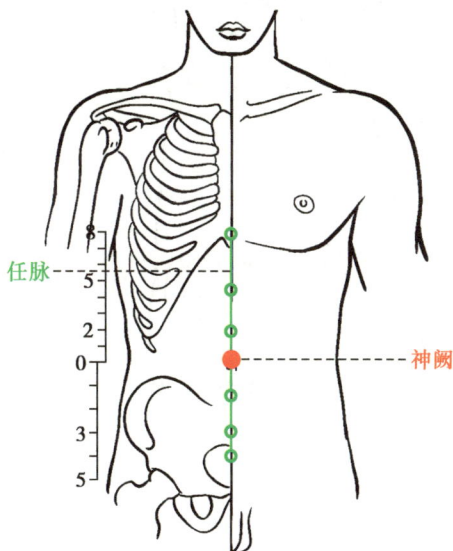

3. 气海（图4-1-3）

【定位】 脐中下1.5寸,前正中线上。

【主治】 ①疝气,小便不利,遗尿,遗精,阳痿;月经不调,带下,阴挺,恶露不尽。②泄泻,腹中绞痛。③虚脱,虚劳羸瘦。

【归经】 任脉。

4. 归来（图4-1-4）

【定位】 脐中下4寸,前正中线旁开2寸。

【主治】 ①少腹疼痛、疝气。②妇人阴冷,肿痛,月经不调。

【归经】 足阳明胃经。

5. 脾俞（图4-1-5）

【定位】 第11胸椎棘突下,后正中线旁开1.5寸。

【主治】 ①腹胀、呕吐,泄泻。②水肿,黄疸。③多食善饥,身瘦。

【归经】 足太阳膀胱经。

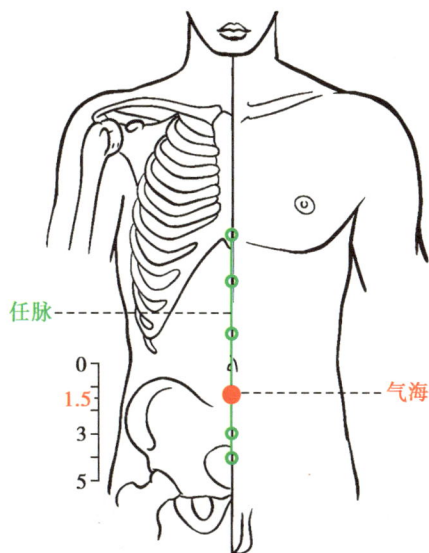

图 4-1-3　气海穴定位图

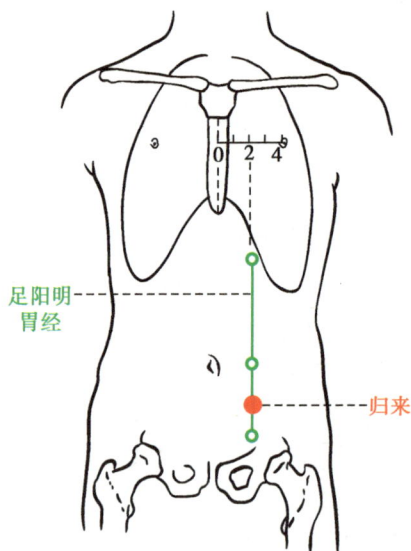

图 4-1-4   归来穴定位图

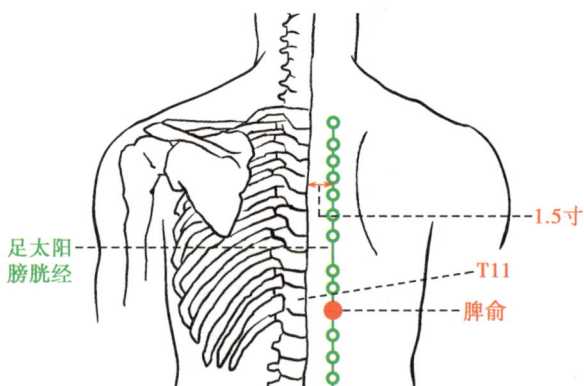

图 4-1-5   脾俞穴定位图

6. 胃俞（图 4-1-6）

【定位】 第 12 胸椎棘突下,后正中线旁开 1.5 寸。

【主治】 ①胃痛,呕吐,腹胀,肠鸣。②多食善饥,身瘦。

【归经】 足太阳膀胱经。

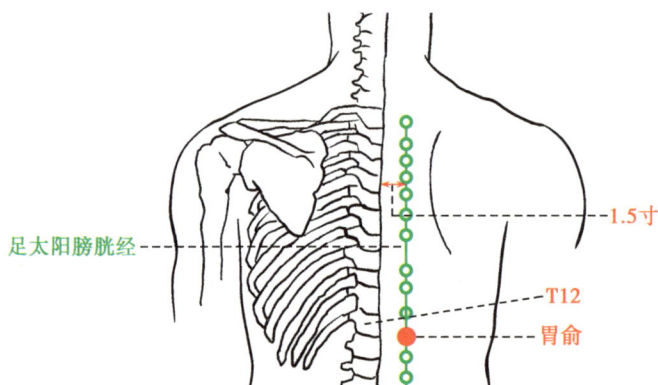

图 4-1-6   胃俞穴定位图

7. 次髎（图 4-1-7）

【定位】 正对第 2 骶后孔中。

取法:髂后上棘与第 2 骶椎棘突连线的中点凹陷处,即第 2 骶后孔。

【主治】 ①月经不调,痛经,带下,遗精,小便不利,疝气。②腰痛,下肢痿痹。

【归经】 足太阳膀胱经。

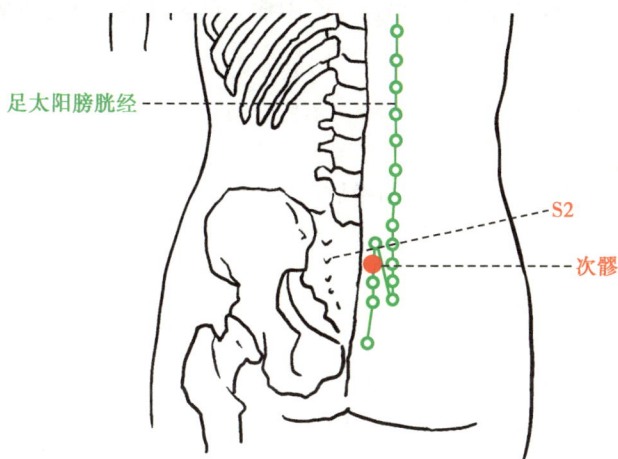

图 4-1-7　次髎穴定位图

8. 膝阳关（图 4-1-8）

【定位】　股骨外上髁后上缘，股二头肌腱与髂胫束之间的凹陷中。

【主治】　膝腘肿痛，挛急，小腿麻木。

【归经】　足少阳胆经。

9. 阴陵泉（图 4-1-9）

【定位】　胫骨内侧髁下缘与胫骨内侧缘之间的凹陷中。

取法：用手指沿胫骨内缘由下往上推，至手指抵膝关节下方时，胫骨向内上弯曲的凹陷中即是本穴。

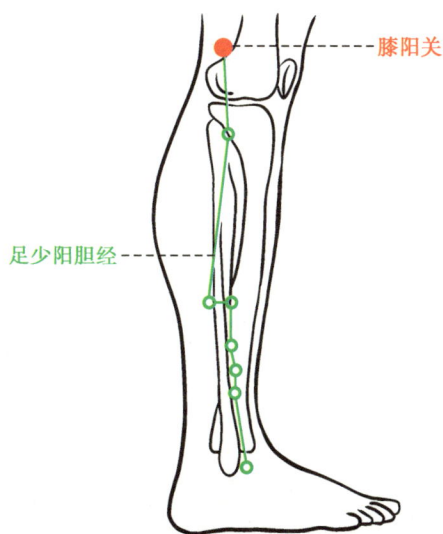

图 4-1-8　膝阳关穴定位图　　　　图 4-1-9　阴陵泉穴定位图

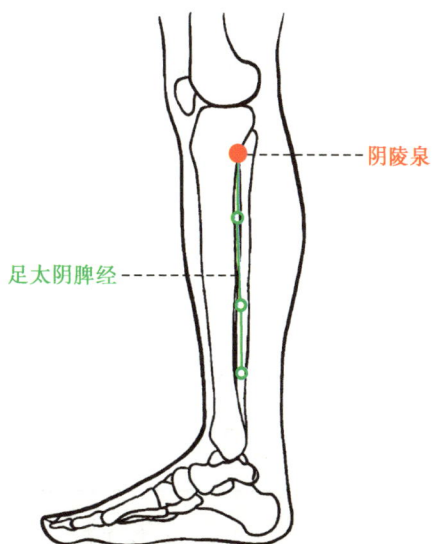

【主治】①腹痛,腹胀,泄泻。②妇人阴中痛,痛经,小便不利,遗尿,遗精。③水肿。④腰膝肿痛。

【归经】足太阴脾经。

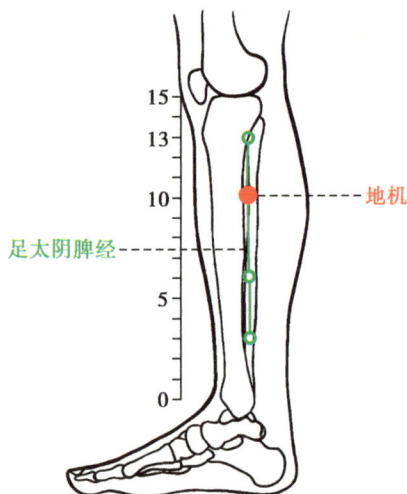

10. 地机(图 4-1-10)

【定位】阴陵泉下 3 寸,胫骨内侧缘后际。

【主治】①腹痛,泄泻。②月经不调,疝气。

【归经】足太阴脾经。

11. 公孙(图 4-1-11)

【定位】第 1 跖骨底的前下缘赤白肉际处。

【主治】①胃痛,呕吐,腹胀,腹痛,泄泻。②心烦。

【归经】足太阴脾经。

图 4-1-10　地机穴定位图　　　　图 4-1-11　公孙穴定位图

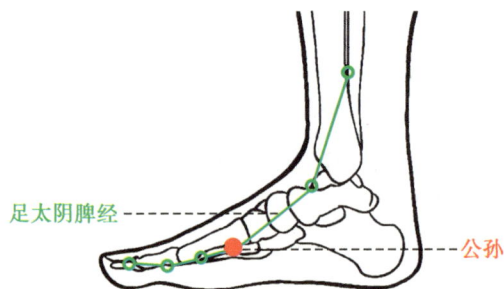

二、技术十六　悬灸(艾条灸)技术

(一)典型病例

患者李某,女,42 岁。中医诊断:胃脘痛(脾胃虚寒证);西医诊断:慢性胃炎。遵医嘱给予悬灸治疗。

扫码查看
图示

(二)操作流程及评分标准

项目	序号	操作流程	图示	分值	评分说明	扣分	备注
仪表	1	仪表符合职业要求、佩戴手表		1			

续表

项目	序号	操作流程	图示	分值	评分说明	扣分	备注
核对	2	双人核对医嘱单、治疗单		2	未核对扣2分 核对不全面扣1分		
评估 告知	3	患者意识、临床症状、生命体征、既往史、过敏史、凝血功能、是否妊娠或月经期、操作部位皮肤情况等		4	一项未评估扣1分 最高扣4分		边操作 边口述
	4	患者和(或)家属对此项操作的认识及配合程度,患者对热的耐受程度		2			
	5	告知患者此项操作目的及方法		2	一项未告知扣1分		
	6	嘱(协助)患者排空二便		1			
	7	环境安静整洁,光线充足,符合隐私保护和保暖要求		1	未评估扣1分 评估不全面扣0.5分		
操作前 准备	8	洗手,戴口罩		2	一项未做到或不规范扣1分		
	9	用物: 治疗车上层:艾条、点火器、弯盘、灭火罐、纱布、治疗碗、快速手消毒剂、标记笔、医嘱单、治疗单,必要时备浴巾、屏风、烫伤膏 治疗车下层:医用废物收集袋、生活废物收集袋	图4-2-1	4	缺一项扣0.5分 最高扣4分		
	10	所有用物均在有效期内		2	未口述扣1分		边操作 边口述
操作 过程	11	携用物至床旁,核对患者身份信息(两种及以上)		2	未采用两种及以上身份识别信息扣2分		
	12	核对并确认操作部位及方法		3	一项未做到扣1分		
	13	协助患者取适宜体位,暴露操作部位,做好隐私保护和保暖		3	一项未做到扣1分		
	14	洗手,将双手搓热		2			
	15	精准定位并做好标记	图4-2-2	4	定位不准确扣1分/穴 未口述扣1分 未标记扣1分		边操作 边口述

续表

项目	序号	操作流程	图示	分值	评分说明	扣分	备注
操作过程	16	清洁皮肤,充分点燃艾条	图 4-2-3	2			
	17	施灸:					
	17-1	(1)温和灸:将点燃的艾条对准施灸部位,距离皮肤 2~3cm,使患者局部有温热感为宜,每处 10~15 分钟,至皮肤出现红晕为度	图 4-2-4	8	手法不正确扣 4 分 未口述扣 4 分		边操作边口述
	17-2	(2)雀啄灸:将点燃的艾条对准施灸部位,距离皮肤 2~3cm,一上一下进行施灸,如此反复,一般每穴灸 10~15 分钟,至皮肤出现红晕为度	图 4-2-5	8	手法不正确扣 4 分 未口述扣 4 分		边操作边口述
	17-3	(3)回旋灸:将点燃的艾条悬于施灸部位上方约 2cm 处,反复旋转,移动范围约 3cm,每处灸 10~15 分钟,至皮肤出现红晕为度	图 4-2-6	8	手法不正确扣 4 分 未口述扣 4 分		边操作边口述
	18	施灸顺序按照先上后下,先头身后四肢的原则进行		2			口述
	19	施灸过程中应及时将艾灰弹入弯盘中,防止灼伤皮肤;随时询问患者有无灼痛感,及时调整距离,防止烫伤		6	一项未做到扣 3 分		
	20	施灸完毕应立即将艾条插入灭火罐,充分熄灭艾火		3			
	21	治疗结束,观察患者施灸后反应,症状是否缓解,观察病情变化及皮肤情况(口述:如有异常及时处置并做好记录)		6	未询问扣 2 分 未观察扣 2 分 未口述扣 2 分		边操作边口述
	22	协助患者取舒适体位,整理床单位		2	一项未做到扣 1 分		
	23	再次核对		2			
	24	告知相关注意事项,进行健康指导		4	一项未做到扣 2 分		
操作后处理	25	用物:根据《医疗机构消毒技术规范》和《医疗废物管理条例》做相应处理		1			边操作边口述
	26	洗手		2			
	27	书写记录单,签全名		1	一项未做到扣 0.5 分		

续表

项目	序号	操作流程	图示	分值	评分说明	扣分	备注
综合评价	28	查对无误、操作熟练、手法规范、动作轻巧、记录完整;沟通良好、体现人文关怀;符合院感要求		10	一项未做到扣2分		
		关键否决项:查对不正确/皮肤烫伤/烧坏衣物/其他安全问题					
		建议操作考核时间8分钟,达标分数90分					
						得分_____	

(三) 重点步骤图示

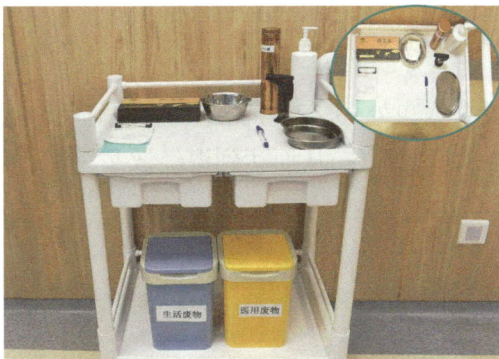

图 4-2-1 准备用物

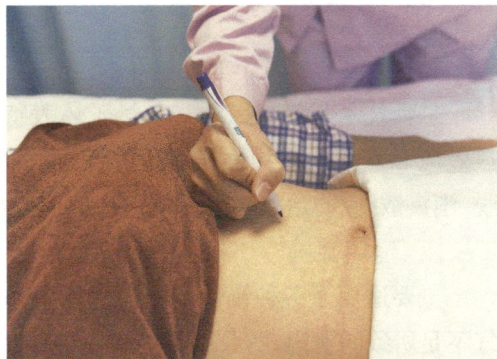

图 4-2-2 精准定位并做好标记

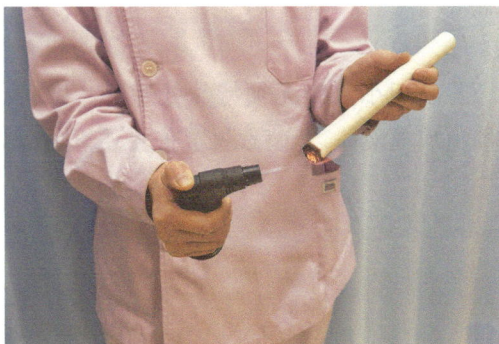

图 4-2-3 充分点燃艾条

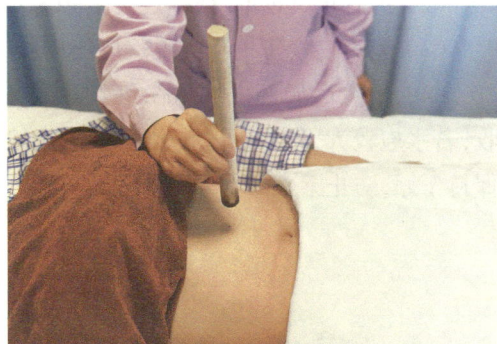

图 4-2-4 温和灸

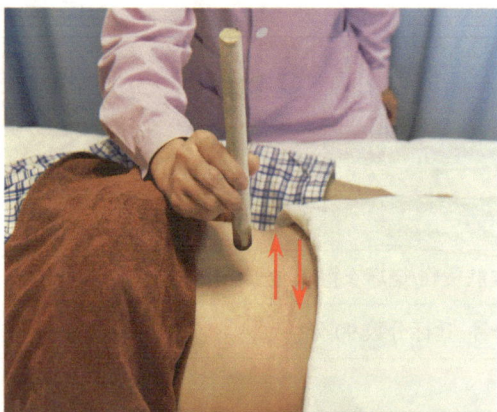
图 4-2-5 雀啄灸

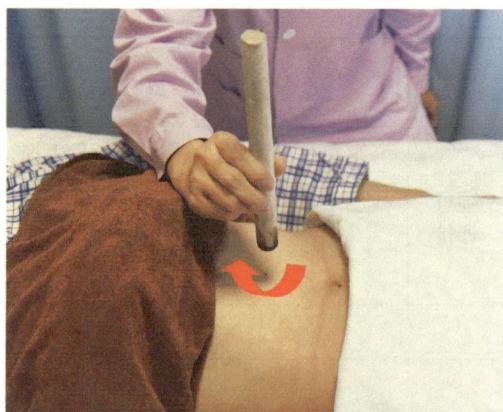
图 4-2-6 回旋灸

（四）相关知识

1. 概念

悬灸技术是将点燃的艾条悬于体表特定穴位或患处,进行烧灼和熏熨,借灸火的温热效应和艾草的药物性能双重作用,刺激穴位和病变部位,从而达到温经散寒、扶阳固脱、消瘀散结、防治疾病的一项中医护理技术。

2. 适用范围

主要适用于各种慢性虚寒性疾病及寒湿所致的痛症,如胃脘痛、痛经、腰腿痛等;阳气不足所致的泄泻、四肢不温等病症;亚健康状态调理等。

3. 注意事项

（1）凡实热证、阴虚发热者禁用;颜面部、大血管部位、孕妇腹部和腰骶部禁用。

（2）患者过饥过饱、精神过度紧张时不宜施灸。

（3）施灸过程防止艾灰脱落烧伤皮肤或衣物。

（4）施灸后局部皮肤呈微红灼热属正常。若出现小水疱无须特殊处理,待自然吸收;若水疱较大,先消毒皮肤,再用无菌注射器抽出疱内液体,无菌敷料覆盖并妥善固定,保持干燥,防止感染。

三、技术十七 麦粒灸技术

扫码查看
图示

（一）典型病例

患者贾某,男,57 岁。中医诊断:泄泻(肾阳虚衰证);西医诊断:慢性肠炎。遵医嘱给予麦粒灸治疗。

（二）操作流程及评分标准

项目	序号	操作流程	图示	分值	评分说明	扣分	备注
仪表	1	仪表符合职业要求、佩戴手表		1			
核对	2	双人核对医嘱单、治疗单		2	未核对扣2分 核对不全面扣1分		
评估告知	3	患者意识、生命体征、临床症状、既往史、过敏史、凝血功能、是否妊娠或月经期、操作部位皮肤情况等		4	一项未评估扣1分 最高扣4分		边操作边口述
	4	患者和(或)家属对此项操作的认知及配合程度,患者对热的耐受程度		2			
	5	告知患者此项操作目的及方法		2	一项未告知扣1分		
	6	嘱(协助)患者排空二便		1			
	7	环境安静整洁,光线充足,符合隐私保护和保暖要求		1	未评估扣1分 评估不全面扣0.5分		
操作前准备	8	洗手,戴口罩		2	一项未做到或不规范扣1分		
	9	用物: 治疗车上层:艾粒、油膏或凡士林、弯盘、镊子、纱布、线香、点火器、棉签、快速手消毒剂、医嘱单、治疗单、标记笔,必要时备屏风、浴巾、烫伤膏等 治疗车下层:医用废物收集袋、生活废物收集袋	图 4-3-1	4	缺一项扣0.5分 最高扣4分		
	10	所有用物均在有效期内		2	未口述扣1分		边操作边口述
操作过程	11	携用物至床旁,核对患者身份信息(两种及以上)		2	未采用两种及以上身份识别信息扣2分		
	12	核对并确认操作部位及方法		3	一项未做到扣1.5分		
	13	协助患者取适宜体位,暴露操作部位,做好隐私保护和保暖		3	一项未做到扣1分		

项目	序号	操作流程	图示	分值	评分说明	扣分	备注
操作过程	14	洗手,将双手搓热		2			
	15	精准定位并做好标记	图4-3-2	6	定位不准确扣0.5分/穴 未口述扣1分 未标记扣1分		边操作边口述
	16	清洁皮肤,将油膏或凡士林涂于施灸部位	图4-3-3	6	未清洁扣2分 未涂皮肤保护剂扣4分		
	17	用镊子夹住艾粒,置于穴位上,用线香点燃艾粒	图4-3-4	10	穴位不准确扣4分 艾粒放置不牢固扣4分 未使用线香点燃艾粒扣3分		边操作边口述
	18	艾粒燃剩约1/4时,及时更换艾粒	图4-3-5	4	未及时更换艾粒扣4分		
	19	灸至局部皮肤出现红晕而不起泡为度,根据病情选择施灸壮数		3	未口述扣3分		口述
	20	询问患者感受;观察施灸部位皮肤		6	一项未做到扣3分		
	21	施灸完毕,熄灭艾火,清洁皮肤	图4-3-6	6	一项未做到扣3分		
	22	治疗结束,观察患者施灸后反应,症状是否缓解,观察病情变化及皮肤情况(口述:如有异常及时处置并做好记录)		6	未询问扣2分 未观察扣2分 未口述扣2分		边操作边口述
	23	协助患者取舒适体位,整理床单位		2	一项未做到扣1分		
	24	再次核对		2			
	25	告知相关注意事项,进行健康指导		4	一项未做到扣2分		
操作后处理	26	用物:根据《医疗机构消毒技术规范》和《医疗废物管理条例》做相应处理		1			边操作边口述
	27	洗手		2			
	28	书写记录单,签全名		1	一项未做到扣0.5分		

续表

项目	序号	操作流程	图示	分值	评分说明	扣分	备注
综合评价	29	查对无误、操作熟练、手法规范、动作轻巧、记录完整；沟通良好、体现人文关怀；符合院感要求		10	一项未做到扣2分		
		关键否决项：查对不正确/皮肤烫伤/烧坏衣物/其他安全问题					
		建议操作考核时间8分钟，达标分数90分					
						得分_____	

（三）重点步骤图示

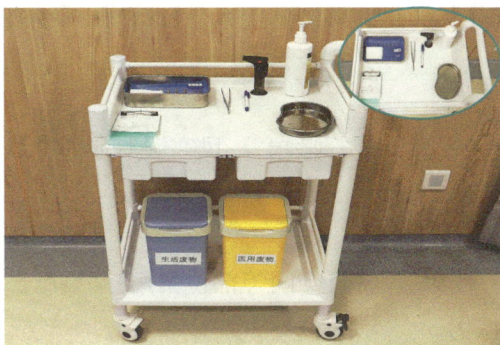
图 4-3-1　准备用物

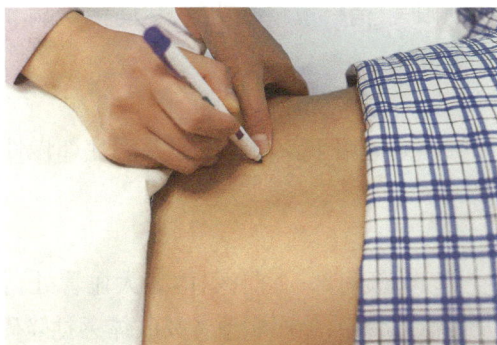
图 4-3-2　精准定位并做好标记

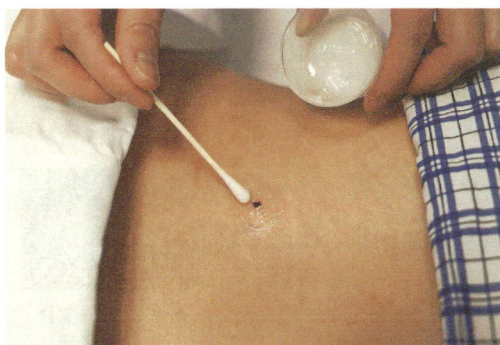
图 4-3-3　将油膏或凡士林涂于施灸部位

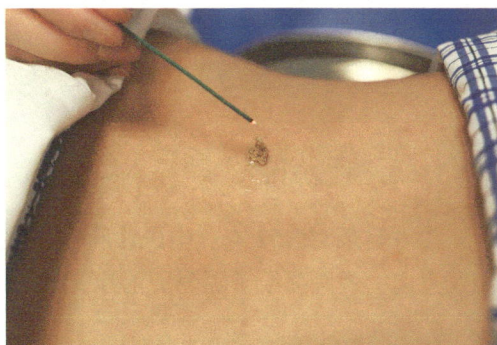
图 4-3-4　用线香点燃艾粒

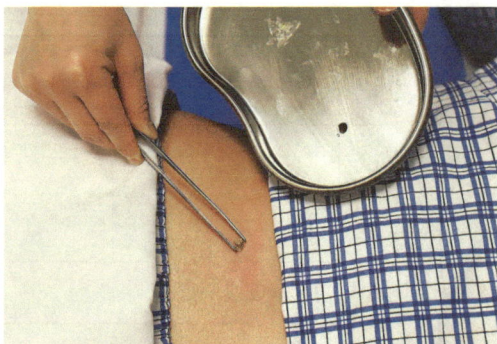

图 4-3-5 及时更换艾粒

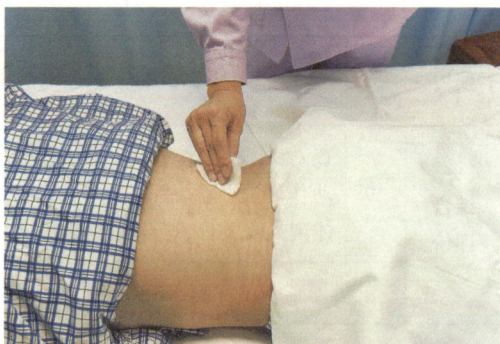

图 4-3-6 施灸完毕后清洁皮肤

（四）相关知识

1. 概念

麦粒灸是将艾绒搓制成如麦粒样大小的艾粒，直接置于穴位上施灸，以其温经散寒、扶助阳气、消瘀散结之功效，达防治疾病、改善症状之目的的一项中医护理技术，属于直接灸范畴。

2. 适用范围

主要适用于各种脏腑虚寒病症如慢性泄泻、慢性支气管哮喘等；风寒湿痹症如类风湿关节炎等。

3. 注意事项

（1）颜面部、心前区、体表大血管处、乳头、腋窝、肚脐及会阴等部位禁用；孕妇腹部及腰骶部禁用；糖尿病患者及肢体感觉障碍者慎用。

（2）施灸过程中不可随便改变体位，以免烫伤；施灸后注意保暖，避免感受风寒。

（3）施灸后如局部出现小水疱，无须处理，可自行吸收；若水疱较大，可用无菌注射器抽出疱内液体，无菌纱布覆盖，保持干燥，防止感染。

四、技术十八 隔物灸技术

（一）典型病例

患者赵某，女，52岁。中医诊断：大肠息肉（气滞血瘀证）；西医诊断：结肠息肉。遵医嘱给予隔姜灸治疗。

扫码查看
图示

（二）操作流程及评分标准

项目	序号	操作流程	图示	分值	评分说明	扣分	备注
仪表	1	仪表符合职业要求、佩戴手表		1			

续表

项目	序号	操作流程	图示	分值	评分说明	扣分	备注
核对	2	双人核对医嘱单、治疗单		2	未核对扣2分 核对不全面扣1分		
评估告知	3	患者意识、生命体征、临床症状、既往史、凝血功能、是否妊娠或月经期、操作部位皮肤情况等		4	一项未评估扣1分 最高扣4分		边操作边口述
	4	患者和(或)家属对此项操作的认知及配合程度,患者对热的耐受程度		2			
	5	告知患者此项操作目的及方法		2	一项未告知扣1分		
	6	嘱(协助)患者排空二便		1			
	7	环境安静整洁,光线充足,符合隐私保护和保暖要求		1	未评估扣1分 评估不全扣0.5分		
操作前准备	8	洗手,戴口罩		2	一项未做到或不规范扣1分		
	9	用物: 治疗车上层:治疗盘、艾炷、间隔物、点火器、镊子、弯盘、标记笔、纱布、浴巾、快速手消毒剂、医嘱单、治疗单,必要时备防火毯、屏风、烫伤膏等 治疗车下层:医用废物收集袋、生活废物收集袋	图 4-4-1	4	缺一项扣0.5分 最高扣4分		
	10	所有用物均在有效期内		2	未口述扣1分		边操作边口述
操作过程	11	携用物至床旁,核对患者身份信息(两种及以上)		2	未采用两种及以上身份识别信息扣2分		
	12	核对并确认操作部位及方法		3	一项未做到1.5分		
	13	协助患者取适宜体位,暴露操作部位,做好隐私保护和保暖		3	一项未做到扣1分		
	14	洗手,将双手搓热		2			

项目	序号	操作流程	图示	分值	评分说明	扣分	备注
操作过程	15	精准定位并做好标记	图4-4-2	6	定位错误或不准确扣0.5分/穴 未口述扣1分 未标记扣1分		边操作边口述
	16	将间隔物置于穴位上	图4-4-3	2			
	17	隔姜灸:用直径2~3cm,厚0.2~0.3cm的姜片,在其上用针点刺小孔若干		4			边操作边口述
	18	根据病情还可选择以下灸法: 隔蒜灸:用厚0.2~0.3cm的蒜片,在其上用针点刺小孔若干; 隔盐灸:用于神阙穴,取干燥食盐填平肚脐为宜; 隔附子饼灸:用底面直径2cm,厚0.2~0.5cm附子饼,在其上用针点刺小孔若干		6	一项未口述扣2分		口述
	19	将艾炷放于间隔物上,点燃	图4-4-4	4			
	20	艾炷燃剩约1/5时,用镊子夹取更换艾炷	图4-4-5	5			
	21	灰烬过多时及时清理,以患者感到温热为度		6	未清理灰烬扣3分 温度不适宜扣3分		
	22	施灸过程中,密切观察病情,根据患者感受,及时调整施灸温度		6	未询问扣3分 未观察扣3分		
	23	施灸结束,清洁皮肤		2			
	24	治疗结束,观察患者施灸后反应,症状是否缓解,观察病情变化及皮肤情况(口述:如有异常及时处置并记录)	图4-4-6	6	未观察扣4分 未口述扣2分		边操作边口述
	25	协助患者取舒适体位,整理床单位		2	一项未做扣1分		
	26	再次核对		2			
	27	告知注意事项,进行健康指导		4	一项未做到扣2分		

续表

项目	序号	操作流程	图示	分值	评分说明	扣分	备注
操作后处理	28	用物：根据《医疗机构消毒技术规范》和《医疗废物管理条例》做相应处理		1			边操作边口述
	29	洗手		2			
	30	书写记录单，签全名		1	一项未做到扣0.5分		
综合评价	31	查对无误、操作熟练、手法规范、动作轻巧、记录完整；沟通良好、体现人文关怀；符合院感要求		10	一项未做到扣2分		
		关键否决项：查对不正确/皮肤烫伤/烧坏衣物/其他安全问题					
		建议操作考核时间8分钟，达标分数90分					
						得分_____	

(三) 重点步骤图示

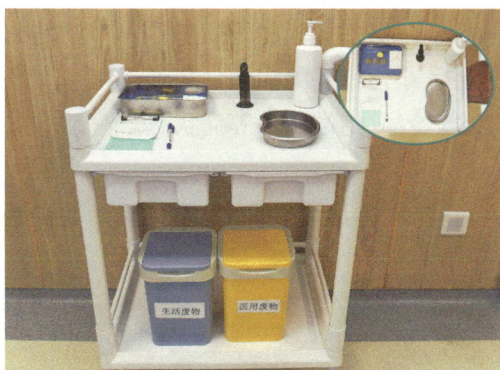

图 4-4-1　准备用物

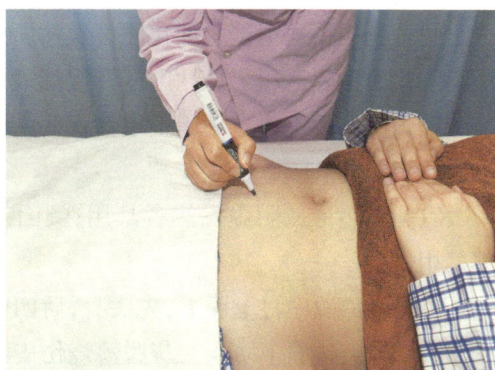

图 4-4-2　精准定位并做好标记

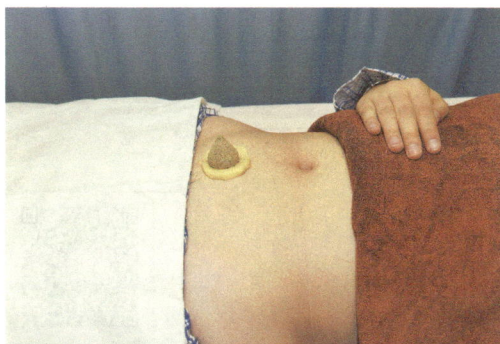

图 4-4-3　间隔物置于穴位上

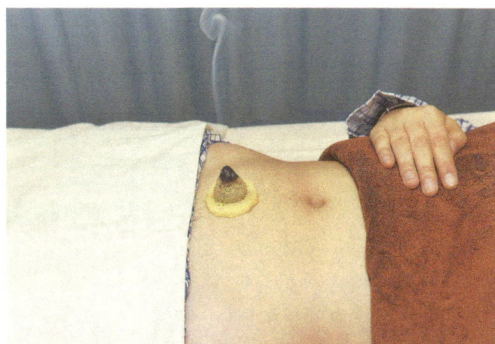

图 4-4-4　艾炷放于间隔物上并点燃

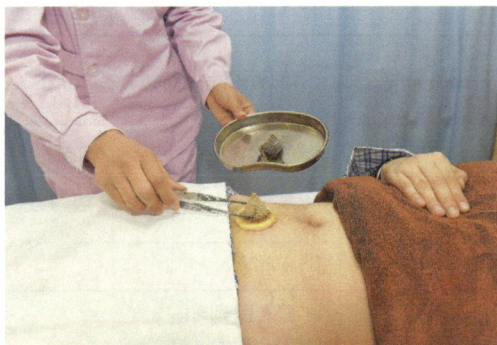

图 4-4-5　更换艾炷

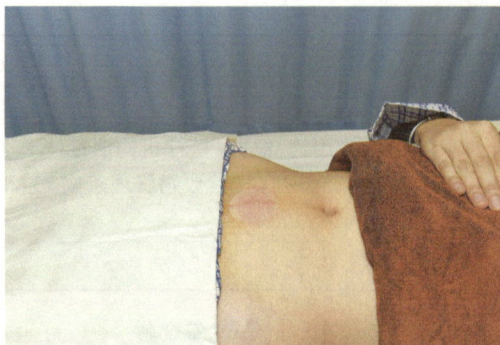

图 4-4-6　观察施灸部位皮肤

（四）相关知识

1. 概念

隔物灸又称间接灸、间隔灸，是一项应用很广泛的中医护理技术。此技术利用间隔物（姜、蒜、盐、附子饼等）将艾炷和穴位皮肤间隔开，通过间隔物的药力和艾炷的温热特性发挥协同作用，多用于治疗虚寒性疾病。

2. 适用范围

隔姜灸主要适用于虚寒所致的呕吐、腹泻、腹痛、肢体麻木酸痛等症状。

隔蒜灸主要适用于急性化脓性疾病所致肌肤浅表部位的红、肿、热、痛。

隔盐灸主要适用于急性虚寒性腹痛、腰酸、吐泻、小便不利等症状。

隔附子饼灸主要适用于虚寒性疾病所致的腰膝冷痛、指端麻木等症状。

3. 注意事项

（1）实热证或阴虚发热者禁用；颜面部、大血管处、有出血倾向者、孕妇腹部及腰骶部禁用。

（2）施灸顺序自上而下，先头身，后四肢。

（3）施灸过程中防止艾灰脱落烧伤皮肤或衣物。

（4）注意皮肤情况，对糖尿病、肢体感觉障碍患者，需严格控制施灸温度和时间。密切观察施灸部位，防止烫伤。

（5）施灸后，若局部出现小水疱，无须处理，可自行吸收。如水疱较大时，用无菌注射器抽出疱液，无菌纱布覆盖，保持干燥，防止感染。

（6）灸后注意保暖，适量饮用温水，饮食宜清淡。

五、技术十九　督脉灸技术

扫码查看
图示

（一）典型病例

患者郭某，女，50 岁。中医诊断：腰痛（寒湿腰痛证）；西医诊断：强直

性脊柱炎。遵医嘱给予督脉灸治疗。

（二）操作流程及评分标准

项目	序号	操作流程	图示	分值	评分说明	扣分	备注
仪表	1	仪表符合职业要求、佩戴手表		1			
核对	2	双人核对医嘱单、治疗单		2	未核对扣2分 核对不全面扣1分		
评估告知	3	患者意识、临床症状、生命体征、既往史、过敏史、是否妊娠或月经期、操作部位皮肤情况等		4	一项未评估扣1分 最高扣4分		边操作边口述
	4	患者和(或)家属对此项操作的认知及配合程度,患者对热的耐受程度		2			
	5	告知患者此项操作目的及方法		2	一项未告知扣1分		
	6	嘱(协助)患者排空二便		1			
	7	环境安静整洁,光线充足,符合隐私保护和保暖要求		1	未评估扣1分 评估不全扣0.5分		
操作前准备	8	洗手,戴口罩		2	一项未做到或不规范扣1分		
	9	用物: 治疗车上层:督灸粉、督灸盒、45℃左右鲜姜末约1.2kg、浴巾(防火毯)、艾绒约50g、95%酒精、测温仪、纱布、快速手消毒剂、计时器、注射器、点火器、毛毯、医嘱单、治疗单,必要时备屏风、烫伤膏等 治疗车下层:医用废物收集袋、生活废物收集袋	图4-5-1	4	缺一项扣0.5分 最高扣4分		
	10	所有用物均在有效期内		2	未口述扣1分		边操作边口述
操作过程	11	携用物至床旁,核对患者身份信息(两种及以上)		2	未采用两种及以上身份识别信息扣2分		
	12	核对并确认操作部位及方法		4	一项未做到扣2分		

项目	序号	操作流程	图示	分值	评分说明	扣分	备注
操作过程	13	协助患者取适宜体位,暴露操作部位,做好隐私保护和保暖		3	一项未做到扣1分		
	14	洗手,将双手搓热		2			
	15	定位:精准定位(大椎穴至腰俞穴)		4	定位不准确扣3分 未口述扣1分		边操作边口述
	16	清洁皮肤		2			
	17	在施灸部位周围铺浴巾或防火毯,遮盖头发		4	一项未做到扣2分		
	18	撒督灸粉;将纱布铺于施灸部位;在胸椎中段的皮肤处放置测温仪探头	图4-5-2	6	一项未做到扣2分		
	19-1	方法一:将督灸盒放于纱布上,调节督灸盒至适宜长度,使底部与施灸部位贴合后,纱布捆绑固定。将姜末铺于督灸盒中压实,厚度3~5cm;用模具压制好艾绒放于姜末上,宽度5~6cm,厚度约2cm;艾绒上洒适量酒精并点燃,打开排烟装置	图4-5-3~图4-5-7	10	姜末铺撒不均匀或艾绒压制不实均扣3分 未充分点燃艾绒扣2分 未打开排烟装置扣2分		边操作边口述
	19-2	方法二:将姜末放于带滤烟装置的督灸盒中,厚度3~5cm为宜;将压制好的艾绒放在姜末上,宽度8~10cm,厚度约2cm,洒适量酒精,不可洒于艾绒之外,点燃艾绒,将督灸盒放于施灸部位	图4-5-8~图4-5-10	10	姜末铺撒不均匀或艾绒压制不实均扣3分 酒精喷洒范围超过艾绒覆盖处扣2分 未充分点燃艾绒扣2分 一项口述不全扣1分		口述
	20	操作过程中随时观察艾绒燃烧情况和局部皮肤情况,询问患者感受,如有心慌、胸闷、局部皮肤不耐受等情况,及时对症处理		6	一项未做到扣2分		
	21	施灸完毕,撤去浴巾(防火毯)及督灸盒,彻底熄灭艾火		6	一项未做到扣3分		

续表

项目	序号	操作流程	图示	分值	评分说明	扣分	备注
操作过程	22	清理药粉及局部皮肤,观察患者督灸后的反应,局部皮肤有无烫伤等情况(口述:如有异常及时处置并记录)		6	未清理扣2分 未观察扣2分 未口述扣2分		边操作边口述
	23	协助患者取舒适体位,整理床单位		4	一项未做到扣2分		
	24	再次核对		2			
	25	告知注意事项,进行健康指导		4	一项未做到扣2分		
操作后处理	26	用物:根据《医疗机构消毒技术规范》和《医疗废物管理条例》做相应处理		1			边操作边口述
	27	洗手		2			
	28	书写记录单,签全名		1	一项未做到扣0.5分		
综合评价	29	查对无误、操作熟练、手法规范、动作轻巧、记录完整;沟通良好、体现人文关怀;符合院感要求		10	一项未做到扣2分		
	关键否决项:查对不正确/皮肤烫伤/烧坏衣物/其他安全问题						
	建议操作考核时间15分钟,达标分数90分						

得分 _____

(三) 重点步骤图示

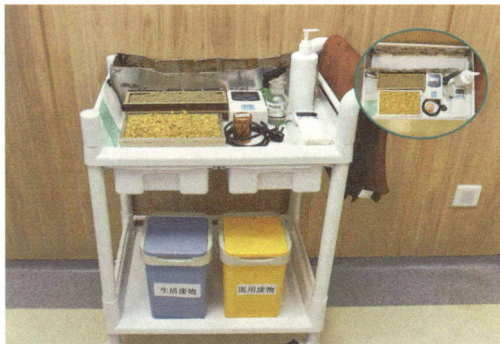

图 4-5-1　准备用物

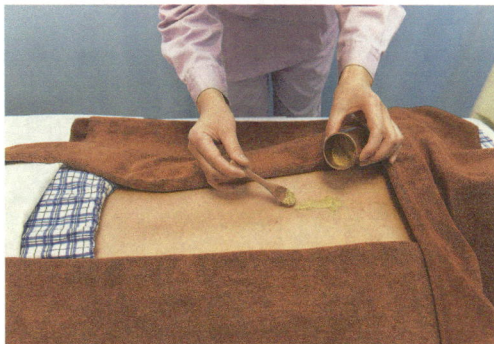

图 4-5-2　撒督灸粉

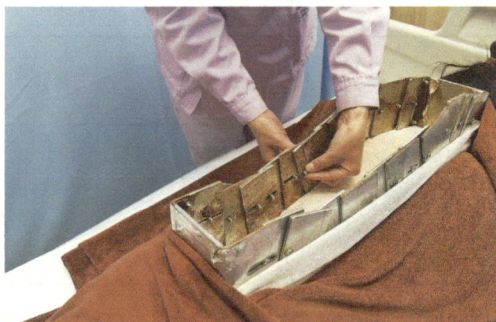

图 4-5-3　调节督灸盒长度

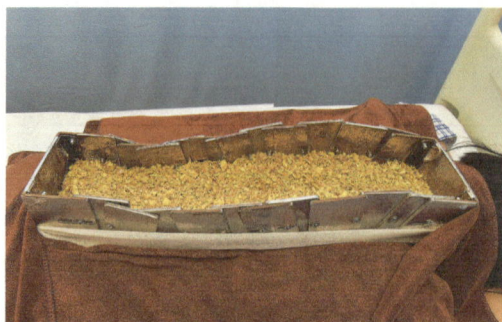

图 4-5-4　将姜末铺于督灸盒中压实

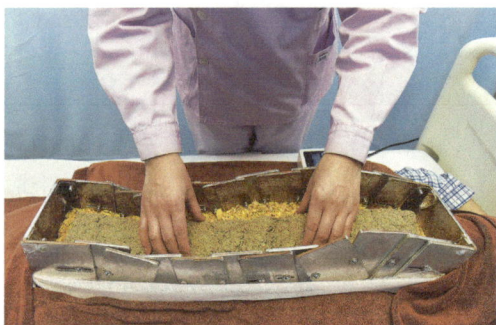

图 4-5-5　用模具压制好艾绒放于姜末上

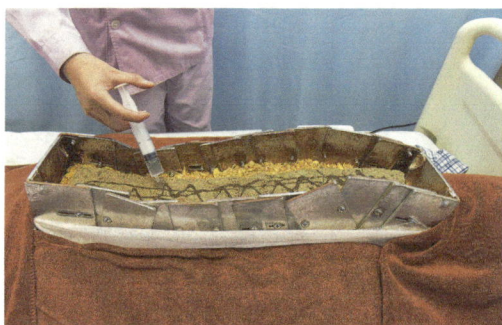

图 4-5-6　艾绒上洒适量酒精

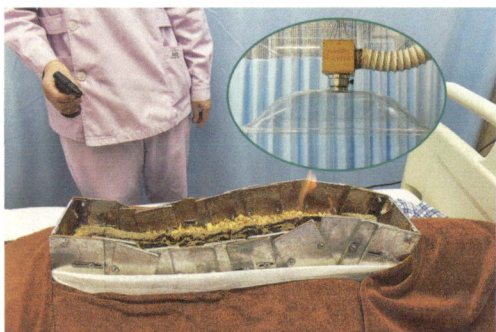

图 4-5-7　点燃艾绒并打开排烟装置

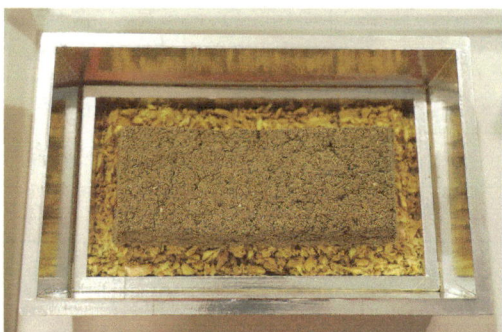

图 4-5-8　将姜末放于带滤烟装置的督灸盒中

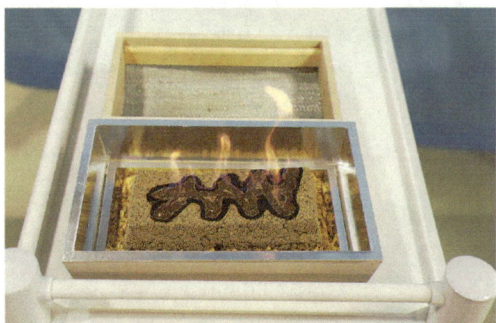

图 4-5-9　洒适量酒精并点燃艾绒

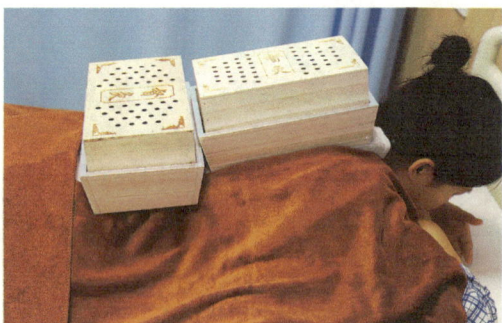

图 4-5-10　将督灸盒放于施灸部位

（四）相关知识

1. 概念

督脉灸技术又称铺灸，简称"督灸"。是将督灸粉、姜末、艾绒等依次分层均匀铺于人体督脉部位，点燃艾绒，使三重药力循经络发挥作用，达到温经通络、驱寒除湿、扶助阳气的一项中医护理技术。

2. 适用范围

主要适用于强直性脊柱炎、腰肌劳损、腰椎间盘突出、慢性腹泻、慢性胃炎、慢性支气管炎、过敏性鼻炎、亚健康调理等。

3. 注意事项

（1）严重的心脑血管病、肝肾疾病、血液系统疾病等患者禁用；实热证或阴虚发热者禁用；孕妇、婴幼儿、精神疾病不能配合者禁用。

（2）糖尿病患者、年老体弱者、月经期女性慎用。

（3）施灸后以清淡素食为主，忌食生冷、辛辣刺激、肥甘厚味之品。

（4）施灸后注意保暖，24 小时内不宜洗浴。

六、技术二十　雷火灸技术

（一）典型病例

患者李某，女，56 岁。中医诊断：尪痹（风寒湿痹证）；西医诊断：类风湿关节炎。遵医嘱给予雷火灸治疗。

扫码查看
图示

（二）操作流程及评分标准

项目	序号	流程步骤	图示	分值	评分说明	扣分	备注
仪表	1	仪表符合职业要求、佩戴手表		1			
核对	2	双人核对医嘱单、治疗单		2	未核对扣2分 核对不全面扣1分		
评估告知	3	患者意识、临床症状、生命体征、既往史、过敏史、凝血功能情况、是否妊娠或月经期、操作部位皮肤情况等		4	一项未评估扣1分 最高扣4分		边操作边口述
	4	患者和（或）家属对此项操作的认知及配合程度，患者对热的耐受程度		2			

续表

项目	序号	流程步骤	图示	分值	评分说明	扣分	备注
评估 告知	5	告知患者此项操作目的及方法		2	一项未告知扣1分		
	6	嘱(协助)患者排空二便		1			
	7	环境安静整洁,光线充足,符合隐私保护和保暖要求		1	未评估扣1分 评估不全扣0.5分		
操作前 准备	8	洗手,戴口罩		2	一项未做到或不规范扣1分		
	9	用物: 治疗车上层:雷火灸条、点火器、弯盘、灸具、标记笔、快速手消毒剂、大头针、医嘱单、治疗单、必要时备浴巾、屏风、烫伤膏 治疗车下层:医用废物收集袋、生活废物收集袋	图4-6-1	4	缺一项扣0.5分 最高扣4分		
	10	所有用物均在有效期内		2	未口述扣1分		边操作 边口述
操作 过程	11	携用物至床旁,核对患者身份信息(两种及以上)		2	未采用两种及以上身份识别信息扣2分		
	12	核对并确认操作部位及方法		3	一项未做到扣1.5分		
	13	协助患者取适宜体位,暴露操作部位,做好隐私保护和保暖		3	一项未做到扣1分		
	14	洗手,将双手搓热		2			
	15	精准定位并做好标记	图4-6-2	4	定位不准确扣0.5分/穴 未口述扣1分 未标记扣1分		边操作 边口述
	16	将雷火灸条放入灸具内,外露约5cm,并用大头针固定,点燃雷火灸条	图4-6-3	3			
	17	施灸:					
	17-1	(1)温和灸:将点燃的艾条对准施灸部位,距离皮肤2~3cm处,使患者局部有温热感为宜,每处灸10~15分钟,至皮肤出现红晕为度	图4-6-4	8	手法不正确扣4分 未口述扣4分		边操作 边口述

续表

项目	序号	流程步骤	图示	分值	评分说明	扣分	备注
操作过程	17-2	（2）回旋灸:将点燃的艾条悬于施灸部位上方约2cm处,反复旋转,移动范围约3cm,每处灸10~15分钟,至皮肤出现红晕为度	图4-6-5	8	手法不正确扣4分 未口述扣4分		边操作边口述
	17-3	（3）雀啄灸:将点燃的艾条对准施灸部位2~3cm,一上一下进行施灸,如此反复,一般每穴灸10~15分钟,至皮肤出现红晕为度	图4-6-6	8	手法不正确扣4分 未口述扣4分		边操作边口述
	18	施灸过程中随时刮灰,保持红火;随时询问患者有无灼痛感;及时调整距离,防止烫伤		6	一项未做到扣2分		边操作边口述
	19	施灸完毕取出大头针,盖好灸盖,火自动熄灭		4			
	20	观察患者灸后的反应,观察皮肤情况(口述:如有异常及时处置并记录)		6	未观察扣4分 未口述扣2分		边操作边口述
	21	协助患者取舒适体位,整理床单位		2	一项未做到扣1分		
	22	再次核对		2			
	23	告知注意事项,进行健康指导		4	一项未做到扣2分		
操作后处理	24	用物:根据《医疗机构消毒技术规范》和《医疗废物管理条例》做相应处理		1			边操作边口述
	25	洗手		2			
	26	书写记录单,签全名		1	一项未做到扣0.5分		
综合评价	27	查对无误、操作熟练、手法规范、动作轻巧、记录完整;沟通良好、体现人文关怀;符合院感要求		10	一项未做到扣2分		
	关键否决项:查对不正确/皮肤烫伤/烧坏衣物/其他安全问题						
	建议操作考核时间15分钟,达标分数90分						

得分_____

（三）重点步骤图示

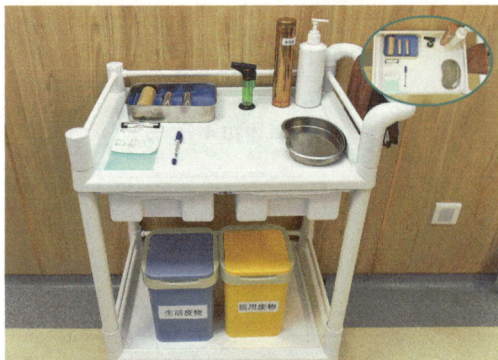

图 4-6-1   准备用物

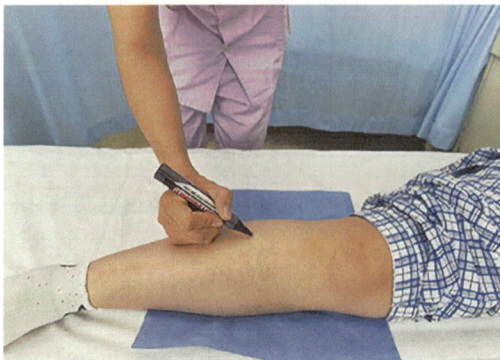

图 4-6-2   精准定位并做好标记

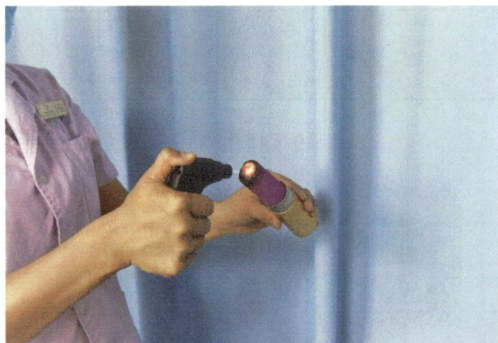

图 4-6-3   将雷火灸条放入灸具内并点燃

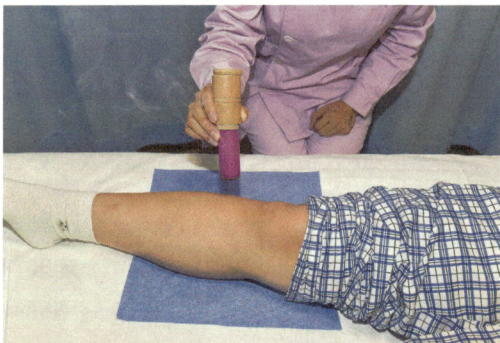

图 4-6-4   温和灸

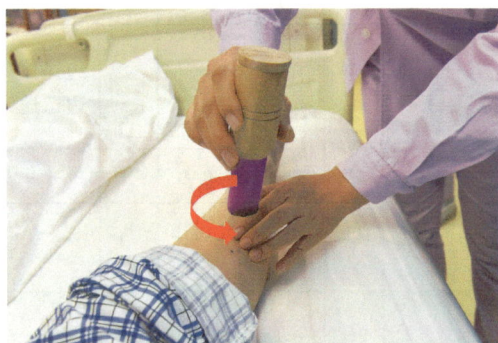

图 4-6-5   回旋灸

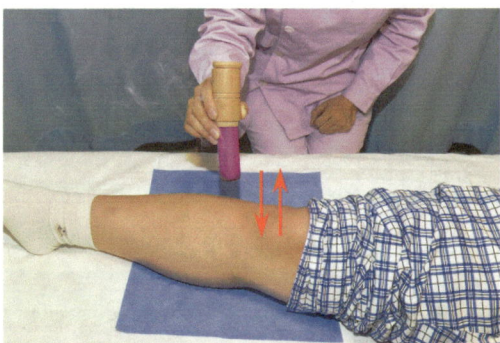

图 4-6-6   雀啄灸

（四）相关知识

1. 概念

雷火灸技术是将点燃的雷火灸条,施灸于选定的穴位或病变部位,将灸条燃烧时产生的热力和艾草发挥的药性渗透到组织深部,以调节人体脏腑机能,达到防治疾病、保健强身的一项中医护理技术。

2. 适用范围

主要适用于风湿性关节炎、颈肩腰腿痛、中风、偏瘫、胃脘痛、泄泻、痛经、月经不调等病症。

3. 注意事项

（1）实热证或阴虚发热者禁用；眼部外伤、青光眼、眼底出血、心力衰竭者禁用。

（2）孕妇及崩漏者腰骶部慎用。

（3）施灸过程中，灸至局部皮肤发红，深部组织发热为度。

（4）出现小水疱无须特殊处理，待自然吸收；若水疱较大，消毒皮肤后，应用无菌注射器抽出疱内液体，用无菌纱布覆盖，保持干燥，防止感染。

（5）施灸后以清淡素食为主，忌食生冷、辛辣刺激、肥甘厚味之品。

（6）施灸后注意防寒保暖，24 小时内避免洗澡。

七、技术二十一　泥灸技术

（一）典型病例

患者赵某，女，50 岁。中医诊断：膝痹（肝肾亏虚证）；西医诊断：膝骨关节炎。遵医嘱给予泥灸治疗。

扫码查看
图示

（二）操作流程及评分标准

项目	序号	操作流程	图示	分值	评分说明	扣分	备注
仪表	1	仪表符合职业要求、佩戴手表		1			
核对	2	双人核对医嘱单、治疗单		2	未核对扣2分 核对不全面扣1分		
评估告知	3	患者意识、生命体征、临床症状、既往史、过敏史、凝血功能、是否妊娠或月经期、操作部位皮肤情况等		4	一项未评估扣1分 最高扣4分		边操作边口述
	4	患者和(或)家属对此项操作的认知及配合程度，患者对热的耐受程度		2			
	5	告知患者此项操作目的及方法		2	一项未告知扣1分		
	6	嘱(协助)患者排空二便		1			
	7	环境安静整洁，光线充足，符合隐私保护和保暖要求		1	未评估扣1分 评估不全扣0.5分		

续表

项目	序号	操作流程	图示	分值	评分说明	扣分	备注
操作前准备	8	洗手,戴口罩		2	一项未做到或不规范扣1分		
	9	用物: 治疗车上层:已加热泥灸膏、调药板或小勺、塑料薄膜、一次性薄膜手套、浅盘、一次性治疗巾、快速手消毒剂、测温仪、清洁纱布、计时器、医嘱单、治疗单,必要时备屏风、毛毯、TDP 治疗仪、烫伤膏等 治疗车下层:医用废物收集袋、生活废物收集袋	图 4-7-1	4	缺一项扣0.5分最高扣4分		
	10	所有用物均在有效期内		2	未口述扣1分		边操作边口述
操作过程	11	携用物至床旁,核对患者身份信息(两种及以上)		2	未采用两种及以上身份识别信息扣2分		
	12	协助患者取适宜体位,暴露操作部位,做好隐私保护和保暖		3	一项未做到扣1分		
	13	核对并确认操作部位及方法		3	一项未做到扣1.5分		
	14	洗手,将双手搓热		2			
	15	在涂敷药部位下方铺一次性治疗巾		1			
	16	用纱布清洁局部皮肤,范围大于泥灸范围		3			
	17	用调药板或小勺将加热好的泥灸膏放于浅盘内,厚度以 1~2cm 为宜,冷却至半凝固状态	图 4-7-2	8	未冷却至半凝状态扣4分过浅或过厚扣4分		
	18	用测温仪测温（50~60℃）	图 4-7-3	4			
	19	戴一次性薄膜手套,将泥灸膏覆盖于病变部位并塑形	图 4-7-4	6			
	20	用塑料薄膜覆盖,妥善固定,必要时用 TDP 灯照射	图 4-7-5	5	未覆盖薄膜扣2分未妥善固定扣3分		

续表

项目	序号	操作流程	图示	分值	评分说明	扣分	备注
操作过程	21	询问患者感受,如有不适或塑料薄膜脱落、卷边,及时处理		4	一项未做到扣2分		
	22	脱手套,再次核对		2	一项未做到扣2分		
	23	看表计时(40~50分钟)		3			
	24	起膏:戴一次性薄膜手套去除泥灸膏,用纱布清洁局部皮肤	图4-7-6	5			
	25	观察患者起膏后的反应,局部皮肤情况(口述:如有异常及时处置并记录)		6	未观察扣4分未口述扣2分		边操作边口述
	26	协助患者取舒适体位,整理床单位		2	一项未做到扣1分		
	27	再次核对		2			
	28	告知注意事项,进行健康指导		4	一项未做到扣2分		
操作后处理	29	用物:根据《医疗机构消毒技术规范》和《医疗废物管理条例》做相应处理		1			边操作边口述
	30	洗手		2			
	31	书写记录单,签全名		1	一项未做到扣0.5分		
综合评价	32	查对无误、操作熟练、手法规范、动作轻巧、记录完整;沟通良好、体现人文关怀;符合院感要求		10	一项未做到扣2分		
		关键否决项:查对不正确/皮肤烫伤/其他安全问题					
		建议操作考核时间15分钟,达标分数90分					
						得分_____	

（三）重点步骤图示

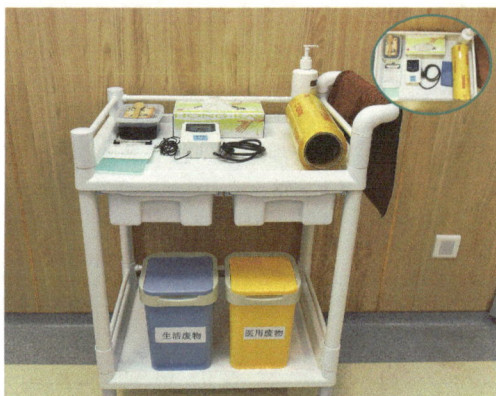

图 4-7-1　准备用物

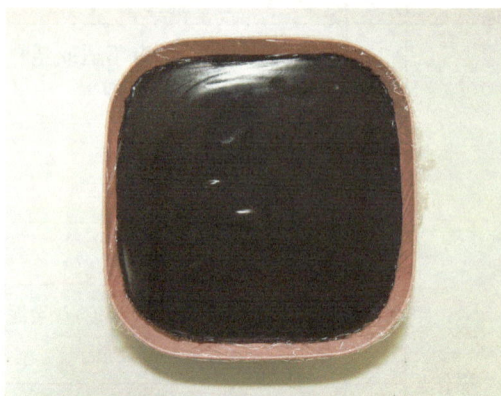

图 4-7-2　将加热好的泥灸膏放于浅盘内

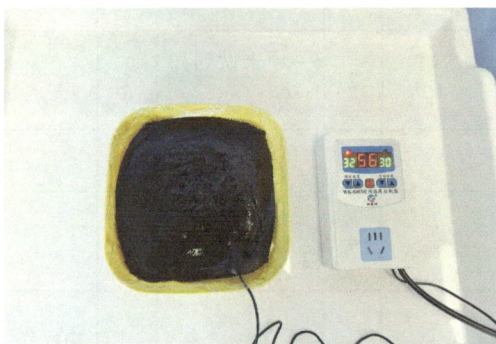

图 4-7-3　用测温仪测温 50~60℃

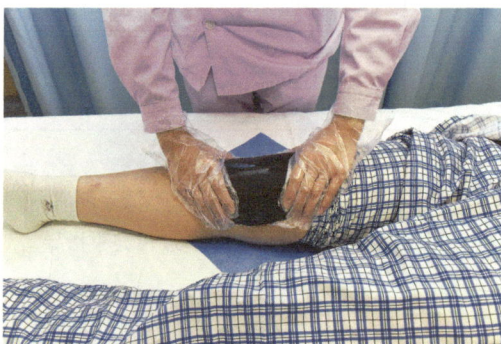

图 4-7-4　将泥灸膏覆盖于病变部位并塑形

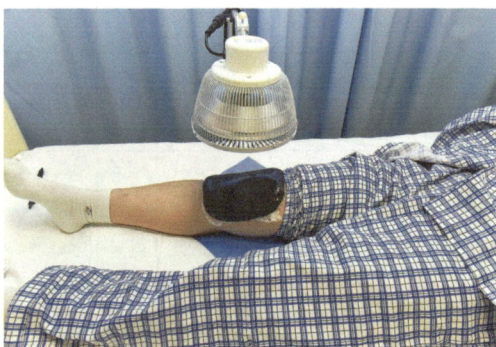

图 4-7-5　TDP 灯照射

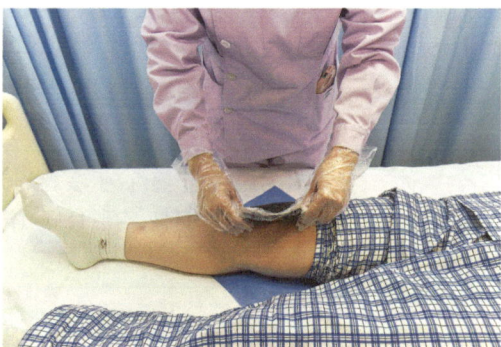

图 4-7-6　起膏

（四）相关知识

1. 概念

泥灸技术是将中药研磨成粉,用火山泥,或其他介质调配成泥状,敷贴于病变部位并塑形,通过药泥的温热刺激、药物渗透,达到温经通络、除湿散寒、活血化瘀、缓解疼痛目的的一项中医护理技术。

2. 适用范围

主要适用于各种骨关节炎、颈肩腰背痛等病症;慢性消化系统疾病、慢性呼吸系统疾病、慢性心脑血管疾病等;亚健康状态调理等。

3. 注意事项

(1)皮肤破溃、药物过敏、局部感知觉障碍者禁用。

(2)孕妇、体质衰弱、高热患者慎用;患者空腹、饱食、过度疲劳时慎用;颜面部、大血管处不宜泥灸。

(3)泥灸时的温度以患者温热舒适无灼痛感为宜,泥灸部位出现潮红、水珠等为正常现象。

(4)泥灸后出现头晕、心慌、烦躁不安等异常,可饮少量温开水,针刺合谷、后溪等穴位,或做其他应急处理。

(5)饮食以清淡为主,忌食生冷、辛辣刺激、肥甘厚味之品。泥灸后注意防寒保暖。

八、技术二十二 脐药灸技术

(一) 典型病例

患者李某,女,50 岁。中医诊断:腹痛(中虚脏寒);西医诊断:功能性消化不良。遵医嘱给予脐药灸治疗。

扫码查看图示

(二) 操作流程及评分标准

项目	序号	流程步骤	图示	分值	评分说明	扣分	备注
仪表	1	仪表符合职业要求、佩戴手表		1			
核对	2	双人核对医嘱单、治疗单		2	未核对扣2分 核对不全面扣1分		
评估告知	3	患者意识、生命体征、临床症状、既往史、过敏史、凝血功能、有无感觉障碍、是否妊娠或月经期、操作部位皮肤情况等		4	一项未评估扣1分 最高扣4分		边操作边口述
	4	患者和(或)家属对此项操作的认知及配合程度,患者对热的敏感和耐受程度		2			

续表

项目	序号	流程步骤	图示	分值	评分说明	扣分	备注
评估告知	5	告知患者此项操作目的及方法		2	一项未告知扣1分		
	6	嘱(协助)患者排空二便		1			
	7	环境安静整洁,光线充足,符合隐私保护和保暖要求		1	未评估扣1分评估不全扣0.5分		
操作前准备	8	洗手,戴口罩		2	一项未做到或不规范扣1分		
	9	用物:治疗车上层:脐灸粉、面碗、艾炷、中药贴、棉签、保暖防火垫、治疗盘、点火器、弯盘、纱布、镊子、药匙、计时器、快速手消毒剂、医嘱单、治疗单、必要时备屏风、毛毯、TDP灯、烫伤膏等治疗车下层:医用废物收集袋、生活废物收集袋	图4-8-1	4	缺一项扣0.5分最高扣4分		
	10	所有用物均在有效期内		2	未口述扣1分		边操作边口述
操作过程	11	携用物至床旁,核对患者身份信息(两种及以上)		2	未采用两种及以上身份识别信息扣2分		
	12	协助患者取适宜体位,暴露操作部位,做好隐私保护和保暖		3	一项未做到扣1分		
	13	核对并确认操作部位及方法		3	一项未做到扣1.5分		
	14	洗手,将双手搓热		2			
	15	对脐部进行清洁,由内向外2次,待干		3	未清洁扣3分清洁不彻底扣1分		
	16	取脐灸粉置于脐内,填满脐孔	图4-8-2	3			
	17	将加热好的面碗(直径约8cm,高约3cm,底厚约2cm,面碗底部中间孔直径约1.5cm,温度40℃左右)放于脐上,充分接触皮肤	图4-8-3	6	面碗大小不适宜扣3分温度过高或过低扣3分		
	18	铺保暖防火垫,取脐灸粉置于面碗内的中间孔约2/3满	图4-8-4	8	一项未做到扣4分		

续表

项目	序号	流程步骤	图示	分值	评分说明	扣分	备注
操作过程	19	艾炷置于面碗上,点燃进行施灸	图4-8-5	5			
	20	艾炷燃剩1/5时,用镊子取下放于弯盘中	图4-8-6	4			
	21	更换艾炷(口述:治疗时间一般20~30分钟)	图4-8-7	4			边操作边口述
	22	如环境温度较低,可用TDP灯照射,确保局部温热		2			
	23	灸后取下面碗,观察脐周皮肤,以发红为度;用敷贴固封脐药粉,2小时左右揭开并清洁脐部	图4-8-8	8	未观察皮肤扣2分 未固封脐药粉扣2分 未清洁扣2分 未口述扣2分		边操作边口述
	24	观察患者施灸后反应及皮肤的情况(口述:如有异常及时处置并记录)		4	未观察扣2分 未口述扣2分		边操作边口述
	25	协助患者取舒适体位,整理床单位		2	一项未做到扣1分		
	26	再次核对		2			
	27	告知注意事项,进行健康指导		4	一项未做到扣2分		
操作后处理	28	用物:根据《医疗机构消毒技术规范》和《医疗废物管理条例》做相应处理		1			边操作边口述
	29	洗手		2			
	30	书写记录单,签全名		1	一项未做到扣0.5分		
综合评价	31	查对无误、操作熟练、手法规范、动作轻巧、记录完整;沟通良好、体现人文关怀;符合院感要求		10	一项未做到扣2分		
关键否决项:查对不正确/皮肤烫伤/其他安全问题							
建议操作考核时间15分钟,达标分数90分							

得分_____

（三）重点步骤图示

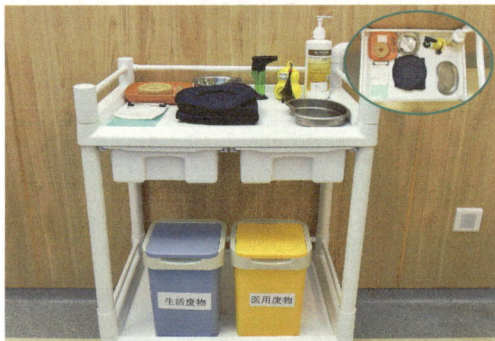

图 4-8-1　准备用物

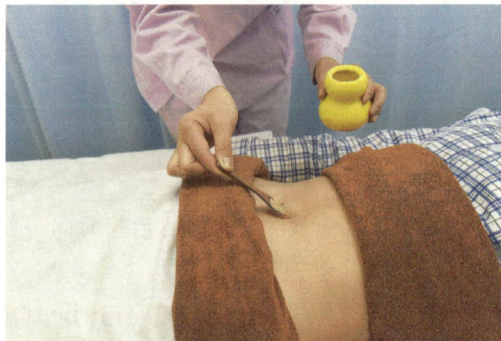

图 4-8-2　取脐灸粉置于脐内

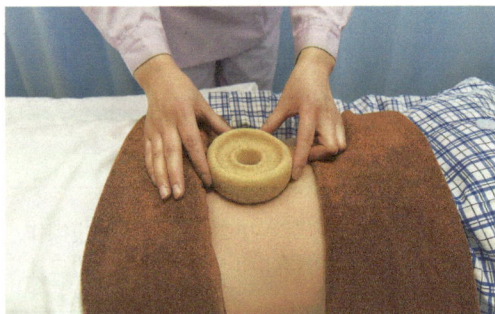

图 4-8-3　将加热好的面碗放于脐上

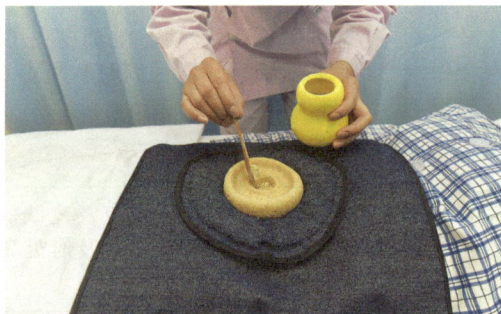

图 4-8-4　取脐灸粉置于面碗内的中间孔

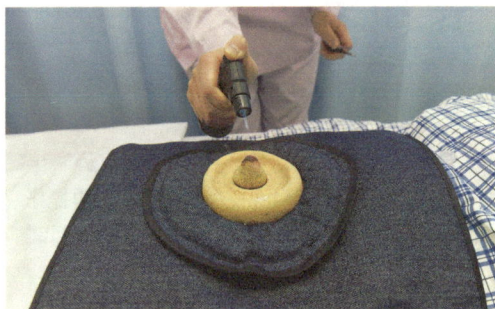

图 4-8-5　艾炷置于面碗上并点燃

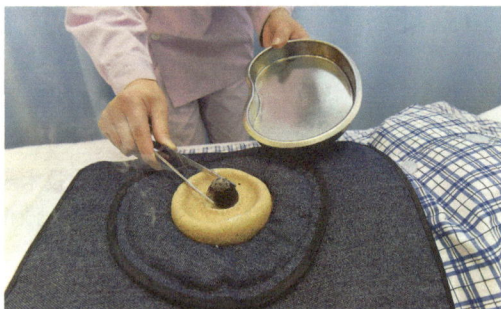

图 4-8-6　艾炷燃剩 1/5 时用镊子取下

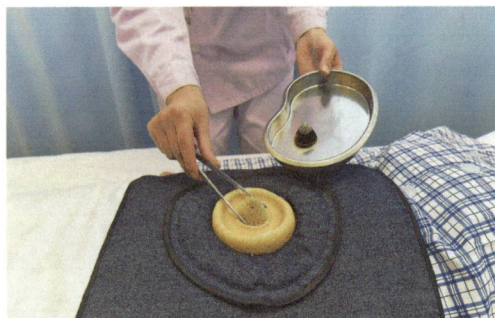

图 4-8-7　更换艾炷

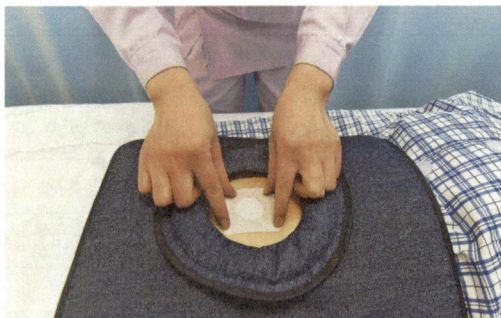

图 4-8-8　用敷贴固封脐药粉

（四）相关知识

1. 概念

脐药灸技术是在神阙穴（肚脐）上隔药施灸的一项中医护理技术，神阙穴位于任脉上，具有局部皮肤角质层薄、皮下无脂肪组织、敏感度高、吸收快的特点，同时借助艾火的纯阳热力，透入肌肤，刺激组织，以达到健脾和胃、培元固本、调和气血、疏通经络、防病保健的目的，属于隔物灸范畴。

2. 适用范围

主要适用于胃脘痛、痞满、腹痛、泄泻、月经不调、痛经等病症，及亚健康状态调理。

3. 注意事项

（1）严重心脑血管疾病、过敏体质、腹主动脉瘤、消化道出血者禁用；脐周皮肤有破损、久病体虚者、妊娠期妇女禁用；患者过饥过饱、过劳时禁用。

（2）治疗中出现不良反应或不适，如疼痛、过敏反应等，应立即停止操作，并对症处理。

（3）脐灸时注意调整室内温度，做好腹部保暖，防止受凉。

（4）施灸期间不宜进食生冷、辛辣刺激食物，注意防寒保暖。

（5）灸后出现局部皮肤瘙痒、四肢或局部发冷为治疗后排风邪现象，无须特殊处理，可局部涂炉甘石止痒；若出现小水疱，无须特殊处理，待自然吸收；水疱较大时，消毒皮肤后，用无菌注射器抽出疱内液体，再用无菌纱布覆盖，保持干燥，防止感染。

（6）施灸过程中，加强巡视，妥善固定，嘱患者勿随意变换体位，防止艾炷脱落灼伤皮肤，烧坏衣服及床单被褥等。

九、技术二十三　艾箱灸技术

（一）典型病例

患者许某，男，42岁。中医诊断：泄泻（脾肾阳虚）；西医诊断：慢性肠炎。遵医嘱给予艾箱灸治疗。

扫码查看
图示

（二）操作流程及评分标准

项目	序号	操作流程	图示	分值	评分说明	扣分	备注
仪表	1	仪表符合职业要求、佩戴手表		1			
核对	2	双人核对医嘱单、治疗单		2	未核对扣2分 核对不全面扣1分		

项目	序号	操作流程	图示	分值	评分说明	扣分	备注
评估告知	3	患者意识、生命体征、临床症状、既往史、过敏史、凝血功能、是否妊娠或月经期、操作部位皮肤情况等		4	一项未评估扣1分最高扣4分		边操作边口述
	4	患者和(或)家属对此项操作的认知及配合程度,患者对热的耐受程度		2			
	5	告知患者此项操作目的及方法		2	一项未告知扣1分		
	6	嘱(协助)患者排空二便		1			
	7	环境安静整洁,光线充足,符合隐私保护和保暖要求		1	未评估扣1分评估不全扣0.5分		
操作前准备	8	洗手,戴口罩		2	一项未做到或不规范扣1分		
	9	用物:治疗车上层:艾灸箱、点火器、艾条、灭火罐、快速手消毒剂、计时器、医嘱单、治疗单,必要时备浴巾、屏风、烫伤膏等治疗车下层:医用废物收集袋、生活废物收集袋	图4-9-1	4	缺一项扣0.5分最高扣4分		
	10	所有用物均在有效期内		2	未口述扣1分		边操作边口述
操作过程	11	携用物至床旁,核对患者身份信息(两种及以上)		2	未采用两种及以上身份识别信息扣2分		
	12	核对并确认操作部位及方法		3	一项未做到扣1.5分		
	13	协助患者取适宜体位,暴露操作部位,做好隐私保护和保暖		3	一项未做到扣1分		
	14	洗手,将双手搓热		2			
	15	精准定位并标记		4	定位不准确扣0.5分/穴未口述扣1分未标记扣1分		边操作边口述

续表

项目	序号	操作流程	图示	分值	评分说明	扣分	备注
操作过程	16	将艾条充分点燃	图4-9-2	4			
	17	将艾条插入灸箱内	图4-9-3	4			
	18	调整艾条高度,距离底部2~3cm		5			
	19	做好灸箱和施灸部位的固定及周围皮肤的保暖	图4-9-4	8	一项未做到扣4分		边操作边口述
	20	施灸过程密切观察病情,询问患者感受		8	一项未做到扣4分		边操作边口述
	21	施灸完毕,打开灸箱盒盖,取出剩余艾条插入灭火罐,将艾火完全熄灭		6	一项未做到扣2分		
	22	观察患者施灸后的反应及局部皮肤情况(口述:如有异常及时处置并记录)		6	未观察扣4分未口述扣2分		边操作边口述
	23	协助患者取舒适体位,整理床单位		2	一项未做到扣1分		
	24	再次核对		2			
	25	告知注意事项,进行健康指导		6	一项未做到扣3分		
操作后处理	26	用物:根据《医疗机构消毒技术规范》和《医疗废物管理条例》做相应处理		1			边操作边口述
	27	洗手		2			
	28	书写记录单,签全名		1	一项未做到扣0.5分		
综合评价	29	查对无误、操作熟练、手法规范、动作轻巧、记录完整;沟通良好、体现人文关怀;符合院感要求		10	一项未做到扣2分		
	关键否决项:查对不正确/皮肤烫伤/其他安全问题						
	建议操作考核时间8分钟,达标分数90分						
							得分＿＿＿＿

（三）重点步骤图示

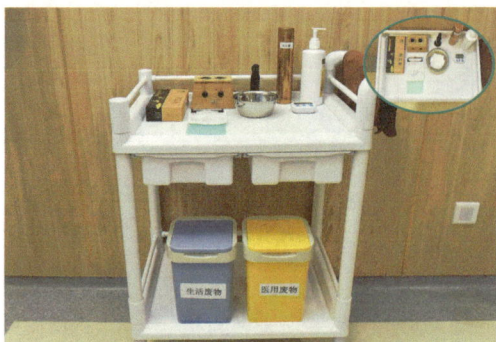

图 4-9-1　准备用物

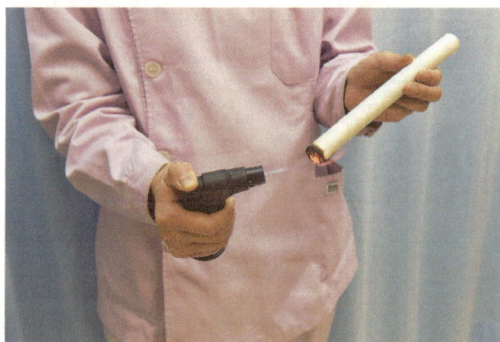

图 4-9-2　充分点燃艾条

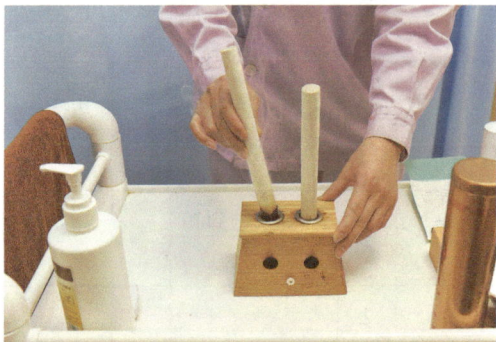

图 4-9-3　将艾条插入灸箱内

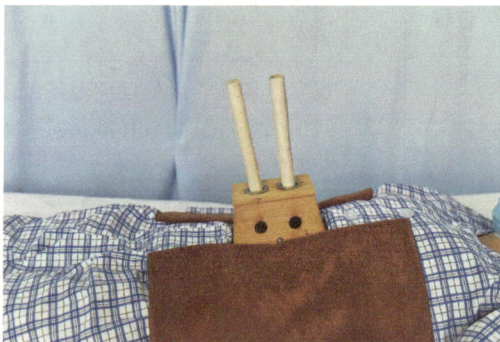

图 4-9-4　固定灸箱并保暖

（四）相关知识

1. 概念

艾箱灸技术是将点燃的艾条插入专用器具内,再将艾箱置于施灸部位,通过艾草的温热和药力作用,刺激穴位或病变部位,达到温经散寒、扶阳固脱、消瘀散结、防治疾病目的的一项中医护理技术,属于悬空灸范畴。

2. 适用范围

主要适用于脾胃虚寒所致的胃痛、呕吐、腹痛;脾肾阳虚所致的泄泻;风寒痹阻所致的颈肩腰腿痛等。

3. 注意事项

（1）凡属实热证、阴虚发热者禁用;颜面部、大血管部位、孕妇腹部、腰骶部禁用。

（2）下肢静脉曲张、糖尿病周围神经病变者慎用。

（3）患者过饥过饱、精神过度紧张时不宜施灸。

（4）施灸后局部皮肤呈微红灼热属正常。若出现小水疱,无须特殊处理,待自然吸收;若水疱较大,消毒皮肤后,用无菌注射器抽出疱内液体,再用无菌敷料覆盖,保持干燥,防止感染。

十、技术二十四 火龙(药)灸技术

(一)典型病例

患者王某,男,64岁。中医诊断:腰痛(寒湿痹阻证);西医诊断:腰椎间盘突出症。遵医嘱给予火龙(药)灸治疗。

扫码查看
图示

(二)操作流程及评分标准

项目	序号	操作流程	图示	分值	评分说明	扣分	备注
仪表	1	仪表符合职业要求、佩戴手表		1			
核对	2	双人核对医嘱单、治疗单		2	未核对扣2分 核对不全面扣1分		
评估告知	3	患者意识、生命体征、临床症状、既往史、过敏史、凝血功能、是否妊娠或月经期、操作部位皮肤情况等		4	一项未评估扣1分 最高扣4分		边操作边口述
	4	患者和(或)家属对此项操作的认知及配合程度,患者对热的耐受程度		2			
	5	告知患者此项操作目的及方法		2	一项未告知扣1分		
	6	嘱(协助)患者排空二便		1			
	7	环境安静整洁,光线充足,符合隐私保护和保暖要求		1	未评估扣1分 评估不全扣0.5分		
操作前准备	8	洗手,戴口罩		2	一项未做到或不规范扣1分		
	9	用物: 治疗车上层:治疗碗(内盛火龙灸药液)、敷布或纱布数块、干毛巾和温湿毛巾数块(纯棉)、喷壶(内装95%酒精)、镊子2把、点火器、防火毯、快速手消毒剂、电子测温仪、弯盘、医嘱单、治疗单;必要时备毛毯、浴巾、屏风、软枕、烫伤膏等 治疗车下层:医用废物收集袋、生活废物收集袋	图4-10-1	4	缺一项扣0.5分 最高扣4分		

项目	序号	操作流程	图示	分值	评分说明	扣分	备注
操作前准备	10	所有用物均在有效期内		2	未口述扣1分		边操作边口述
操作过程	11	携用物至床旁,核对患者身份信息(两种及以上)		2	未采用两种及以上身份识别信息扣2分		
	12	协助患者取舒适体位,暴露操作部位,做好隐私保护和保暖		3	一项未做到扣1分		
	13	核对并确认操作部位及方法		3	一项未做到扣1.5分		
	14	洗手,将双手搓热		2			
	15	选择与操作部位大小合适的毛巾与敷布数块,并将敷布放入药液中充分浸湿		3			
	16	将2条毛巾放入温水中浸湿		3			
	17	用纱布清洁局部皮肤;在操作部位周围铺防火毯;确认周围无易燃物品		6	一项未做到扣2分		边操作边口述
	18	将敷布拧干至不滴液,铺于操作部位,置测温仪探头于其下	图4-10-2	6	一项未做到扣3分		
	19	在火龙药液敷布上覆盖一层干毛巾,再逐层铺两条湿毛巾	图4-10-3	4	未覆盖干毛巾扣2分 未铺湿毛巾扣2分		
	20	喷洒适量酒精于湿毛巾上	图4-10-4	3	酒精喷洒不均匀扣3分		
	21	用点火器点燃酒精,使火迅猛燃烧,在背部形成一条火龙	图4-10-5	3	点燃方法不正确扣3分		
	22	随时询问患者感受,查看电子测温仪显示温度,若患者自觉热不能耐受时,用另一条湿毛巾扑灭火焰	图4-10-6	5	未询问患者感受扣2分 灭火方法不正确扣3分		
	23	沿督脉和膀胱经进行点穴按压		2			

续表

项目	序号	操作流程	图示	分值	评分说明	扣分	备注
操作过程	24	根据患者体质、年龄、部位、耐热程度和补泻手法的不同,反复多次点火和点压,一般以 3~5 次为宜		2			口述
	25	治疗时间以 30 分钟为宜		1			口述
	26	操作过程中及时询问患者感受,发现异常及时处理		2			边操作边口述
	27	治疗结束,取下毛巾,撤去防火毯,清洁皮肤		3			
	28	观察患者灸后反应,如有红斑、水疱、痒痛等异常,及时处理并记录		4			边操作边口述
	29	协助患者取舒适体位,整理床单位		2	一项未做到扣1 分		
	30	再次核对		2			
	31	告知注意事项,进行健康指导		4	一项未做到扣2 分		
操作后处理	32	用物:根据《医疗机构消毒技术规范》和《医疗废物管理条例》做相应处理		1			边操作边口述
	33	洗手		2			
	34	书写记录单,签全名		1	一项未做到扣0.5 分		
综合评价	35	查对无误、操作熟练、手法规范、动作轻巧、记录完整;沟通良好、体现人文关怀;符合院感要求		10	一项未做到扣2 分		
		关键否决项:查对不正确/皮肤烫伤/其他安全问题					
		建议操作考核时间 20 分钟,达标分数 90 分					
						得分＿＿＿＿	

（三）重点步骤图示

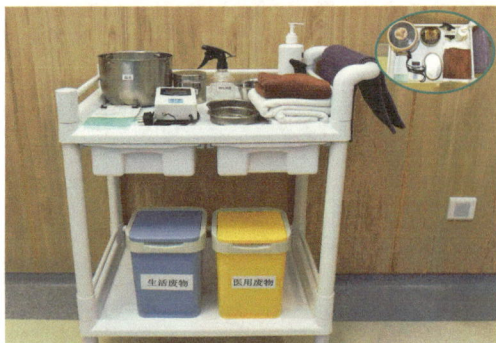

图 4-10-1　准备用物

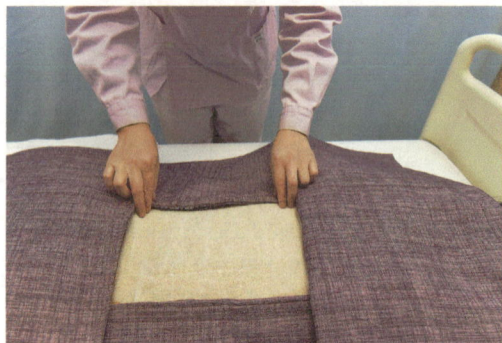

图 4-10-2　将敷布拧干并铺于操作部位

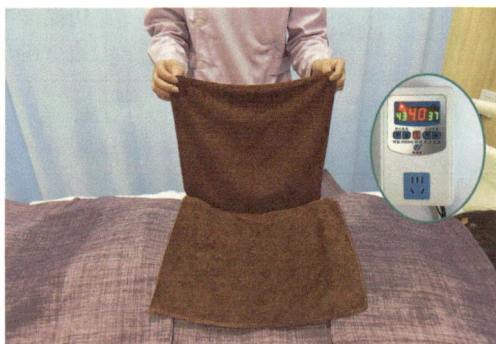

图 4-10-3　在火龙药液敷布上覆盖一层干毛巾及两条湿毛巾

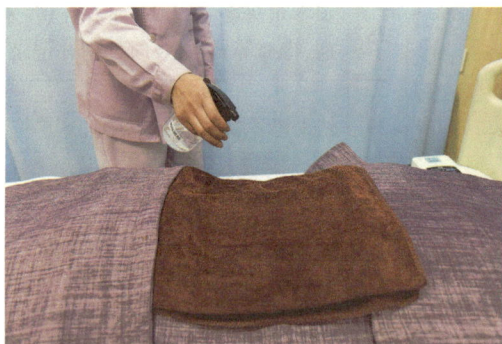

图 4-10-4　喷洒适量酒精于湿毛巾上

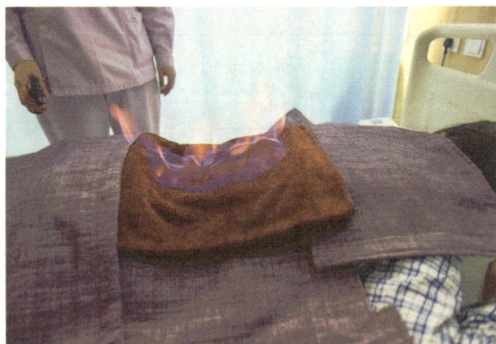

图 4-10-5　点燃酒精形成火龙

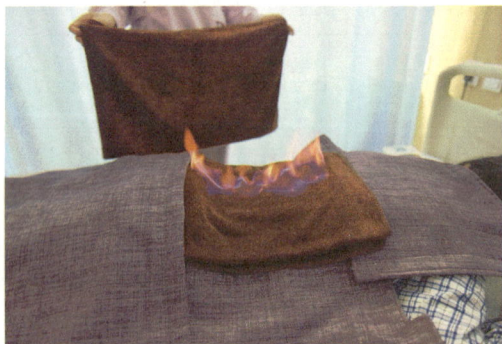

图 4-10-6　湿毛巾扑灭火焰

（四）相关知识

1. 概念

火龙(药)灸技术是在中医传统火疗技术的基础上,根据患者病情调制火龙药液,再通过酒精燃烧产生的温热效应,将病变部位体表温度提高,加快血液循环,促进火龙药液中药物有效渗透吸收,达到温通经脉、祛寒除湿、疏经止痛、调节脏腑的一项中医护理技术。

2. 适用范围

主要适用于强直性脊柱炎、风湿类风湿关节炎、颈肩腰腿痛、胃脘痛、痛经等病症。

3. 注意事项

(1)实热证、阴虚证患者禁用。

(2)严重的心脑血管疾病、肾功能不全、全身水肿、严重糖尿病、出血性疾病者禁用;对酒精、中药过敏者禁用;女性经期、妊娠期禁用。

(3)选择肌肉较厚的部位施灸。骨骼凹凸和毛发较多处谨慎选择。

(4)做好温度监测,防止烫伤和烧伤,动作要稳、快、准。若出现小水疱无须特殊处理,待自然吸收;水疱较大时,先消毒皮肤,用无菌注射器抽出疱内液体,再用无菌敷料覆盖,保持干燥,防止感染。

(5)施灸后注意保暖,保持局部皮肤干燥,避免风寒,忌生冷食物。

十一、技术二十五　火龙罐综合灸技术

(一) 典型病例

患者赵某,女,57 岁。中医诊断:中风(气虚血瘀证);西医诊断:脑梗死恢复期。遵医嘱给予火龙罐综合灸治疗。

扫码查看
图示

(二) 操作流程及评分标准

项目	序号	操作流程	图示	分值	评分说明	扣分	备注
仪表	1	仪表符合职业要求、佩戴手表		1			
核对	2	双人核对医嘱单、治疗单		2	未核对扣2分 核对不全面扣1分		
评估告知	3	患者意识、生命体征、临床症状、既往史、过敏史、凝血功能、是否妊娠或月经期、操作部位皮肤情况等		4	一项未评估扣1分 最高扣4分		边操作边口述
	4	患者和(或)家属对此项操作的认知及配合程度,患者对热的耐受程度		2			
	5	告知患者此项操作目的及方法		2	一项未告知扣1分		
	6	嘱(协助)患者排空二便		1			

续表

项目	序号	操作流程	图示	分值	评分说明	扣分	备注
评估告知	7	环境安静整洁,光线充足,符合隐私保护和保暖要求		1	未评估扣1分 评估不全扣0.5分		
操作前准备	8	洗手,戴口罩		2	未采用两种及以上身份识别信息扣2分		
	9	用物: 治疗车上层:火龙罐、艾炷、点火器、润滑剂、纱布、纸巾、计时器、快速手消毒剂、弯盘、医嘱单、治疗单、必要时备屏风、烫伤膏等 治疗车下层:医用废物收集袋、生活废物收集袋	图4-11-1	4	缺一项扣0.5分最高扣4分		
	10	所有用物均在有效期内		2	未口述扣1分		边操作边口述
操作过程	11	手持纱布检查罐口是否光滑、有无裂痕	图4-11-2	2	未口述扣1分		边操作边口述
	12	携用物至床旁,核对患者身份信息(两种及以上)		2	未采用两种及以上身份识别信息扣2分		
	13	核对并确认操作部位及方法		3	一项未做到扣1.5分		
	14	协助患者取适宜体位(取俯卧位时胸前垫软枕,额部有支撑;取仰卧位时膝部垫软枕)暴露操作部位,做好隐私保护和保暖		3	一项未做到扣1分		
	15	洗手		2			
	16	根据患者的体型及操作部位选择适宜型号的火龙罐		2			边操作边口述
	17	将艾炷牢固置于火龙罐中,用点火器充分点燃	图4-11-3	4	固定不牢固扣2分燃烧不充分扣2分		
	18	戴手套,涂适量润滑剂于施罐部位		2	未涂抹扣2分涂抹面积过小扣1分		
	19	用小鱼际先接触罐口,待温度适宜再落罐		6	温度不适宜扣3分手法不正确扣3分		

续表

项目	序号	操作流程	图示	分值	评分说明	扣分	备注
操作过程	20	采用揉、碾、推、按、点、摇、闪、震、熨、烫等不同手法,在施灸部位正旋、反旋、摇拨、摇振罐体	图 4-11-4	8	一种手法不正确扣2分最高扣8分		边操作边口述
	21	根据病情、部位和局部情况选用适宜的手法,避开骨突处		4			口述
	22	力度适中,以局部皮肤潮红为宜,不强求出痧		4			边操作边口述
	23	根据病情及患者感受选择适宜的施灸时间,一般为 20~30 分钟		4			口述
	24	随时询问患者感受,观察艾炷燃烧情况、罐口温度、皮肤颜色,防止艾灰脱落(口述:如有异常及时处置并记录)		8	未询问扣3分未观察扣3分未口述扣2分		边操作边口述
	25	清洁局部皮肤		3			
	26	协助患者取舒适体位,整理床单位		2	一项未做到扣1分		
	27	再次核对		2			
	28	告知注意事项,进行健康指导		4	一项未做到扣2分		
操作后处理	29	用物:根据《医疗机构消毒技术规范》和《医疗废物管理条例》做相应处理		1			边操作边口述
	30	洗手		2			
	31	书写完整,签全名		1	一项未做到扣0.5分		
综合评价	32	查对无误、操作熟练、手法规范、动作轻巧、记录完整;沟通良好、体现人文关怀;符合院感要求		10	一项未做到扣2分		
		关键否决项:查对不正确/皮肤烫伤/皮肤划伤/其他安全问题					
		建议操作考核时间 10 分钟,达标分数 90 分					
							得分＿＿＿＿＿

（三）重点步骤图示

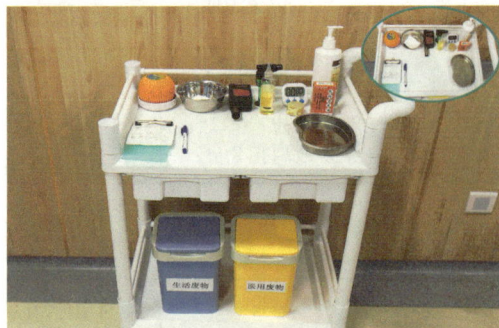

图 4-11-1　准备用物

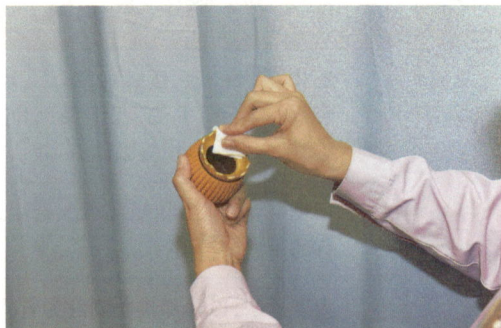

图 4-11-2　检查罐口

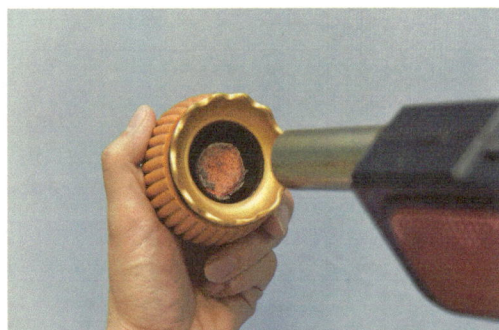

图 4-11-3　艾炷置于火龙罐中并点燃

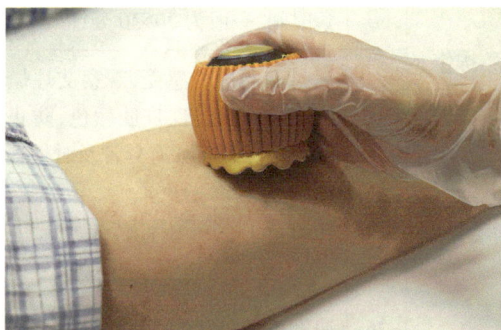

图 4-11-4　火龙罐操作

（四）相关知识

1. 概念

火龙罐综合灸是集推拿、艾灸、刮痧、点穴、熨烫于一体的一项中医护理技术，此技术采用点、震、扣、碾、推、按、拨、揉、熨、烫等不同手法施灸，达到温经散寒、通经活络、调节脏腑、补益强身之功效。避免了传统刮痧、负压走罐的疼痛感，以及拔火罐造成的皮下瘀血和罐印。痧斑即出即化即修补，且具有就医体验舒适等优势。

2. 适用范围

主要适用于中风后遗症、颈肩腰腿痛、月经不调、痛经、腹胀、便秘、泄泻、消化不良及糖尿病微循环障碍所致的酸麻胀痛等。

3. 注意事项

（1）艾烟过敏者、不明原因出血者、传染性疾病患者、精神疾病不能配合者禁用；孕妇腰骶部和腹部禁用。

（2）施灸者通过手部感知温度、调节罐体开合角度，确保温度适宜。

（3）操作中避免罐体在局部停留不动，引起烫伤。

（4）使用过的罐体先清洗，再用 75% 的酒精浸泡罐口 30 分钟。

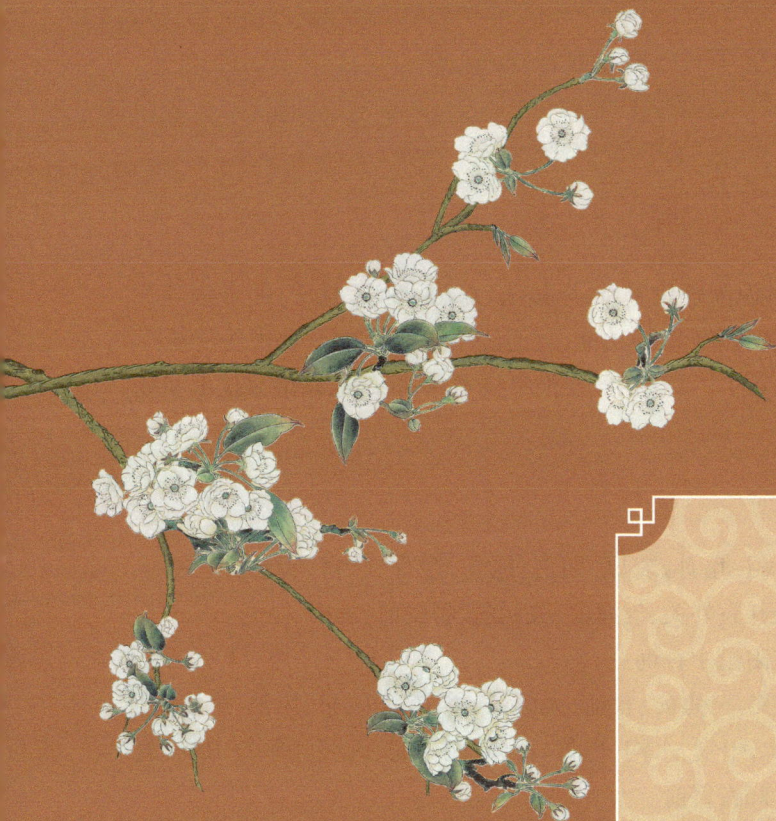

第五篇 推拿法

扫码查看
穴位图示

一、概　述

推拿法是以中医脏腑、经络学说为理论基础,以按法、点法、推法、揉法、叩击法等手法作用于经络腧穴,具有减轻疼痛、调节胃肠功能、疏通经络等作用的一项中医传统疗法。广泛应用于中医护理临床实践的主要包括经穴推拿技术、头面部经穴推拿技术和腹部经穴推拿技术等。

(一)常用穴位

睛明、鱼腰、神庭、丝竹空、耳门、角孙、翳风、四白、地仓、迎香、听宫、听会、上关、承浆、期门、章门、大横、肝俞、胆俞、云门、外关、气海俞、关元俞、膀胱俞、承山、昆仑。

以下穴位本篇不再描述,可在附录中查询:

肩井、肺俞、夹脊、命门、腰阳关、三焦俞、肾俞、大肠俞、委中、阳陵泉、风池、膈俞、足三里、丰隆、头维、太阳、下关、颊车、印堂、水沟、攒竹、百会、四神聪、天突、膻中、中脘、关元、天枢、中府、内关、合谷、气海、脾俞、胃俞。

(二)常见病症及选用穴位

1. 面瘫:风池、印堂、攒竹、鱼腰、丝竹空、太阳、睛明、四白、迎香、人中、地仓、承浆、颊车、耳门、听宫、听会、百会、四神聪。

2. 头痛:太阳、头维、上关、下关、翳风、颊车、听会、听宫、耳门、颧髎、睛明、四白、内关、外关。

3. 不寐:印堂、神庭、太阳、睛明、攒竹、鱼腰、角孙、百会、风池、肩井。

4. 便秘:中脘、天枢、大横、足三里、丰隆、脾俞、肾俞、大肠俞、中府、云门、膻中、章门、期门。

5. 胃脘痛:肝俞、脾俞、胃俞、胆俞、膈俞、三焦俞、内关、合谷、足三里、气海、关元、中脘、命门、天枢、章门、期门、天突。

6. 呃逆:膻中、肺俞、肝俞、膈俞、胃俞、期门、章门、足三里、丰隆、内关、气海。

7. 腰痛:三焦俞、肾俞、气海俞、大肠俞、关元俞、膀胱俞、命门、腰阳关、夹脊、委中、阳陵泉、承山、昆仑、阿是穴。

(三)定位及取穴方法

1. 睛明(图 5-1-1)

【定位】　目内眦内上方眶内侧壁凹陷中(闭目,在目内眦内上方 0.1 寸的凹陷中)。

【主治】　①目赤肿痛,迎风流泪,目视不明,夜盲,目翳。②眩晕。

【归经】　足太阳膀胱经。

2. 鱼腰（图5-1-2）

【定位】　瞳孔直上，眉毛中。

【主治】　目赤肿痛，目翳，眼睑下垂，眼睑瞤动，眉棱骨痛。

【归经】　经外奇穴。

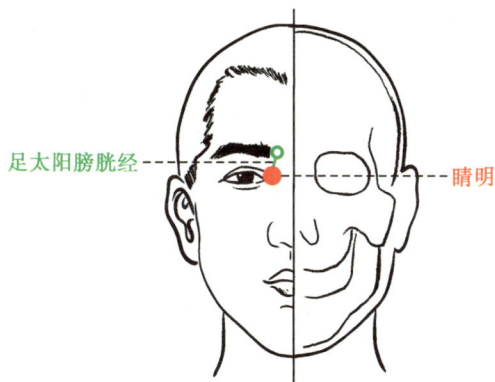

图5-1-1　睛明穴定位图　　　　图5-1-2　鱼腰穴定位图

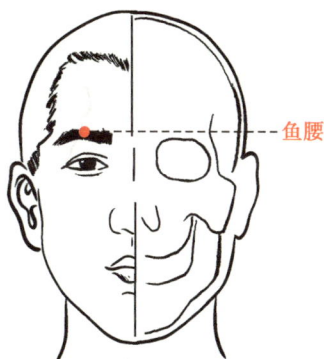

3. 神庭（图5-1-3）

【定位】　前发际正中直上0.5寸。

【主治】　①鼻渊，鼻衄。②头痛，眩晕，癫狂痫。③呕吐。

【归经】　督脉。

4. 丝竹空（图5-1-4）

【定位】　眉梢凹陷中。

【主治】　①目赤肿痛，眼睑瞤动，目上视。②头痛，眩晕，癫痫。

【归经】　手少阳三焦经。

图5-1-3　神庭穴定位图

5. 耳门（图5-1-5）

【定位】　耳屏上切迹与下颌骨髁状突之间的凹陷处。

【主治】　耳鸣，耳聋，齿痛，颊肿痛。

【归经】　手少阳三焦经。

6. 角孙（图5-1-6）

【定位】　耳尖正对发际处。

【主治】　目翳，齿痛，颊肿，头痛，项强。

【归经】　手少阳三焦经。

7. 翳风（图5-1-7）

【定位】　乳突下端前方凹陷中。

【主治】　①耳鸣，耳聋。②口眼㖞斜，颊肿，口噤。

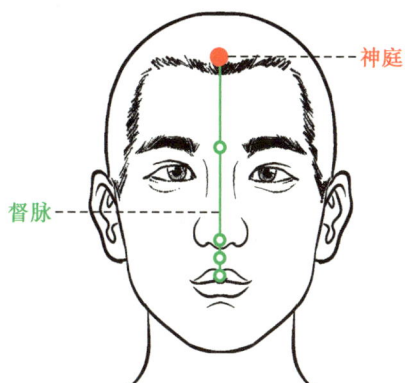

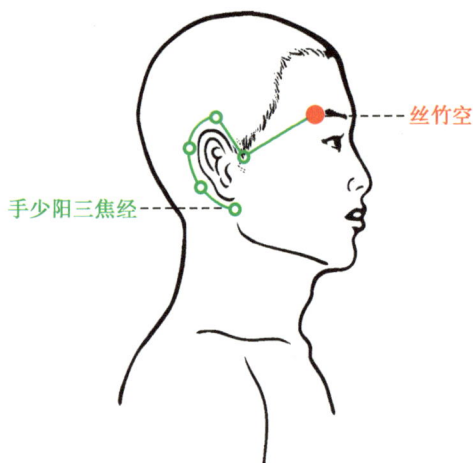

图 5-1-4　丝竹空穴定位图

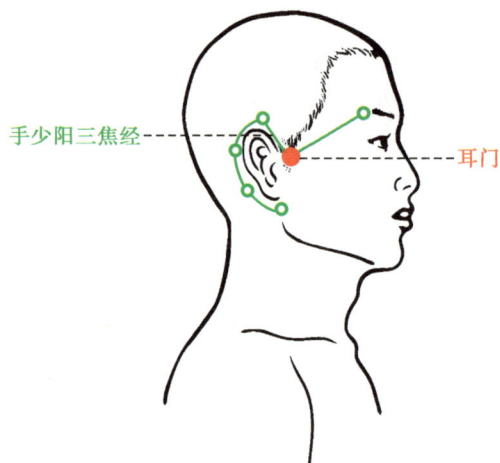

图 5-1-5　耳门穴定位图

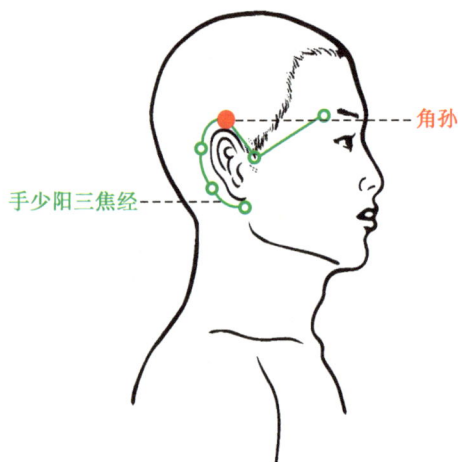

图 5-1-6　角孙穴定位图

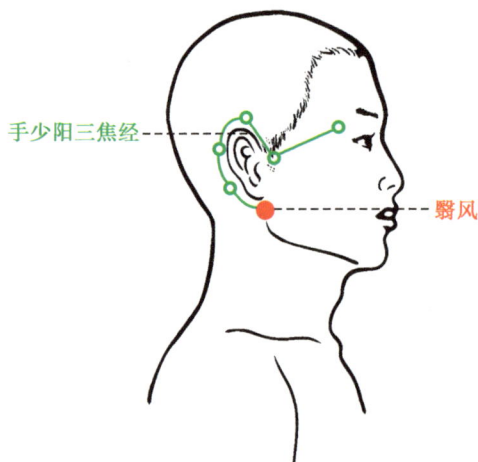

图 5-1-7　翳风穴定位图

【归经】　手少阳三焦经。

8. 四白（图 5-1-8）

【定位】　眶下孔处。

【主治】　①目赤肿痛,目翳,迎风流泪,眼睑眴动,面痛,面肌抽搐,口眼㖞斜。②头痛,眩晕。

【归经】　足阳明胃经。

9. 地仓（图 5-1-9）

【定位】　口角旁开 0.4 寸（指寸）。

取法:口角旁,在鼻唇沟或鼻唇沟延长线上。

【主治】　口眼㖞斜,言语謇涩,流涎。

【归经】　足阳明胃经。

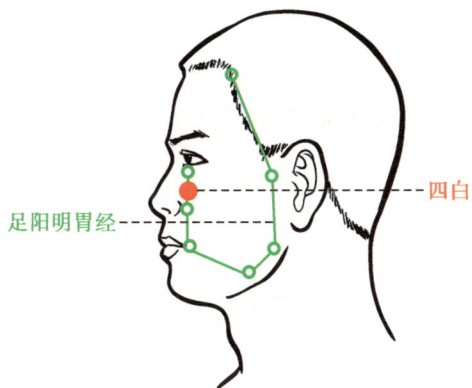

图 5-1-8　四白穴定位图

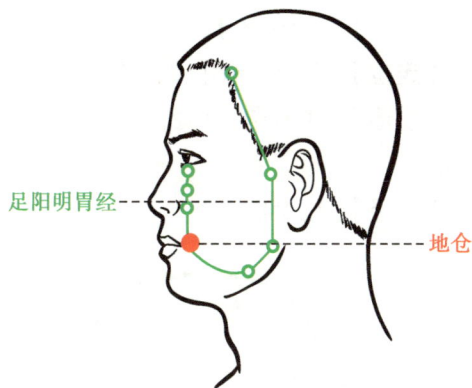

图 5-1-9　地仓穴定位图

10. 迎香（图 5-1-10）

【定位】　鼻翼外缘中点旁，鼻唇沟中。

【主治】　鼻渊，鼻衄，口眼㖞斜，面痒，面肿。

【归经】　手阳明大肠经。

11. 听宫（图 5-1-11）

【定位】　耳屏正中与下颌骨髁突之间的凹陷中。

【主治】　①耳鸣，耳聋，聤耳。②癫狂病。

【归经】　手太阳小肠经。

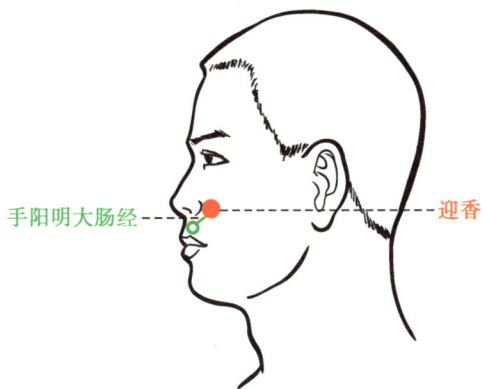

图 5-1-10　迎香穴定位图

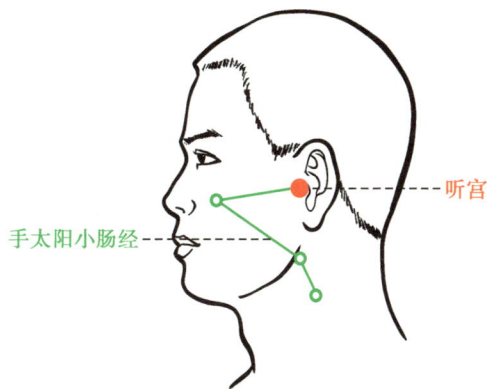

图 5-1-11　听宫穴定位图

12. 听会（图 5-1-12）

【定位】　耳屏间切迹与下颌骨髁状突之间的凹陷中。

取法：张口，耳屏间切迹前方的凹陷中，听宫直下。

【主治】　耳鸣，耳聋，齿痛，口眼㖞斜，下颌关节脱位。

【归经】　足少阳胆经。

13. 上关（图 5-1-13）

【定位】 颧弓上缘中央凹陷中。

【主治】 ①耳鸣，耳聋，聤耳，齿痛，口眼㖞斜。②下颌关节脱位、功能紊乱。③癫狂痫。

【归经】 足少阳胆经。

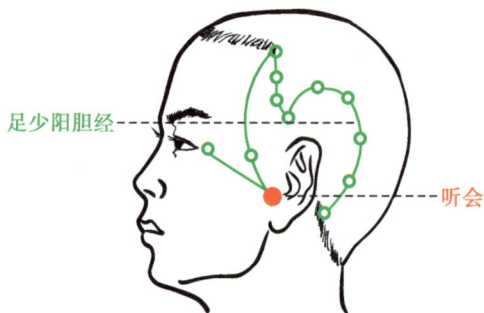

图 5-1-12　听会穴定位图

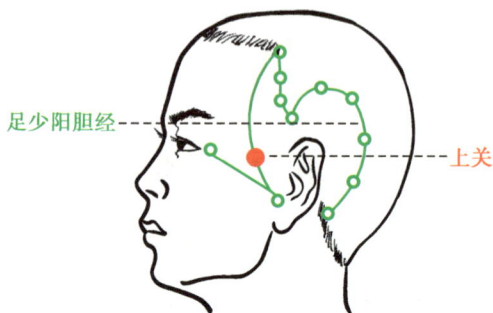

图 5-1-13　上关穴定位图

14. 承浆（图 5-1-14）

【定位】 在面部，颏唇沟的正中凹陷处。

【主治】 ①口眼㖞斜、口噤，齿龈肿痛，暴喑。②癫狂痫。

【归经】 任脉。

15. 期门（图 5-1-15）

【定位】 第6肋间隙，前正中线旁开4寸。

取法：女性在锁骨中线与第6肋间隙交点处。

【主治】 ①胁下积聚，气喘，呃逆，胸胁胀痛。②呕吐，腹胀，泄泻。③乳痈。

【归经】 足厥阴肝经。

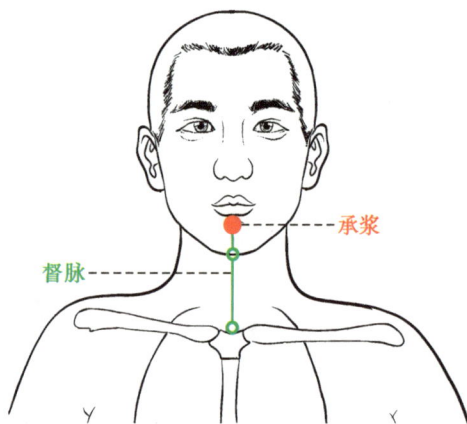

图 5-1-14　承浆穴定位图

16. 章门（图 5-1-16）

【定位】 在第11肋游离端的下际。

【主治】 ①腹痛，腹胀，肠鸣，呕吐。②胁痛，痞块，黄疸。

【归经】 足厥阴肝经。

17. 大横（图 5-1-17）

【定位】 脐中旁开4寸。

【主治】 腹痛，泄泻，便秘。

【归经】 足太阴脾经。

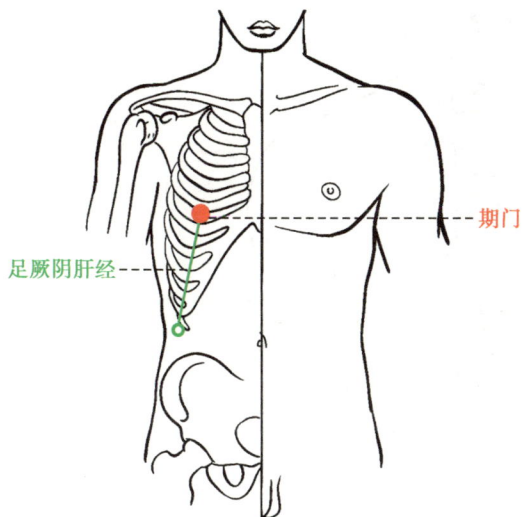

图 5-1-15 期门穴定位图

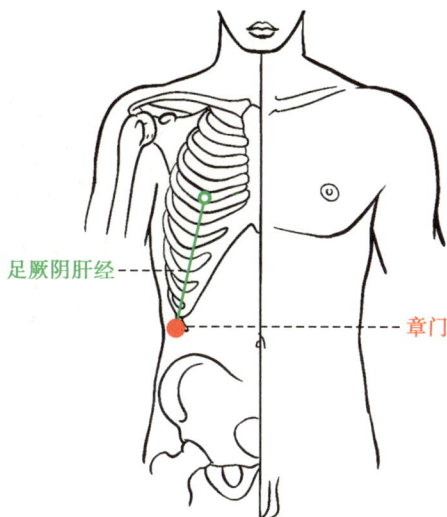

图 5-1-16 章门穴定位图

18. 肝俞（图 5-1-18）

【定位】 第 9 胸椎棘突下,后正中线旁开 1.5 寸。

【主治】 ①胁痛,黄疸。②目赤,目视不明,夜盲,流泪。③吐血。④癫狂痫。

【归经】 足太阳膀胱经。

19. 胆俞（图 5-1-19）

【定位】 第 10 胸椎棘突下,后正中线旁开 1.5 寸。

【主治】 呕吐,口苦,黄疸,胁痛。

【归经】 足太阳膀胱经。

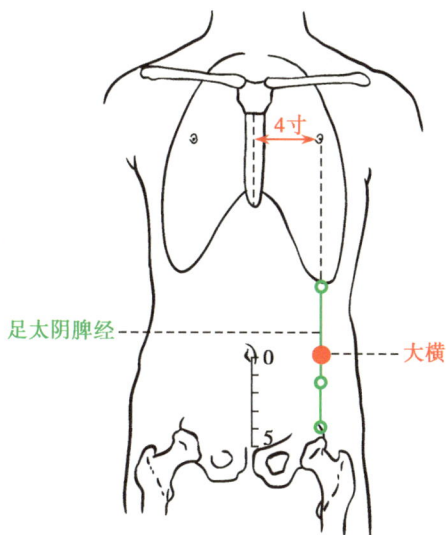

图 5-1-17 大横穴定位图

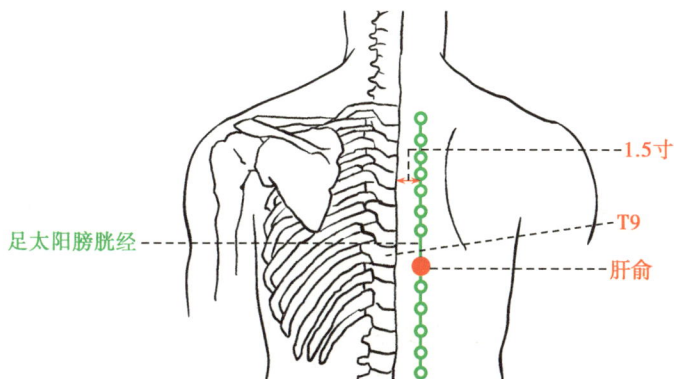

图 5-1-18 肝俞穴定位图

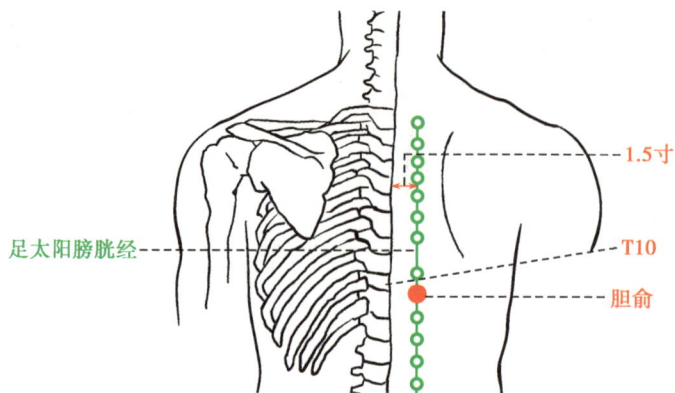

图 5-1-19 胆俞穴定位图

20. 云门（图 5-1-20）

【定位】 锁骨下窝凹陷中,肩胛骨喙突内缘,前正中线旁开 6 寸。

【主治】 ①咳嗽,气喘,心痛,胸满。②肩背痛。

【归经】 手太阴肺经。

21. 外关（图 5-1-21）

【定位】 腕背侧远端横纹上 2 寸,尺骨与桡骨间隙中点。

【主治】 ①耳鸣,耳聋;热病,瘰疬。②胸胁痛,上肢痿痹。

【归经】 手少阳三焦经。

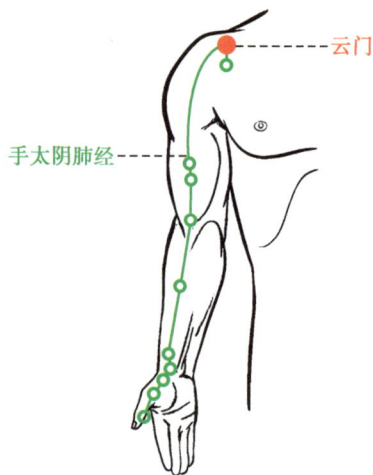

图 5-1-20 云门穴定位图

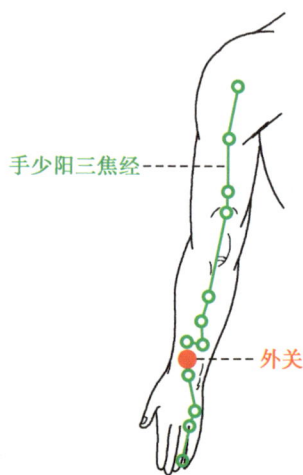

图 5-1-21 外关穴定位图

22. 气海俞（图 5-1-22）

【定位】 第 3 腰椎棘突下,后正中线旁开 1.5 寸。

【主治】 ①腰痛,痛经。②痔疾。

【归经】 足太阳膀胱经。

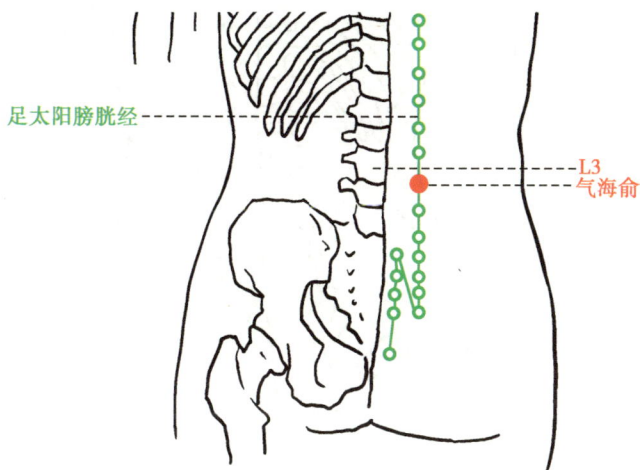

图 5-1-22　气海俞穴定位图

23. 关元俞（图 5-1-23）

【定位】　第 5 腰椎棘突下，后正中线旁开 1.5 寸。

【主治】　①腹胀，泄泻。②尿频，遗尿，小便不利。③腰骶痛。

【归经】　足太阳膀胱经。

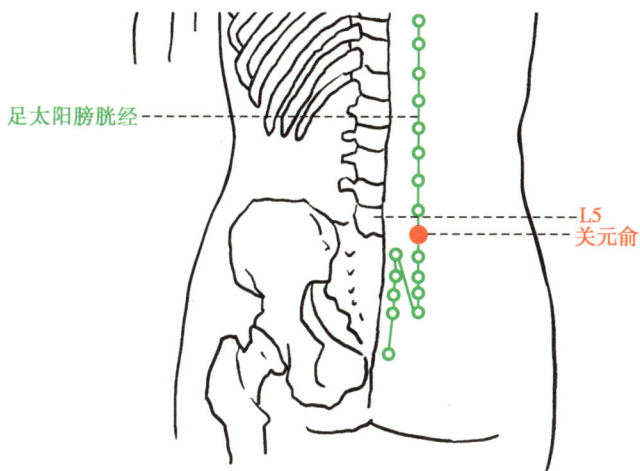

图 5-1-23　关元俞穴定位图

24. 膀胱俞（图 5-1-24）

【定位】　横平第 2 骶后孔，后正中线旁开 1.5 寸。

【主治】　①小便不利，遗尿。②泄泻，便秘。③腰骶痛。

【归经】　足太阳膀胱经。

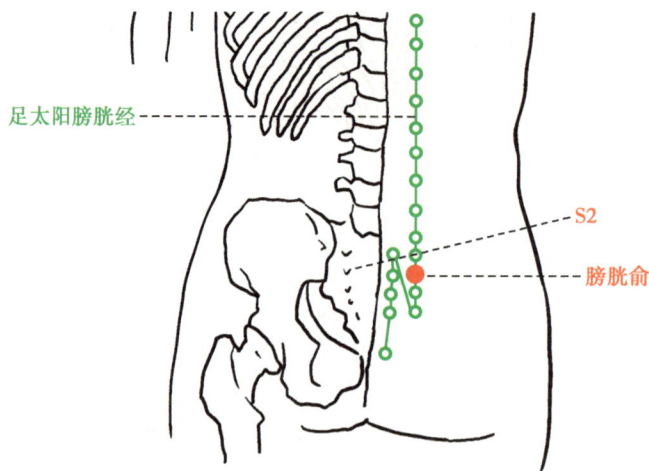

图 5-1-24　膀胱俞穴定位图

25. 承山（图 5-1-25）

【定位】 腓肠肌两肌腹与肌腱交角处。当伸直小腿或足跟上提时,腓肠肌肌腹下出现尖角凹陷中。

【主治】 ①痔疾,便秘。②腰背痛,小腿拘急疼痛。

【归经】 足太阳膀胱经。

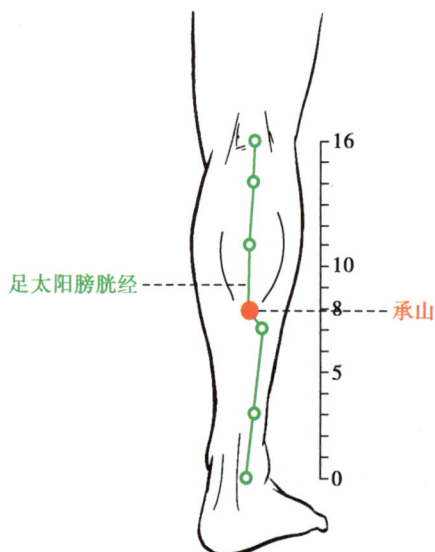

26. 昆仑（图 5-1-26）

【定位】 外踝尖与跟腱之间的凹陷中。

【主治】 ①头痛,目痛,鼻衄。②滞产。③癫痫。④颈项强痛,腰痛,足踝肿痛。

【归经】 足太阳膀胱经。

图 5-1-25　承山穴定位图　　　图 5-1-26　昆仑穴定位图

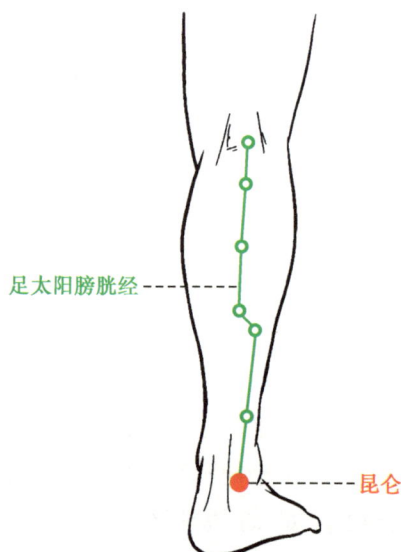

二、技术二十六　经穴推拿技术

（一）典型病例

患者何某,女,58 岁。中医诊断:腰痛病(气滞血瘀证);西医诊断:退行性脊柱炎。遵医嘱给予经穴推拿治疗。

（二）操作流程及评分标准

项目	序号	流程步骤	图示	分值	评分说明	扣分	备注
仪表	1	仪表符合职业要求、佩戴手表		1			
核对	2	双人核对医嘱单、治疗单		2	未核对扣2分 核对不全面扣1分		
评估告知	3	患者意识、临床症状、生命体征、既往史、过敏史、凝血功能、是否妊娠或月经期、操作部位皮肤情况等		4	一项未评估扣1分 最高扣4分		边操作边口述
	4	患者和(或)家属对此项操作的认知及配合程度,患者对疼痛的耐受程度		2			
	5	告知患者此项操作目的及方法		2	一项未告知扣1分		
	6	嘱(协助)患者排空二便		1			
	7	环境安静整洁,光线充足,符合隐私保护和保暖要求		1	未评估扣1分 评估不全面扣0.5分		
操作前准备	8	洗手,戴口罩		2	一项未做到或不规范扣1分		
	9	用物: 治疗车上层:治疗巾、介质、治疗单、快速手消毒剂、毛毯,必要时备屏风 治疗车下层:医用废物收集袋和生活废物收集袋	图 5-2-1	4	缺一项扣0.5分 最高扣4分		
	10	所有用物均在有效期内		2	未口述扣1分		边操作边口述
操作过程	11	携用物至床旁,核对患者身份信息(两种及以上)		2	未采用两种及以上身份识别信息扣2分		

续表

项目	序号	流程步骤	图示	分值	评分说明	扣分	备注
操作过程	12	核对并确认操作部位及方法		3	一项未做到扣1.5分		
	13	协助患者取适宜体位,暴露操作部位,做好隐私保护和保暖		3	一项未做到扣1分		
	14	洗手,将双手搓热		2			
	15	定位:确定经络走向及腧穴部位		8	定位不准确扣6分 未口述扣2分		
	16	正确选择点、揉、按、擦、推等手法	图5-2-2~ 图5-2-4	15	一种手法不正确扣3分		边操作边口述
	17	力量及摆动幅度均匀,以患者能耐受为宜		6	一项做不到扣3分		
	18	使用擦法时摆动频率均匀,一般为120~160次/分		3			
	19	使用擦法时频率由慢到快,力量由轻到重		3			
	20	操作中询问患者感受,及时调整手法及力度		6	一项做不到扣2分		
	21	询问患者按摩后感受,疼痛是否缓解,观察病情及皮肤情况(口述:如有异常及时处置并记录)		6	未询问扣2分 未观察扣2分 未口述扣2分		边操作边口述
	22	协助患者取舒适体位,整理床单位		2	一项做不到扣1分		
	23	再次核对		2			
	24	告知注意事项,进行健康指导		4	一项做不到扣2分		
操作后处理	25	用物:根据《医疗机构消毒技术规范》和《医疗废物管理条例》做相应处理		1			边操作边口述
	26	洗手		2			
	27	书写记录单,签全名		1	一项未做到扣0.5分		

续表

项目	序号	流程步骤	图示	分值	评分说明	扣分	备注
综合评价	28	查对无误、操作熟练、手法规范、动作轻巧、记录完整；沟通良好、体现人文关怀；符合院感要求		10	一项未做到扣2分		
		关键否决项：查对不正确/皮肤划伤/其他安全问题					
		建议操作考核时间10分钟，达标分数90分					
						得分_____	

（三）重点步骤图示

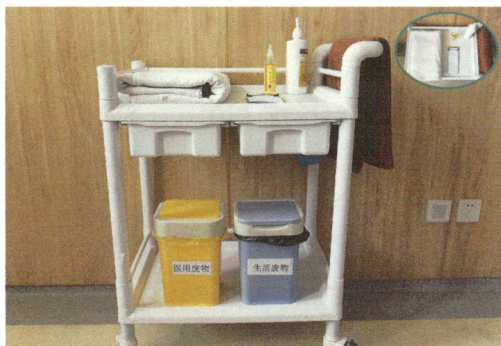

图 5-2-1　准备用物

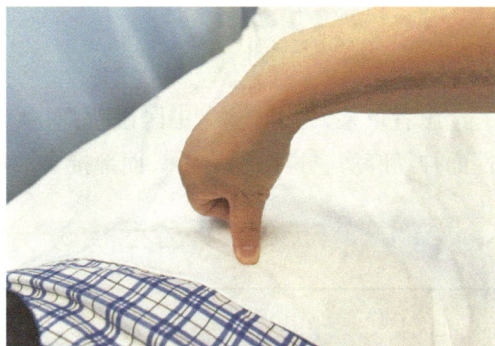

图 5-2-2　点按法

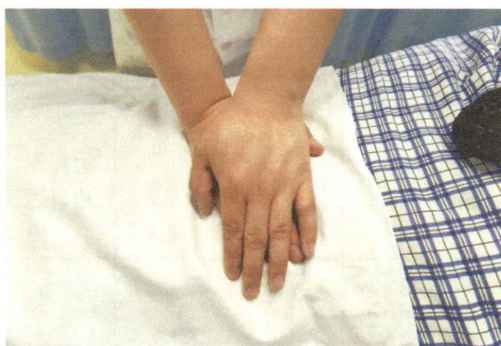

图 5-2-3　揉法

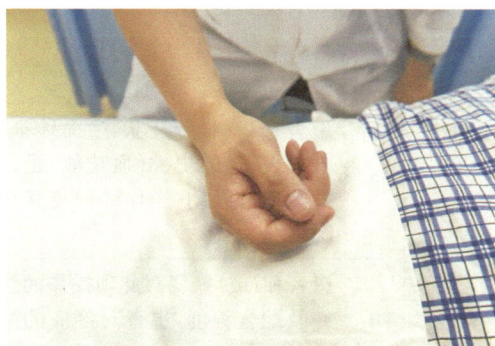

图 5-2-4　擦法

（四）相关知识

1. 概念

经穴推拿技术是指在中医理论指导下，以经络学说为基础，通过在人体体表经络、穴位上运用按、揉、推、拿、点、压等各种推拿手法，以达到疏通经络、调和气血、调整脏腑功能、扶正祛邪等目的的一项中医护理技术。

2. 适用范围

主要适用于头痛、肩颈痛、腰腿痛、痛经等各种痛症；胃肠功能紊乱、失眠、焦虑等内科病症；小儿消化不良等儿科病症；各种慢性疾病及亚健康状态的调理与康复。

3. 注意事项

（1）急性脊柱损伤、骨折、骨质疏松、骨结核等患者禁用；急性传染病、出血性疾病、皮肤感染性疾病、精神疾病及不能合作者禁用；孕妇腰腹部禁用。

（2）年老体弱、过饥过饱、剧烈运动后患者慎用；肿块部位或女性经期腰腹部慎用。

（3）有严重心脑血管疾病、心脏搭桥患者禁用叩击法。

三、技术二十七　头面部推拿技术

（一）典型病例

患者董某，男，43岁。中医诊断：面瘫（气虚血瘀证）；西医诊断：周围性面神经麻痹。遵医嘱给予头面部推拿治疗。

扫码查看图示

（二）操作流程及评分标准

项目	序号	流程步骤	图示	分值	评分说明	扣分	备注
仪表	1	仪表符合职业要求、佩戴手表		1			
核对	2	双人核对医嘱单、治疗单		2	未核对扣2分 核对不全面扣1分		
评估告知	3	患者意识、临床症状、生命体征、既往史、过敏史、凝血功能、是否妊娠或月经期、操作部位皮肤情况等		4	一项未评估扣1分 最高扣4分		边操作边口述
	4	患者和（或）家属对此项操作的认知及配合程度，患者对疼痛的耐受程度		2			
	5	告知患者此项操作目的及方法		2	一项未告知扣1分		
	6	嘱（协助）患者排空二便		1			
	7	环境安静整洁，光线充足，符合隐私保护和保暖要求		1	未评估扣1分 评估不全面扣0.5分		

续表

项目	序号	流程步骤	图示	分值	评分说明	扣分	备注
操作前准备	8	洗手,戴口罩		2	一项未做到或不规范扣1分		
	9	用物: 治疗车上层:介质、快速手消毒剂、毛巾、医嘱单、治疗单 治疗车下层:医用废物收集袋、生活废物收集袋	图5-3-1	4	缺一项扣0.5分 最高扣4分		
	10	所有用物均在有效期内		2	未口述扣1分		边操作边口述
操作过程	11	携用物至床旁,核对患者身份信息(两种及以上)		2	未采用两种及以上身份识别信息扣2分		
	12	核对并确认操作部位及方法		3	一项未做到扣1.5分		
	13	协助患者取适宜体位,暴露操作部位,做好隐私保护和保暖		3	一项未做到扣1分		
	14	洗手,将双手搓热		2			
	15	定位:确定经络走向及腧穴部位		4	定位不准确扣3分 未口述扣1分		边操作边口述
	16	以中指指腹按压点揉风池穴5~10秒	图5-3-2	2	手法不准确扣2分 手法不熟练扣1分		
	17	双手均匀涂抹介质		2			
	18	开天门:以拇指指腹从印堂到发际线向上提拉15~20次	图5-3-3	2	手法不准确扣2分 手法不熟练扣1分		
	19	推坎宫:以拇指指腹从眉心至眉梢推按15~20次	图5-3-4	2	手法不准确扣2分 手法不熟练扣1分		
	20	以拇指指腹按压点揉穴位:攒竹→鱼腰→丝竹空→太阳,每穴5~10秒	图5-3-5	4	手法不准确扣4分 手法不熟练扣2分		

续表

项目	序号	流程步骤	图示	分值	评分说明	扣分	备注
操作过程	21	以拇指指腹按摩眼眶15~20次，包括上眼眶和下眼眶，顺序从眼眶到太阳穴		4	手法不准确扣4分 手法不熟练扣2分		
	22	以拇指指腹按压点揉穴位：睛明→四白→迎香→人中→地仓→承浆→颊车，每穴5~10秒	图5-3-6	4	手法不准确扣4分 手法不熟练扣2分		
	23	以手掌沿下颌骨向上进行面部提拉，患侧应稍用力	图5-3-7	2	手法不准确扣2分 手法不熟练扣1分		
	24	以拇(食)指指腹按压点揉穴位：耳门→听宫→听会→百会→四神聪，每穴5~10秒	图5-3-8	4	手法不准确扣4分 手法不熟练扣2分		
	25	放松头皮		2	手法不熟练扣1分		
	26	以手辅助患者抬眉、皱眉、睁眼、闭眼		2	手法不熟练扣1分		
	27	向上推鼻唇沟、耸鼻、噘嘴、鼓腮、龇牙		2	手法不熟练扣1分		
	28	双手轻揉面部进行放松		1			
	29	随时询问患者感受，根据患者耐受程度，及时调整手法力度		2	一项未做到扣1分		
	30	治疗结束，清洁面部皮肤		2			
	31	询问患者按摩后感受，观察病情及皮肤情况(口述：如有异常及时处置并记录)		6	未询问扣2分 未观察扣2分 未口述扣2分		边操作边口述
	32	协助患者取舒适体位，整理床单位		2	一项未做到扣1分		
	33	再次核对		2			
	34	告知相关注意事项，进行健康指导		4	一项未做到扣2分		

续表

项目	序号	流程步骤	图示	分值	评分说明	扣分	备注
操作后处理	35	用物:根据《医疗机构消毒技术规范》和《医疗废物管理条例》做相应处理		1			边操作边口述
	36	洗手		2			
	37	书写记录单,签全名		1	一项未做到扣0.5分		
综合评价	38	查对无误、操作熟练、手法规范、动作轻巧、记录完整;沟通良好、体现人文关怀;符合院感要求		10	一项未做到扣2分		
		关键否决项:查对不正确/皮肤划伤/其他安全问题					
		建议操作考核时间 10 分钟,达标分数 90 分					
						得分_____	

（三）重点步骤图示

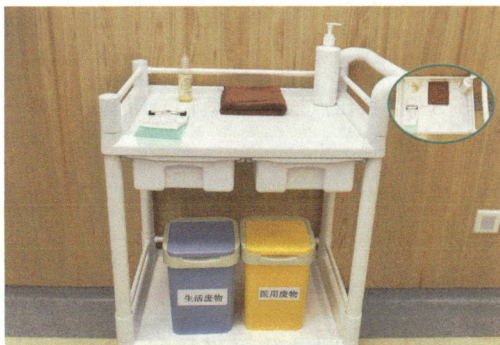

图 5-3-1　准备用物

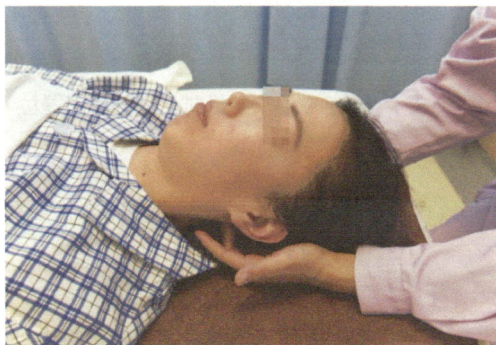

图 5-3-2　以中指指腹按压点揉风池穴

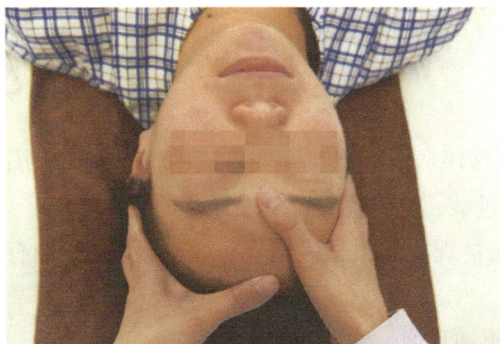

图 5-3-3　开天门

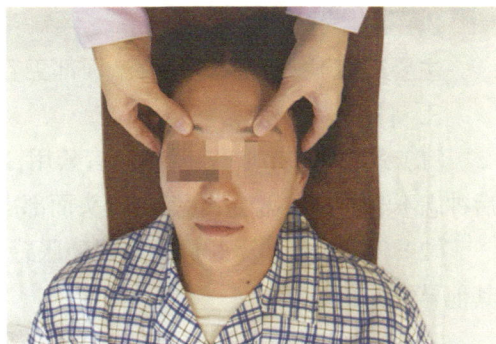

图 5-3-4　推坎宫

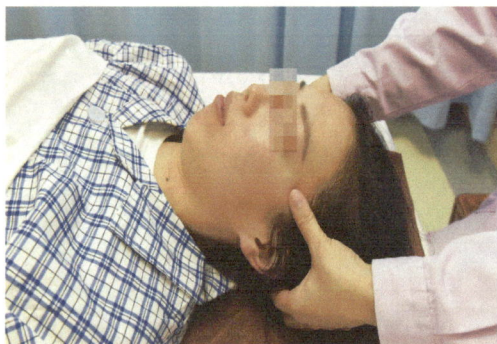

图 5-3-5   按压点揉穴位：攒竹→鱼腰→丝竹空→
太阳

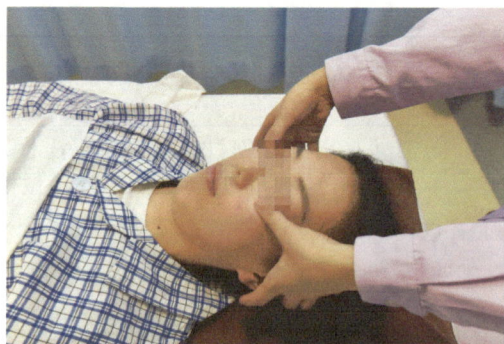

图 5-3-6   按压点揉穴位：睛明→四白→迎香→
人中→地仓→承浆→颊车

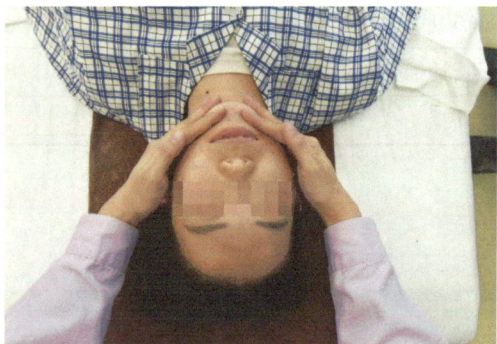

图 5-3-7   以手掌沿下颌骨向上进行面部提拉

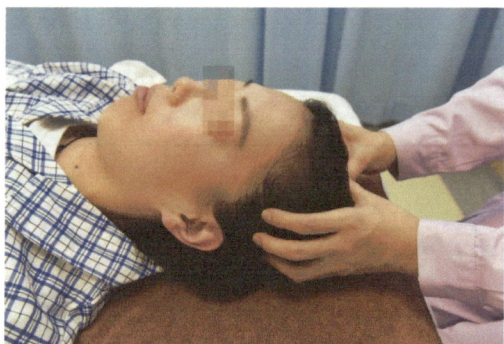

图 5-3-8   按压点揉穴位：耳门→听宫→听会→
百会→四神聪

（四）相关知识

1. 概念

头面部推拿技术是在中医基础理论指导下，通过对头面部穴位进行点、揉、推、提、按、捏、摩等手法按摩及表情肌训练，以达到缓解疲劳、改善头痛、促进睡眠、醒脑开窍、明目养睛等目的的一项中医护理技术。

2. 适用范围

主要适用于头痛、失眠、面瘫、面部美容等。

3. 注意事项

（1）颈椎小关节脱位、骨折患者禁用；出血性疾病或有出血倾向者禁用；精神疾病、酒后神志不清、情绪不稳定者禁用；有头面部皮肤过敏、破损、瘢痕者及外耳道炎症者禁用。

（2）告知患者按摩时局部出现酸胀感为正常现象。根据病情调整手法及力度，如有其他异常，及时处理。

（3）面瘫初期按压手法要求力度轻，幅度小，时间短。

（4）推拿后指导患者就地休息片刻，饮适量温水，注意保暖。

四、技术二十八　腹部推拿技术

(一) 典型病例

患者于某,女,74岁。中医诊断:便秘(虚秘证);西医诊断:功能性便秘。遵医嘱给予腹部推拿治疗。

扫码查看图示

(二) 操作流程及评分标准

项目	序号	流程步骤	图示	分值	评分说明	扣分	备注
仪表	1	仪表符合职业要求、佩戴手表		1			
核对	2	双人核对医嘱单、治疗单		2	未核对扣2分 核对不全面扣1分		
评估 告知	3	患者意识、临床症状、生命体征、既往史、凝血功能、是否妊娠或月经期、进食时间、操作部位皮肤情况等		4	一项未评估扣1分 最高扣4分		边操作 边口述
	4	患者和(或)家属对此项操作的认知及配合程度,患者对疼痛的耐受程度		2			
	5	告知患者此项操作目的及方法		2	一项未告知扣1分		
	6	嘱(协助)患者排空二便		1			
	7	环境安静整洁,光线充足,符合隐私保护和保暖要求		1	未评估扣1分 评估不全扣0.5分		
操作前 准备	8	洗手,戴口罩		2	一项未做到或不规范扣1分		
	9	用物: 治疗车上层:毛巾、介质、治疗巾、快速手消毒剂、医嘱单、治疗单,必要时备屏风 治疗车下层:医用废物收集袋、生活废物收集袋	图5-4-1	4	缺一项扣0.5分 最高扣4分		
	10	所有用物均在有效期内		2	未口述扣1分		边操作 边口述

项目	序号	流程步骤	图示	分值	评分说明	扣分	备注
操作过程	11	携用物至床旁,核对患者身份信息(两种及以上)		2	未采用两种及以上身份识别信息扣2分		
	12	核对并确认操作部位及方法		3	一项未做到扣1.5分		
		便秘:					
	13	协助患者取仰卧位,暴露操作部位,做好隐私保护和保暖		3	一项未做到扣1分最高扣3分		
	14	洗手,将双手搓热		2			
	15	确定经络走向及腧穴部位	图5-4-2	4	定位不准确扣3分未口述扣1分		边操作边口述
	16	涂适量介质于操作部位		2			
	17	以一指禅推法在患者中脘、天枢、关元穴治疗,每穴1~2分钟	图5-4-3	6	手法不正确扣3分穴位不准确扣1分/穴		边操作边口述
	18	顺着肠蠕动的方向用掌摩法摩腹,约5分钟	图5-4-4	6	方向不正确扣3分手法不正确扣3分		
	19	协助患者取俯卧位,暴露操作部位,做好隐私保护和保暖		3	一项未做到扣1分		
	20	用一指禅推法或㨰法沿脊柱两侧从肺俞开始向下,沿脾俞、胃俞、三焦俞、肾俞直到八髎穴,往返治疗,时间约为5分钟	图5-4-5	6	手法不正确扣2分穴位不准确扣1分/穴		边操作边口述
	21	按揉上述穴位及长强、足三里		2	未按揉穴位扣0.5分/穴		
	22-1	胃肠燥热者可直擦八髎穴,以透热为度,按揉合谷、曲池、支沟、足三里、大肠俞,以酸胀为度	图5-4-6	2			口述
	22-2	气血亏虚者宜横擦胸上部,直擦背部及腰骶部,以透热为度,按揉足三里、三阴交、曲池、支沟,搓涌泉穴各1分钟		2			口述

续表

项目	序号	流程步骤	图示	分值	评分说明	扣分	备注
操作过程	22-3	气机郁滞者宜按揉胸腹部的膻中、章门、中府等穴,以及背部的肺俞、肝俞,指按太冲、行间各1分钟;横擦胸上部,斜擦两胁,以透热为度		2			口述
	22-4	阴寒凝结者宜横擦脘腹部和腰骶部,直擦背部督脉,以透热为度		2			口述
	胃脘痛:						
	13	协助患者取仰卧位,暴露操作部位,做好隐私保护和保暖		3	一项未做到扣1分最高扣3分		
	14	再次核对患者、操作部位及方法		3	一项未做到扣1分		
	15	定位:确定操作穴位并做好标记		2	定位不准确扣2分未标记扣1分		边操作边口述
	16	涂适量介质于操作部位		2			
	17	掌摩胃脘部5分钟左右,使热量渗透于胃腑		2	手法不正确扣1分		
	18	按揉内关、合谷、足三里,每穴1分钟		3	手法不正确扣2分穴位不准确扣1分/穴		
	19	协助患者取俯卧位,暴露操作部位,做好隐私保护和保暖		3	一项未做到扣1分最高扣3分		
	20	用㨰法作用于背部脊柱两侧的膀胱经,从肝俞到三焦俞,往返3遍,再按揉肝俞、脾俞、胃俞、三焦俞,每穴1分钟		10	手法不正确扣2分穴位不准确扣1分/穴未按揉穴位扣1分/穴		
	21	协助患者取坐位,暴露操作部位,做好隐私保护和保暖		3	一项未做到扣1分		
	22	术者由上至下搓两胁肋3遍		3			

项目	序号	流程步骤	图示	分值	评分说明	扣分	备注
操作过程	22-1	脾胃虚寒者宜以一指禅推法作用于气海、关元穴,每穴2分钟,直擦背部督脉,横擦左侧背部(第7~12胸椎)及腰部肾俞、命门穴,以透热为度		2			口述
	22-2	寒邪客胃者宜点按脾俞、胃俞,每穴1~2分钟;直擦左侧背部,以透热为度		2			口述
	22-3	饮食停滞者宜顺着肠蠕动的方向摩腹,重点按揉中脘、天枢穴,每穴1~2分钟		2			口述
	22-4	肝气郁滞者宜以一指禅推法作用于天突至中脘穴,3~5分钟;揉章门、期门,背部的肝俞、胆俞,膈俞穴,每穴1~2分钟。		2			口述
	呃逆:						
	13	协助患者取仰卧位,暴露操作部位,做好隐私保护和保暖		3	一项未做到扣1分		
	14	再次核对患者、操作部位及方法		3	一项未做到扣1分		
	15	精准定位并做好标记		2	定位错误或不准确扣2分 未标记扣1分		边操作边口述
	16	涂适量介质于操作部位		3			
	17	以按揉法作用于缺盆、膻中穴,每穴1~2分钟		2	手法不正确扣2分 穴位不准确扣1分/穴		
	18	顺着肠蠕动的方向掌摩腹部5~6分钟		3	方向不正确扣1分 手法不正确扣1分		
	19	协助患者取俯卧位,暴露操作部位,注意保暖		3	一项未做到扣1分		

项目	序号	流程步骤	图示	分值	评分说明	扣分	备注
操作过程	20	以一指禅推法作用于膀胱经治疗3~4遍,重点在膈俞、胃俞穴,共计5~6分钟;按揉膈俞、胃俞穴,以酸胀为度		10	手法不正确扣2分 穴位不准确扣1分/穴 未按揉穴位扣1分/穴		
	21	协助患者取坐卧位,暴露操作部位,注意保暖		3	一项未做到扣1分		
	22	术者以搓法作用于背部及两胁,2~3分钟		2	手法不正确扣2分		
	22-1	胃寒者宜加摩气海穴2分钟,直擦背部督脉、横擦背部两侧膀胱经(第7~12胸椎),以透热为度		2			口述
	22-2	胃热者宜加按天枢、足三里、大肠俞及八髎穴,每穴1~2分钟,以酸胀为度		2			口述
	22-3	气郁痰阻者宜按揉膻中、期门、章门、肺俞、肝俞、膈俞、胃俞、足三里、丰隆穴,以酸胀为度;横擦胸上部,以透热为度;斜擦两胁,以微有热感为度		2			口述
	22-4	正气亏虚者宜直擦背部膀胱经及督脉,以透热为度;按揉足三里、内关穴,以酸胀为度		2			口述
	23	随时询问患者感受,根据患者耐受程度,及时调整手法力度		2	一项未做到扣1分		
	24	治疗结束,清洁局部皮肤		2			
	25	询问患者推拿后的感受,观察皮肤情况(口述:如有异常及时处置并记录)		6	未询问扣2分 未观察扣2分 未口述扣2分		边操作边口述
	26	协助患者取舒适体位,整理床单位		2	一项未做到扣1分		
	27	再次核对		2			
	28	告知相关注意事项,进行健康指导		4	一项未做到扣2分		

续表

项目	序号	流程步骤	图示	分值	评分说明	扣分	备注
操作后处理	29	用物:根据《医疗机构消毒技术规范》和《医疗废物管理条例》做相应处理		1			边操作边口述
	30	洗手		2			
	31	书写记录单,签全名		1	一项未做到扣0.5分		
综合评价	32	查对无误、操作熟练、手法规范、动作轻巧、记录完整;沟通良好、体现人文关怀;符合院感要求		10	一项未做到扣2分		
		关键否决项:查对不正确/皮肤划伤/其他安全问题					
		建议操作考核时间10分钟,达标分数90分					
						得分_____	

（三）重点步骤图示

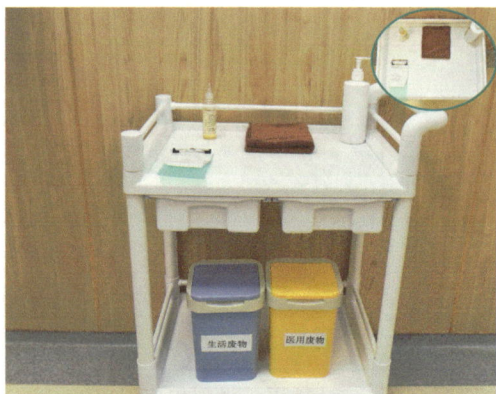

图 5-4-1　准备用物

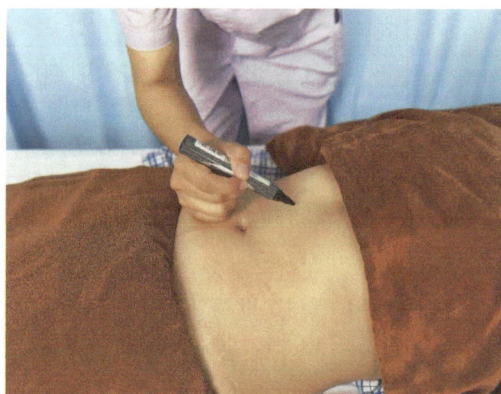

图 5-4-2　确定经络走向及腧穴部位

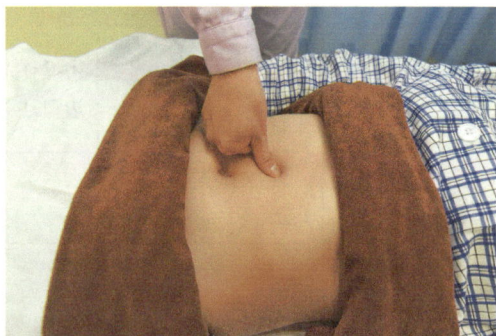

图 5-4-3　一指禅推法

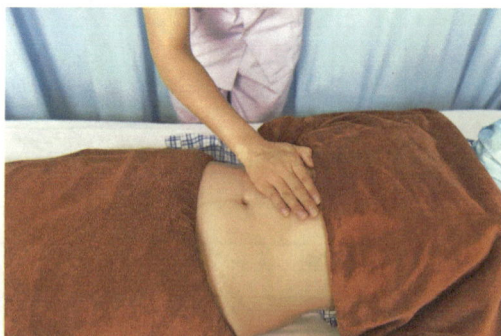

图 5-4-4　掌摩法

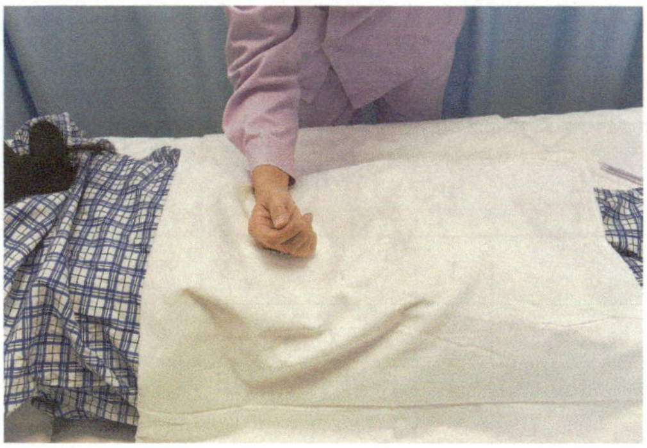

图 5-4-5　脊柱两侧擦法

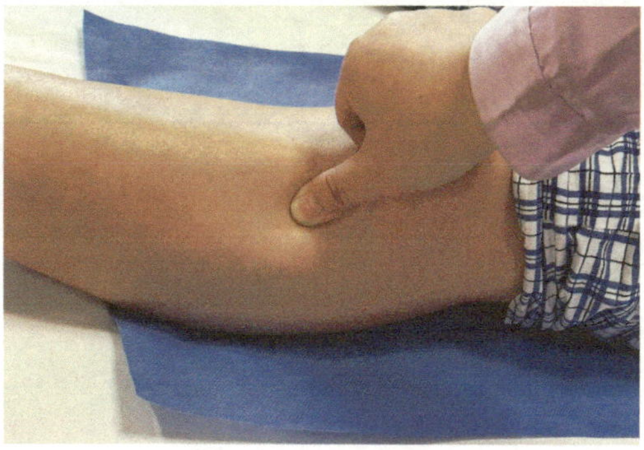

图 5-4-6　按揉合谷、曲池、支沟、足三里、大肠俞

(四) 相关知识

1. 概念

腹部推拿技术是运用按、揉、摩、推等各种按摩手法，刺激腹部腧穴、经络以达到改善胃肠功能，缓解腹部疼痛，促进腹部术后康复，减肥瘦身等目的的一项中医护理技术。

2. 适用范围

主要适用于便秘、腹胀、胃痛、呃逆、食欲不振、腹泻、肥胖等。

3. 注意事项

(1) 腹部皮肤病变及皮肤损伤者禁用；有出血倾向或合并血液病患者，如白血病、再生障碍性贫血等患者禁用；严重的心、肺疾病及身体极度衰弱患者、胃肠穿孔及腹部肿瘤患者禁用；有精神疾病，不能配合者禁用；妇女孕期和月经期慎用。

(2) 推拿按摩后嘱患者饮用温开水，但不能立即洗澡或进食。要注意保暖，避免吹风。

(3) 推拿按摩后，嘱患者适当休息，避免立即做大量运动。

(4) 推拿期间避免辛辣、油腻食物的摄入，培养规律排便习惯。

(5) 推拿过程中出现的皮肤发热、发红、发痒、肌肉酸胀，属于正常现象，无须做特殊处理。

五、技术二十九　中药膏摩技术

扫码查看
图示

(一) 典型病例

患者李某，女，42 岁。中医诊断：胃痞(脾胃虚弱证)；西医诊断：功能性消化不良。遵医嘱给予中药膏摩治疗。

（二）操作流程及评分标准

项目	序号	操作流程	图示	分值	评分说明	扣分	备注
仪表	1	仪表符合职业要求、佩戴手表		1			
核对	2	双人核对医嘱单、治疗单		2	未核对扣2分 核对不全面扣1分		
评估告知	3	患者的意识、临床症状、生命体征、既往史、过敏史、凝血功能、是否妊娠或月经期、操作部位皮肤情况等		4	一项未评估扣1分 最高扣4分		边操作边口述
	4	患者和（或）家属对此项操作的认知及配合程度，患者对疼痛的耐受程度		2			
	5	告知患者此项操作目的及方法		2	一项未告知扣1分		
	6	嘱（协助）患者排空二便		1			
	7	环境安静整洁，光线充足，符合隐私保护和保暖要求		1	未评估扣1分 评估不全面扣0.5分		
操作前准备	8	洗手，戴口罩		2	一项未做到或不规范扣1分		
	9	用物： 治疗车上层：治疗盘、砭石治疗仪（已经过消毒处理）、中药膏、治疗巾、一次性手套、纸巾、保鲜膜、快速手消毒剂、治疗单，必要时备毛毯、屏风 治疗车下层：医用废物收集袋、生活废物收集袋	图5-5-1	4	缺一项扣0.5分 最高扣4分		
	10	所有用物均在有效期内		2	未口述扣1分		边操作边口述
	11	手持纱布检查太极球（砭石仪）底部是否光滑、有无裂痕		2	未口述扣1分		边操作边口述
操作过程	12	携用物至床旁，核对患者身份信息（两种及以上）		2	未采用两种及以上身份识别信息扣2分		
	13	协助患者取适宜体位，暴露操作部位，做好隐私保护和保暖		3	一项未做到扣1分		

续表

项目	序号	操作流程	图示	分值	评分说明	扣分	备注
操作过程	14	核对并确认操作部位及方法		3	一项未做到扣1.5分		
	15	洗手		2			
	16	用治疗巾保护患者衣物,避免污染	图5-5-2	2			
	17	将砭石治疗仪温度调至合适的档位,加热	图5-5-3	4	砭石温度不适宜扣3分		
	18	戴手套,涂药于太极球上,使药物融化	图5-5-4	4	药物未化开扣2分		
	19	根据患者病情选择不同的按摩方法		4			口述
	20	穴位处着重按摩,力度以患者耐受为宜,时间10~15分钟	图5-5-5	9	一项未做到扣3分		边操作边口述
	21	询问患者按摩后的感受,观察皮肤情况(口述:如有异常及时处置并记录)		6	未询问扣2分未观察扣2分未口述扣2分		边操作边口述
	22	覆盖薄膜,妥善固定(口述:保留0.5~2小时)	图5-5-6	4	薄膜未妥善固定扣3分未口述扣1分		边操作边口述
	23	脱手套,协助患者取舒适体位,整理床单位		2	一项未做到扣1分		
	24	再次核对		2			
	25	告知注意事项,进行健康指导		4	一项未做到扣2分		
	26	洗手		2			
	27	去除薄膜及药物,清洁局部皮肤		4	药物清洁不彻底扣2分		
	28	询问患者感受,观察局部皮肤情况,整理床单位		4	一项未做到扣2分		
	29	再次核对		2			
操作后处理	30	用物:根据《医疗机构消毒技术规范》和《医疗废物管理条例》做相应处理		1			边操作边口述
	31	洗手		2			
	32	书写记录单,签全名		1	一项未做到扣0.5分		

续表

项目	序号	操作流程	图示	分值	评分说明	扣分	备注
综合评价	33	查对无误、操作熟练、手法规范、动作轻巧、记录完整;沟通良好、体现人文关怀;符合院感要求		10	一项未做到扣2分		
		关键否决项:查对不正确/皮肤划伤/其他安全问题					
		建议操作考核时间 10 分钟,达标分数 90 分					
						得分＿＿＿＿	

(三) 重点步骤图示

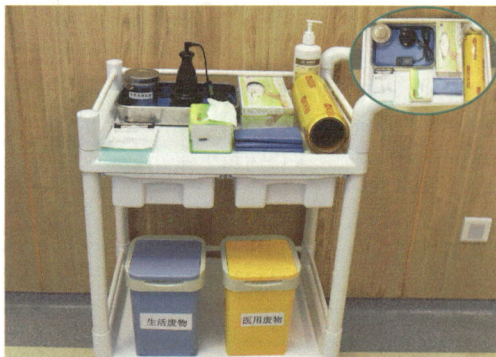

图 5-5-1　准备用物

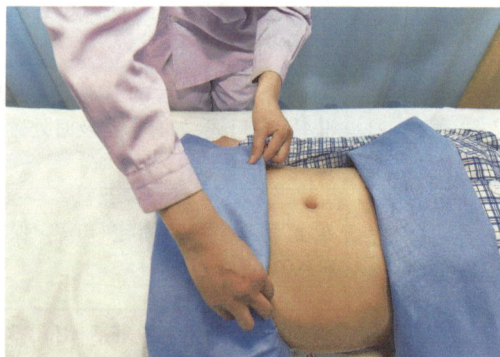

图 5-5-2　治疗巾保护患者衣物

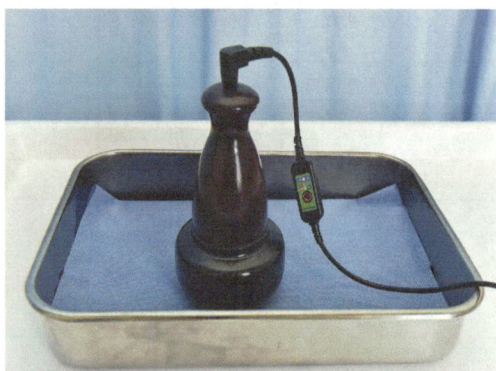

图 5-5-3　砭石治疗仪温度调至合适的档位并加热

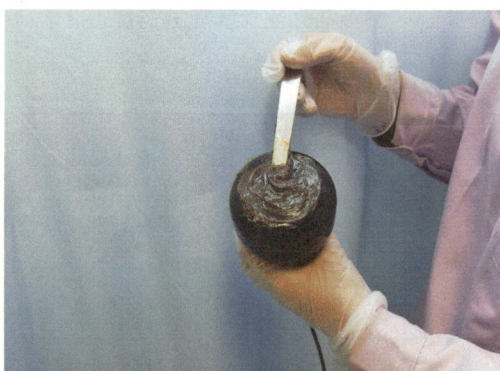

图 5-5-4　涂药于太极球上

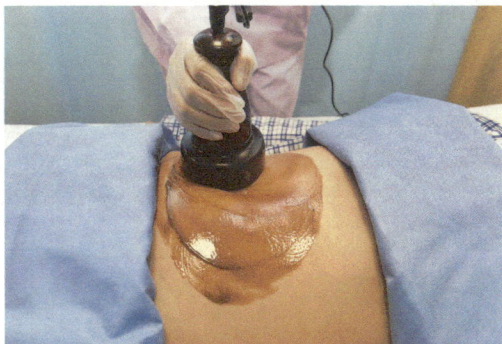

图 5-5-5　按摩穴位处

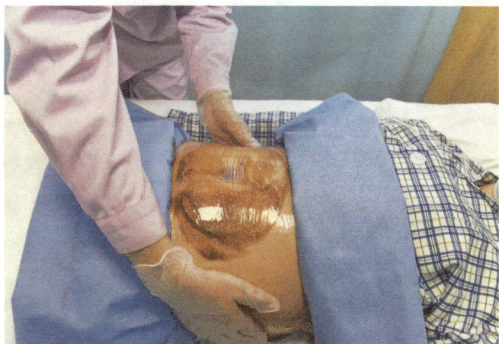

图 5-5-6　覆盖薄膜并妥善固定

（四）相关知识

1. 概念

中药膏摩技术是将中药膏剂涂于砭石治疗仪的太极球上,利用砭石具有远红外辐射性能、摩擦或受热后产生超声波脉冲效应、温热持久、天然无害等优势,在体表病变部位或经络腧穴上施以热熨、按摩、贴敷等,使药物直达病所,达到调节气血,平衡脏腑,缓解疼痛,调理体质的一项中医护理技术。

2. 适用范围

主要适用于慢性胃炎、功能性消化不良、便秘、慢性腹泻等消化系统疾病;颈肩腰腿痛、骨关节性疾病;肢体功能障碍。

3. 注意事项

（1）消化道出血、急性腹痛患者,胃肠息肉术后的患者禁用,皮肤破溃部位、孕妇及经期女性腰骶部和腹部禁用。

（2）根据患者的感受及时调整砭石治疗仪温度和按摩力度,避免太极球在局部停留不动引起烫伤。

（3）出现烫伤、皮肤瘙痒等现象时,应立刻停止,对症处理。

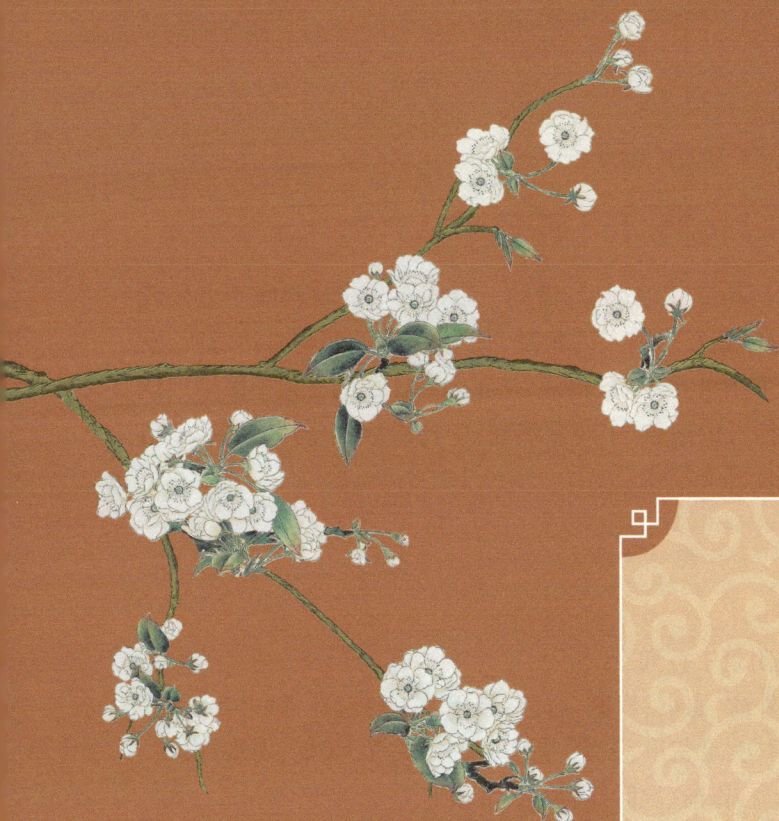

第六篇 中药外敷法

扫码查看
穴位图示

一、概　述

中药外敷法是将中草药制成药粉或其他剂型,借助一定的介质或材料敷于患处或穴位上,通过药物的透皮吸收及对体表经络腧穴的刺激,激发经气,使药物直达病所,发挥通经活络、清热解毒、活血化瘀、消肿止痛、行气消痞、扶正强身作用的一项中医护理技术。临床上常用的中药外敷法包括穴位贴敷、中药湿热敷、中药冷敷、中药热熨敷、中药塌渍、中药热罨包、中药封包、中药涂药等技术。

(一) 常用穴位

定喘、膏肓、腰俞。

以下穴位本篇不再描述,可在附录中查询:

肩井、肺俞、夹脊、肩中俞、肩外俞、肩贞、肩髃、肩髎、腰阳关、三焦俞、肾俞、大肠俞、血海、梁丘、委中、天柱、膈俞、三阴交、足三里、天突、膻中、中脘、关元、天枢、支沟、内关、合谷、上巨虚、神阙、气海、归来、脾俞、胃俞、次髎、阴陵泉、大横。

(二) 常见病症及选用穴位

1. 哮喘:肺俞、膏肓、肾俞、膻中、定喘。

2. 咳嗽:定喘、肺俞、膏肓、脾俞、大椎、中府、膻中。

3. 项痹:阿是穴、天柱、大椎、肩井。

4. 肩凝症:肩髃、肩髎、肩贞、肩外俞、肩中俞。

5. 腰痛:肾俞、大肠俞、委中、三焦俞、腰阳关、夹脊。

6. 便秘:天枢、大肠俞、归来、支沟、神阙、上巨虚、大横、足三里。

7. 泄泻:神阙、天枢、大肠俞、上巨虚、阴陵泉、足三里、关元。

8. 呃逆:天突、膈俞、膻中、中脘、内关、足三里、脾俞、胃俞。

9. 胃脘痛:中脘、内关、足三里、脾俞、胃俞、三阴交、梁丘。

10. 痛经:关元、三阴交、合谷、神阙、归来、血海、肾俞、气海、足三里。

(三) 定位及取穴方法

1. 定喘(图 6-1-1)

【定位】　横平第 7 颈椎棘突下,后正中线旁开 0.5 寸。

【主治】　①哮喘,咳嗽。②落枕,肩背疼,上肢疼痛不举。

【归经】　经外奇穴。

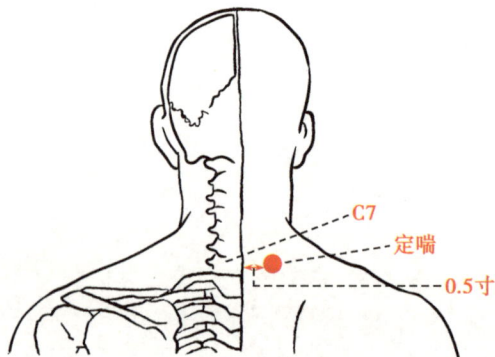

图 6-1-1　定喘穴定位图

2. 膏肓（图 6-1-2）

【定位】　第 4 胸椎棘突下,后正中线旁开 3 寸。

【主治】　①咳嗽、气喘,盗汗,肺痨。②遗精。③羸瘦虚损。

【归经】　足太阳膀胱经。

3. 腰俞（图 6-1-3）

【定位】　正对骶管裂孔,后正中线上。

【主治】　①月经不调。②痔疾。③腰背痛,下肢痿痹。

【归经】　督脉。

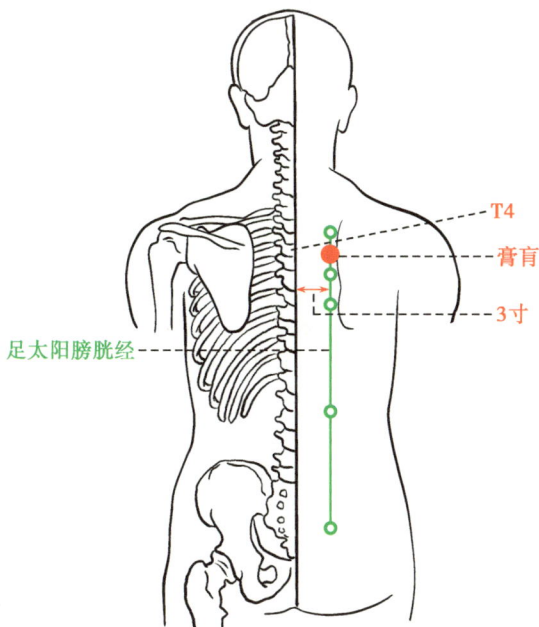

图 6-1-2　膏肓穴定位图　　　　　图 6-1-3　腰俞穴定位图

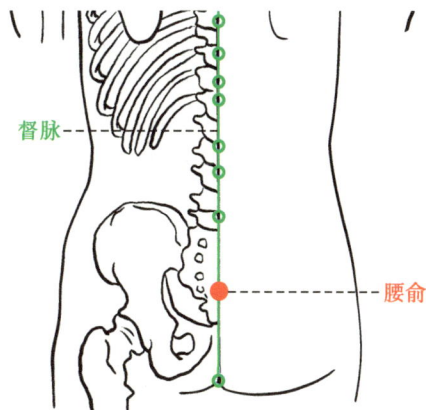

二、技术三十　穴位敷贴技术

（一）典型病例

　　患者吕某,女,63 岁。中医诊断:咳嗽(风寒袭肺证);西医诊断:慢性支气管炎。遵医嘱给予穴位敷贴治疗。

扫码查看
图示

（二）操作流程及评分标准

项目	序号	操作流程	图示	分值	评分说明	扣分	备注
仪表	1	仪表符合职业要求、佩戴手表		1			
核对	2	双人核对医嘱单、治疗单		2	未核对扣2分 核对不全扣1分		
评估告知	3	患者意识、临床症状、生命体征、既往史、过敏史、凝血功能、是否妊娠或月经期、操作部位皮肤情况等		4	一项未评估扣1分 最高扣4分		边操作边口述
	4	患者和(或)家属对此项操作的认知及配合程度		2			
	5	告知患者此项操作目的及方法		2	一项未告知扣1分		
	6	嘱(协助)患者排空二便		1			
	7	环境安静整洁,光线充足,符合隐私保护和保暖要求		1	未评估扣1分 评估不全面扣0.5分		
操作前准备	8	洗手,戴口罩		2	一项未做到或不规范扣1分		
	9	用物: 治疗车上层:治疗盘、穴位贴敷贴、治疗碗里盛配置好的药物、调药板、治疗巾、纱布、快速手消毒剂、弯盘、标记笔、医嘱单、治疗单,必要时备屏风 治疗车下层:医用废物收集袋、生活废物收集袋	图6-2-1	4	缺一项扣0.5分 最高扣4分		
	10	所有用物均在有效期内		2	未口述扣1分		边操作边口述
	11	用调药板将药物平铺在穴位敷贴上,薄厚适中,放于治疗盘内备用	图6-2-2	4	药饼薄厚不均匀扣2分 药物外漏扣2分		
操作过程	12	携用物至床旁,核对患者身份信息(两种及以上)		2	未采用两种及以上身份识别信息扣2分		
	13	核对并确认操作部位及方法		3	一项未做到扣1.5分		

续表

项目	序号	操作流程	图示	分值	评分说明	扣分	备注
操作过程	14	协助患者取适宜体位,暴露操作部位,做好隐私保护和保暖		3	一项不到位扣1分		
	15	洗手,将双手搓热		2			
	16	精准定位并做好标记	图6-2-3	8	定位不准确扣1分/穴 未口述扣2分 未标记扣2分		边操作边口述
	17	用手指持续按压穴位进行醒穴10~15秒		6			
	18	用纱布清洁皮肤		2	未清洁皮肤扣2分 清洁不到位扣1分		
	19	将敷贴依次平整贴于穴位上,必要时妥善固定	图6-2-4	8	贴敷穴位不准确扣1分/穴 贴敷不牢靠扣1分/穴		
	20	看表计时,根据药物性质确定贴敷时间,一般为2~6小时		4	未计时扣2分 未口述扣2分		
	21	观察有无药物渗漏、脱落现象		3			边操作边口述
	22	随时询问患者有无不适,观察局部皮肤情况		2	一项未做到扣1分		
	23	治疗结束,撤除敷贴,清洁皮肤		4	未清洁扣4分 清洁不彻底扣2分		
	24	询问患者贴敷后感受,观察局部皮肤情况(口述:如有异常及时处置并记录)		6	未询问扣2分 未观察扣2分 未口述2分		边操作边口述
	25	协助患者取舒适体位,整理床单位		2	一项未做到扣1分		
	26	再次核对		2			
	27	告知相关注意事项,进行健康指导		4	一项未做到扣2分		

续表

项目	序号	操作流程	图示	分值	评分说明	扣分	备注
操作后处理	28	用物:根据《医疗机构消毒技术规范》和《医疗废物管理条例》做相应处理		1			边操作边口述
	29	洗手		2			
	30	书写记录单,签全名		1	一项未做到扣0.5分		
综合评价	31	查对无误、操作熟练、手法规范、动作轻巧、记录完整;沟通良好、体现人文关怀;符合院感要求		10	一项未做到扣2分		
		关键否决项:查对不正确/其他安全问题					
		建议操作考核时间 10 分钟,达标分数 90 分					
						得分_____	

(三) 重点步骤图示

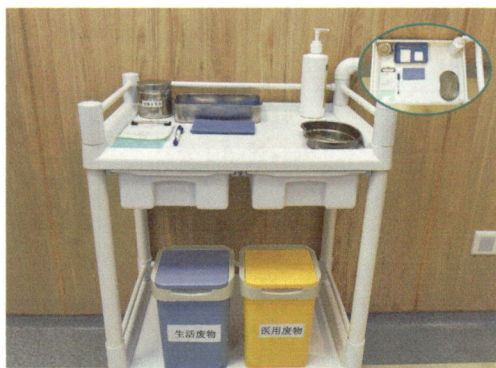

图 6-2-1　准备用物

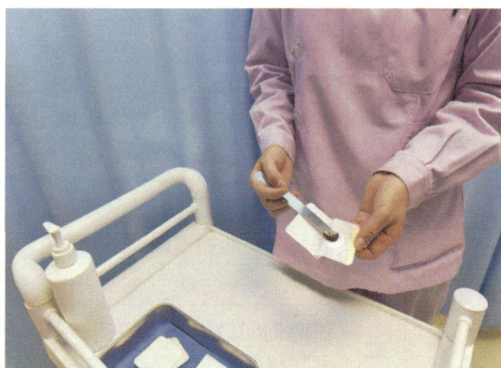

图 6-2-2　用调药板将药物平铺在穴位敷贴上

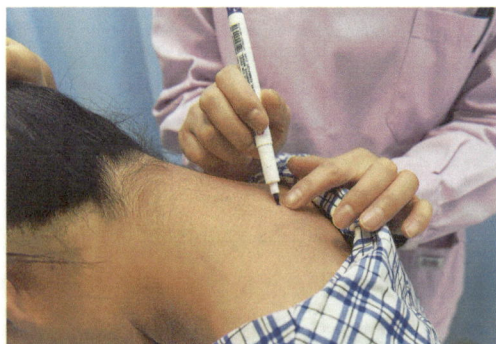

图 6-2-3　精准定位并做好标记

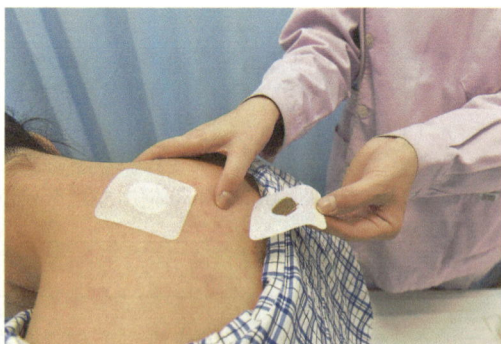

图 6-2-4　将敷贴依次平整贴于穴位上

(四) 相关知识

1. 概念

穴位敷贴技术是将药物制成一定剂型敷贴到特定穴位上,通过药物及手法刺激穴位,激发经气,达到通经活络、清热解毒、活血化瘀、消肿止痛、行气消痞、扶正强身目的的一项中医护理技术,属于中药贴敷范畴。

2. 适用范围

主要适用于过敏性鼻炎、支气管哮喘等呼吸系统病症;慢性胃炎、胃溃疡、功能性胃肠疾病等消化系统病症;局部软组织损伤等骨科病症;痛经、小儿腹泻、消化不良等妇儿病症。

3. 注意事项

(1) 药物及胶贴过敏、贴敷局部皮肤有疮疡、感染或严重皮肤疾病者禁用。

(2) 孕妇的腹部、腰骶部及合谷穴、三阴交穴等特殊穴位禁用。

(3) 使用刺激性强、毒性较大的药物时,严格执行贴敷时间并密切观察患者反应和局部皮肤情况。

(4) 去除残留在皮肤上的药膏时,不可用肥皂等刺激性清洁用品。

三、技术三十一　中药热熨敷(中药烫熨)技术

(一) 典型病例

患者王某,女,50岁。中医诊断:腰痛(寒凝气滞);西医诊断:腰肌劳损。遵医嘱给予中药热熨敷治疗。

扫码查看图示

(二) 操作流程及评分标准

项目	序号	操作流程	图示	分值	评分说明	扣分	备注
仪表	1	仪表符合职业要求、佩戴手表		1			
核对	2	双人核对医嘱单、治疗单		2	未核对扣2分 核对不全扣1分		
评估告知	3	患者意识、临床症状、生命体征、既往史、过敏史、凝血功能、是否妊娠或月经期、操作部位皮肤情况等		4	一项未评估扣1分 最高扣4分		边操作边口述
	4	患者和(或)家属对此项操作的认知及配合程度,患者对热的耐受程度		2			
	5	告知患者此项操作目的及方法		2	一项未告知扣1分		

项目	序号	操作流程	图示	分值	评分说明	扣分	备注
评估告知	6	嘱(协助)患者排空二便		1			
	7	环境安静整洁,光线充足,符合隐私保护和保暖要求		1	未评估扣1分 评估不全面扣0.5分		
操作前准备	8	洗手,戴口罩		2	一项未做到或不规范扣1分		
	9	用物: 治疗车上层:方盘、中药热熨包、双层纱布袋、测温仪、油膏或凡士林、纱布、快速手消毒剂、弯盘、医嘱单、治疗单,必要时备屏风、烫伤膏 治疗车下层:医用废物收集袋、生活废物收集袋	图6-3-1	4	缺一项扣0.5分 最高扣4分		
	10	所有用物均在有效期内		2	未口述扣1分		边操作边口述
	11	将装有药物的纱布袋加热至60~70℃备用	图6-3-2	4	温度不符合要求扣4分		
操作过程	12	携用物至床旁,核对患者身份信息(两种及以上)		2	未采用两种及以上身份识别信息扣2分		
	13	协助患者取适宜体位,暴露操作部位,做好隐私保护和保暖		3	一项未做到扣1分		
	14	核对并确认操作部位及方法		3	一项不到位扣1.5分		
	15	洗手		2			
	16	清洁皮肤,热熨敷部位涂适量油膏或凡士林		6	一项不到位扣3分		
	17	推熨:力量均匀,开始时力度要小,速度可稍快,随着药袋温度降低,力度可增大,同时减慢速度	图6-3-3	10	力量不均匀扣4分 未由轻到重扣3分 速度未由快到慢扣3分		
	18	将测温仪置于与热熨药袋连接处,药熨温度应保持在40~50℃	图6-3-4	6			口述
	19	药袋温度低于要求时,更换药袋或加温		4			口述

续表

项目	序号	操作流程	图示	分值	评分说明	扣分	备注
操作过程	20	药熨过程中密切观察局部皮肤情况,询问患者对温度的感受,及时调整速度与温度,防止烫伤		6	一项未做到扣2分		
	21	药熨完毕,清洁局部皮肤		4			
	22	询问患者感受,观察药熨后反应及皮肤情况(口述:如有异常及时处置并记录)		6	未询问扣2分未观察扣2分未口述扣2分		边操作边口述
	23	协助患者取舒适体位,整理床单位		3	一项未做到扣1分		
	24	再次核对		2			
	25	告知相关注意事项,进行健康指导		4	一项未做到扣2分		
操作后处理	26	用物:根据《医疗机构消毒技术规范》和《医疗废物管理条例》做相应处理		1			边操作边口述
	27	洗手		2			
	28	书写记录单,签全名		1	一项未做到扣0.5分		
综合评价	29	查对无误、操作熟练、手法规范、动作轻巧、记录完整;沟通良好、体现人文关怀;符合院感要求		10	一项未做到扣2分		
	关键否决项:查对不正确/皮肤烫伤/其他安全问题						
	建议操作考核时间10分钟,达标分数90分						
						得分＿＿＿＿	

（三）重点步骤图示

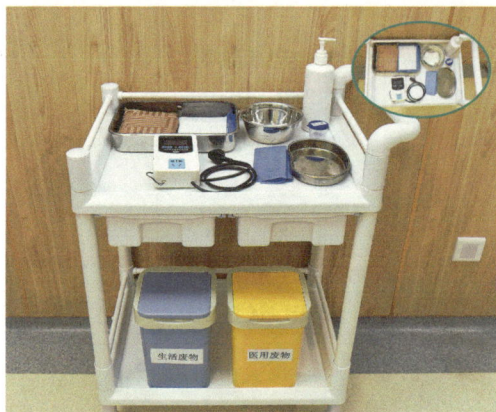

图 6-3-1 准备用物

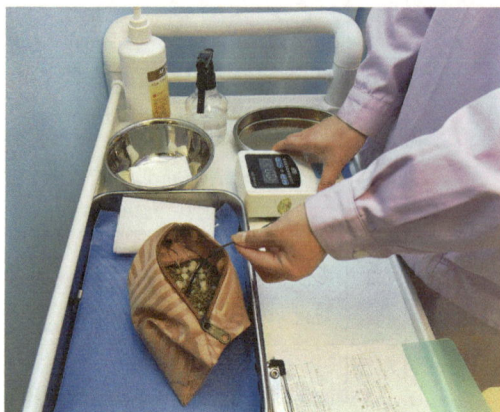

图 6-3-2 加热装有药物的纱布袋

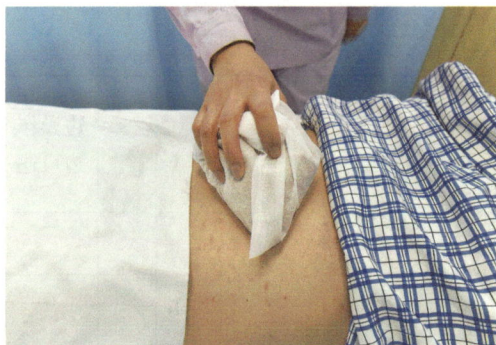

图 6-3-3 推熨药袋

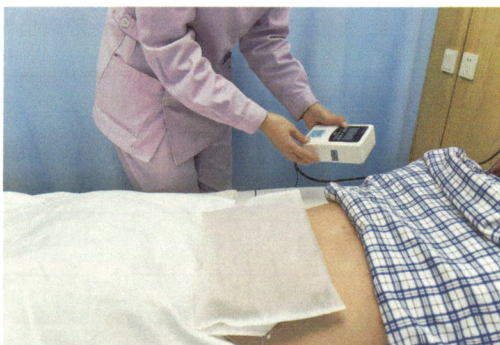

图 6-3-4 药熨温度保持在 40~50℃

（四）相关知识

1. 概念

中药热熨敷技术是将中草药装入布袋中,加热后在人体局部或特定穴位上熨烫或热熨,利用温热之力使药性通过体表循经入脉,从而达到温经通络、行气活血、散寒止痛、祛瘀消肿等目的的一项中医护理技术。

2. 适用范围

主要适用于脾胃虚寒引起的胃脘疼痛、腹胀等病症;风湿痹症引起的关节疼痛、肢体酸胀沉重麻木、腰背疼痛等病症。

3. 注意事项

（1）各种实热证患者禁用;孕妇腹部及腰骶部、大血管处、皮肤破损处、炎症及急性软组织损伤处禁用。

（2）局部感觉障碍时慎用，操作过程中应加强观察，控制药袋温度，防止烫伤。

（3）治疗期间饮食宜清淡，多饮温水，避免生冷食物。

（4）注意避风保暖。

四、技术三十二　中药湿热敷技术

（一）典型病例

患者薛某，女，50岁。中医诊断：筋结（气滞证）；西医诊断：肱骨外上髁炎。遵医嘱给予中药湿热敷治疗。

扫码查看
图示

（二）操作流程及评分标准

项目	序号	操作步骤	图示	分值	评分说明	扣分	备注
仪表	1	仪表符合职业要求、佩戴手表		1			
核对	2	双人核对医嘱单、治疗单		2	未核对扣2分 核对不全扣1分		
评估告知	3	患者意识、临床症状、生命体征、既往史、过敏史、凝血功能、是否妊娠或月经期、操作部位皮肤情况等		4	一项未评估扣1分 最高扣4分		边操作边口述
	4	患者和（或）家属对此项操作的认知及配合程度，患者对热的耐受程度		2			
	5	告知患者此项操作目的及方法		2	一项未告知扣1分		
	6	嘱（协助）患者排空二便		1			
	7	环境安静整洁，光线充足，符合隐私保护和保暖要求		1	未评估扣1分 评估不全面扣0.5分		
操作前准备	8	洗手，戴口罩		2	一项未做到或不规范扣1分		
	9	用物： 治疗车上层：治疗盘、中药药液、煮药锅、纱布、水温计、止血钳2把、治疗碗、弯盘、一次性中单、快速手消毒剂、医嘱单、治疗单，必要时备屏风、烫伤膏 治疗车下层：医用废物收集袋、生活废物收集袋	图6-4-1	4	缺一项扣0.5分 最高扣4分		

续表

项目	序号	操作步骤	图示	分值	评分说明	扣分	备注
操作前准备	10	所有用物均在有效期内		2	未口述扣1分		边操作边口述
操作过程	11	携用物至床旁,核对患者身份信息(两种及以上)		2	未采用两种及以上身份识别信息扣2分		
	12	协助患者取适宜体位,暴露操作部位,做好隐私保护和保暖		3	一项未做到扣1分		
	13	核对并确认操作部位及方法	图6-4-2	3	一项不到位扣1.5分		
	14	洗手		2			
	15	湿敷部位下铺一次性中单		2			
	16	清洁皮肤		3			
	17	将药液倒入治疗碗中,并测试温度(38~43℃)	图6-4-3	6	未测温扣4分温度不达标扣2分		边口述边操作
	18	将纱布置于药液中浸透	图6-4-4	3			
	19	拧干至不滴水后敷于患处,确保与皮肤紧密贴合	图6-4-5	6	一项不到位扣3分		
	20	及时更换敷料,持续保证湿敷部位的温度及湿度	图6-4-6	8	温度不达标扣4分湿度不达标扣4分		
	21	看表计时,湿热敷时间为20~30分钟		3	未计时扣2分未口述扣1分		边操作边口述
	22	询问患者感受,做好隐私保护和保暖		4	一项未做到扣2分		边操作边口述
	23	若患者不能耐受,及时去除纱布,观察局部皮肤情况		3			口述
	24	敷药结束,撤除敷药纱布,清洁皮肤		2			
	25	询问患者湿敷后的感受,观察皮肤情况(口述:如有异常,及时处置并记录)		5	未询问扣2分未观察扣2分未口述扣1分		边操作边口述

续表

项目	序号	操作步骤	图示	分值	评分说明	扣分	备注
操作过程	26	协助患者取舒适体位,整理床单位		4	一项未做到扣2分		
	27	再次核对		2			
	28	告知相关注意事项,进行健康指导		4	一项未做到扣2分		
操作后处理	29	用物:根据《医疗机构消毒技术规范》和《医疗废物管理条例》做相应处理		1			边操作边口述
	30	洗手		2			
	31	书写记录单,签全名		1	一项未做到扣0.5分		
综合评价	32	查对无误、操作熟练、手法规范、动作轻巧、记录完整;沟通良好、体现人文关怀;符合院感要求		10	一项未做到扣2分		
		关键否决项:查对不正确/皮肤烫伤/其他安全问题					
		建议操作考核时间 10 分钟,达标分数 90 分					
						得分_____	

(三) 重点步骤图示

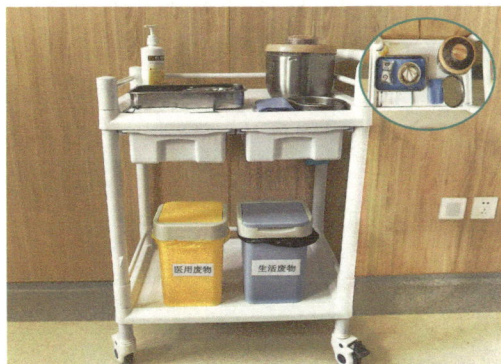

图 6-4-1　准备用物

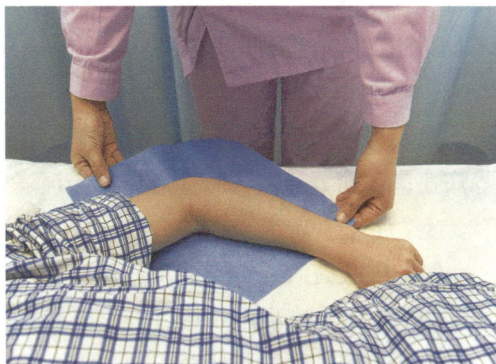

图 6-4-2　核对并确认操作部位及方法

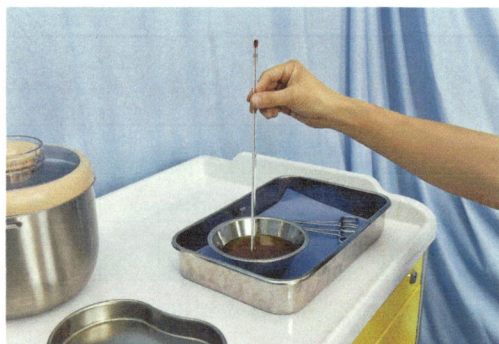

图 6-4-3　药液倒入治疗碗中并测试温度

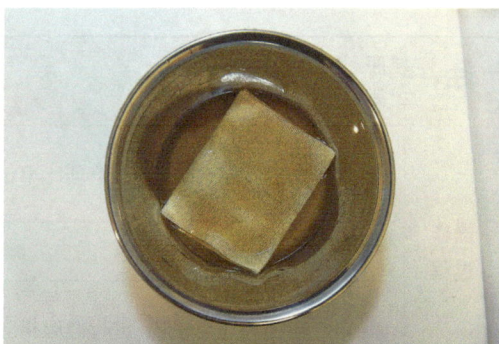

图 6-4-4　纱布置于药液中浸透

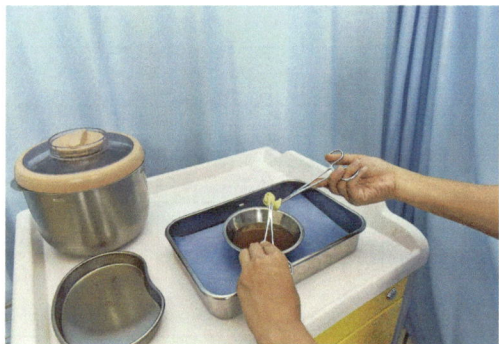

图 6-4-5　纱布拧至不滴水

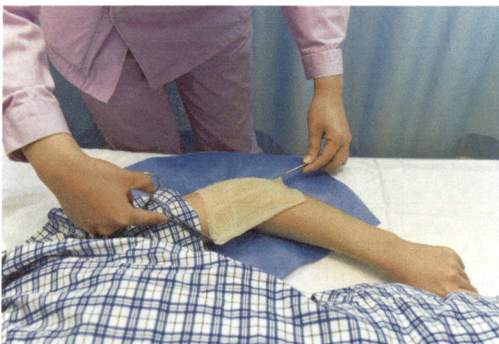

图 6-4-6　及时更换敷料

（四）相关知识

1. 概念

中药湿热敷技术是将敷料置于中药煎成的汤汁中，充分浸泡后取出，趁热敷于患处，透过体表皮肤，发挥温热效应与药物药效的双重作用，达到疏通腠理、祛风除湿、舒筋活络、消肿散结、清热解毒作用的一项中医护理技术，属于中药贴敷范畴。

2. 适用范围

主要适用于软组织损伤、骨折愈合后肢体功能障碍、类风湿性关节炎、强直性脊柱炎等病症；疖、痈等急性化脓性感染未破溃者等。

3. 注意事项

（1）皮肤破溃或传染性皮肤病患者禁用。

（2）湿敷液应现配现用，注意药液温度，防止烫伤。

（3）治疗过程中应注意保暖。

五、技术三十三 中药冷敷技术

（一）典型病例

患者王某,女,63岁。中医诊断:筋伤(气滞血瘀证);西医诊断:急性踝关节扭伤。遵医嘱给予中药冷敷治疗。

扫码查看
图示

（二）操作流程及评分标准

项目	序号	操作流程	图示	分值	评分说明	扣分	备注
仪表	1	仪表符合职业要求、佩戴手表		1			
核对	2	双人核对医嘱单、治疗单		2	未核对扣2分 核对不全扣1分		
评估告知	3	患者意识、临床症状、生命体征、既往史、过敏史、凝血功能、是否妊娠或月经期、操作部位皮肤情况等		4	一项未评估扣0.5分 最高扣4分		边操作边口述
	4	患者和(或)家属对此项操作的认知及配合程度,患者对冷的耐受程度		2			
	5	告知患者此项操作目的及方法		2	一项未告知扣1分		
	6	嘱(协助)患者排空二便		1			
	7	环境安静整洁,光线充足,符合隐私保护和保暖要求		1	未评估扣1分 评估不全面扣0.5分		
操作前准备	8	洗手,戴口罩		2	一项未做到或不规范扣1分		
	9	用物: 治疗车上层:中药药液(8~15℃)、敷料、纱布、镊子3把、弯盘、一次性中单、治疗碗、水温计、剪刀、快速手消毒剂、医嘱单、治疗单,必要时备屏风 治疗车下层:医用废物收集袋和生活废物收集袋	图6-5-1	4	缺一项扣0.5分 最高扣4分		
	10	所有用物均在有效期内		2	未口述扣1分		边操作边口述

续表

项目	序号	操作流程	图示	分值	评分说明	扣分	备注
操作过程	11	携用物至床旁,核对患者身份信息(两种及以上)		2	未采用两种及以上身份识别信息扣2分		
	12	协助患者取适宜体位,暴露操作部位,做好隐私保护和保暖		3	一项未做到扣1分		
	13	核对并确认操作部位及方法		3	一项不到位扣1.5分		
	14	洗手		2			
	15	清洁皮肤,测试药液温度(8~15℃)	图6-5-2	6	未清洁皮肤扣2分 温度不达标扣4分		
	16	将药液倒入治疗碗中,充分浸湿敷料后取出,拧至不滴水为宜	图6-5-3	5	未充分浸湿扣5分		
	17	敷于患处,确保与皮肤紧密贴合	图6-5-4	5	敷料不贴合扣5分		
	18	随时更换敷料,确保湿度适宜,患处维持低温,冷敷时间为20~30分钟		8	未及时更换扣6分 未口述扣2分		边操作边口述
	19	询问患者有无不适,观察肢体末梢血运,注意保暖		8	一项未做到扣4分		
	20	观察冷敷局部皮肤情况,敷料是否充分贴合患处		4	一项未做到扣2分		边操作边口述
	21	治疗结束,撤除敷料,清洁皮肤		5			
	22	询问患者冷敷后感受,疼痛是否缓解,观察病情及皮肤情况(口述:如有异常,及时处置并记录)		3	未询问扣1分 未观察扣1分 未口述扣1分		边操作边口述
	23	协助患者取舒适体位,整理床单位		4	一项未做到扣2分		
	24	再次核对		3			
	25	告知相关注意事项,进行健康指导		4	一项未做到扣2分		
操作后处理	26	用物:根据《医疗机构消毒技术规范》和《医疗废物管理条例》做相应处理		1			边操作边口述
	27	洗手		2			

续表

项目	序号	操作流程	图示	分值	评分说明	扣分	备注
操作后处理	28	书写记录单,签全名		1	一项未做到扣0.5分		
综合评价	29	查对无误、操作熟练、手法规范、动作轻巧、记录完整;沟通良好、体现人文关怀;符合院感要求		10	一项未做到扣2分		
	关键否决项:查对不正确/皮肤冻伤/其他安全问题						
	建议操作考核时间8分钟,达标分数90分						
					得分_____		

(三) 重点步骤图示

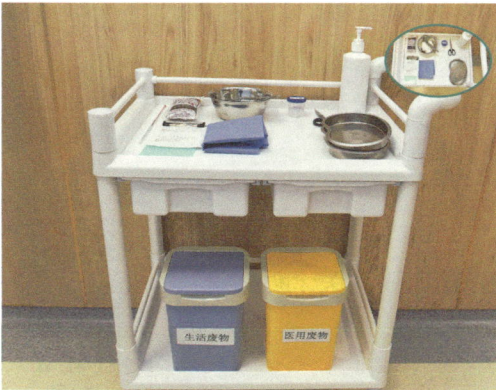

图 6-5-1　准备用物

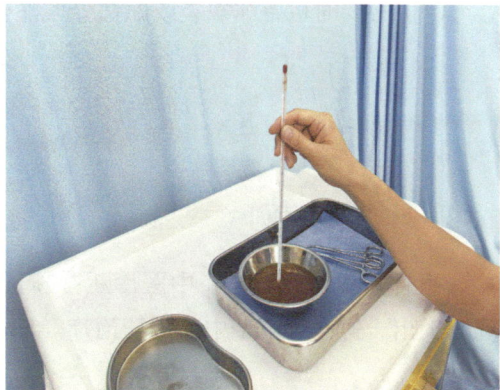

图 6-5-2　测试药液温度

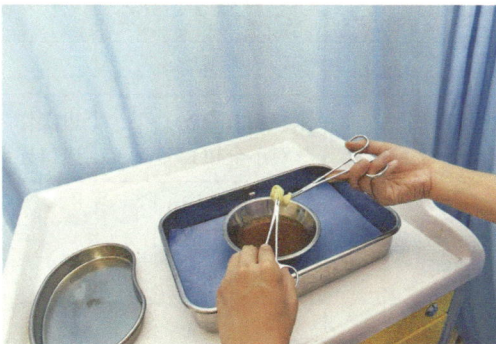

图 6-5-3　取出敷料并拧干

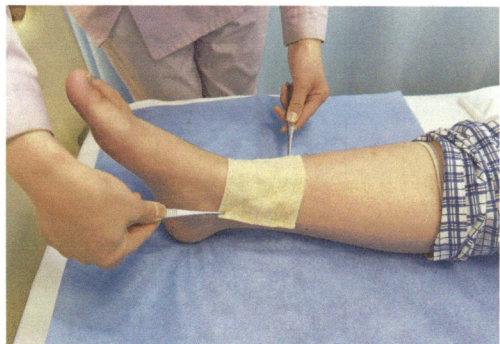

图 6-5-4　将敷料敷于患处

（四）相关知识

1. 概念

中药冷敷技术是将中药洗剂、散剂、酊剂冷敷于患处,利用温度差,使皮肤血管收缩,促进中药透皮吸收,同时通过经络传导,气血运行,从而达到降温、止痛、止血、消肿、减轻炎性渗出的一项中医护理技术,属于中药贴敷范畴。

2. 适用范围

主要适用于外伤、闭合性骨折、脱位、软组织损伤等病症的初期治疗。

3. 注意事项

（1）严重心脑血管疾病、皮肤感觉减退者禁用;慢性炎症或深部化脓性病灶、开放性伤口处禁用。

（2）老人、幼儿慎用;患者颈胸部慎用;冬季室温较低时,不宜冷敷。

（3）密切观察冷敷部位皮肤变化,特别是近关节处或皮下脂肪少的部位,要密切观察患肢末梢血运,定时询问患者局部感受。如发现异常,应停止冷敷,及时对症处理。

（4）必要时可备冰敷袋或凉性介质贴膏等保持局部低温。

六、技术三十四　中药塌渍技术

（一）典型病例

患者杨某,男,52 岁。中医诊断:腰痛(寒湿痹阻证);西医诊断:腰椎间盘突出。遵医嘱给予中药塌渍治疗。

扫码查看图示

（二）操作流程及评分标准

项目	序号	操作流程步骤	图示	分值	评分说明	扣分	备注
仪表	1	仪表符合职业要求、佩戴手表		1			
核对	2	双人核对医嘱单、治疗单		2	未核对扣 2 分 核对不全扣 1 分		边操作边口述
评估告知	3	患者意识、临床症状、生命体征、既往史、过敏史、凝血功能、是否妊娠或月经期、操作部位皮肤情况等		4	一项未评估扣1 分 最高扣 4 分		
	4	患者和(或)家属对此项操作的认知及配合程度,患者对热的耐受程度		2			
	5	告知患者此项操作目的及方法		2	一项未告知扣1 分		

续表

项目	序号	操作流程步骤	图示	分值	评分说明	扣分	备注
评估 告知	6	嘱(协助)患者排空二便		1			
	7	环境安静整洁,光线充足,符合隐私保护和保暖要求		1	未评估扣1分 评估不全面扣0.5分		
操作前 准备	8	洗手,戴口罩		2	一项未做到或不规范扣1分		
	9	用物: 治疗车上层:方盘内放塌渍药包(根据病情,辨证选药)、保温壶或煮锅、调药板或小勺、测温仪、一次性中单、快速手消毒剂、一次性手套、TDP灯、浴巾、医嘱单、治疗单,必要时备屏风、烫伤膏 治疗车下层:医用废物收集袋、生活废物收集袋	图6-6-1	4	缺一项扣0.5分 最高扣4分		
	10	所有用物均在有效期内		2	未口述扣1分		边操作 边口述
操作 过程	11	携用物至床旁,核对患者身份信息(两种及以上)		2	未采用两种及以上身份识别信息扣2分		
	12	打开TDP灯进行预热		3			
	13	协助患者取适宜体位,暴露操作部位,做好隐私保护和保暖		3	一项未做到扣1分		
	14	核对并确认操作部位及方法		3	一项不到位扣1.5分		
	15	洗手,将双手搓热		2			
	16	清洁局部皮肤		2			
	17	戴手套,用90℃以上的热水将塌渍包充分浸湿		5	未戴手套扣1分 未充分浸湿扣4分		
	18	将塌渍包内药物均匀铺平		5			
	19	测量塌渍包温度,保持在50~60℃	图6-6-2	5	未测温扣5分		边操作 边口述

续表

项目	序号	操作流程步骤	图示	分值	评分说明	扣分	备注
操作过程	20	将塌渍包取出平铺于治疗部位,询问患者感受	图6-6-3	6	一项未做到扣3分		
	21	将预热好的TDP灯放于塌渍包的上方20~30cm处,照射时间定为20~30分钟	图6-6-4	5			
	22	观察局部皮肤,询问患者对温度的感受,告知患者不可自行调节TDP灯的高度和时间,防止烫伤		6	未观察扣2分 未询问扣2分 未告知扣2分		
	23	治疗结束,清洁局部皮肤,脱去手套		4	未清洁皮肤扣3分 未脱手套扣1分		
	24	询问患者塌渍后的感受,症状是否缓解,观察患者病情及皮肤情况(口述:如有异常及时处置并记录)		6	未询问扣2分 未观察扣2分 未口述扣2分		边操作边口述
	25	协助患者取舒适体位,整理床单位		2	一项未做到扣1分		
	26	再次核对		2			
	27	告知相关注意事项,进行健康指导		4	一项未做到扣2分		
操作后处理	28	用物:根据《医疗机构消毒技术规范》和《医疗废物管理条例》做相应处理		1			边操作边口述
	29	洗手		2			
	30	书写记录单,签全名		1	一项未做到扣0.5分		
综合评价	31	查对无误、操作熟练、手法规范、动作轻巧、记录完整;沟通良好、体现人文关怀;符合院感要求		10	一项未做到扣2分		
关键否决项:查对不正确/皮肤烫伤/其他安全问题							
建议操作考核时间8分钟,达标分数90分							

得分＿＿＿＿＿

（三）重点步骤图示

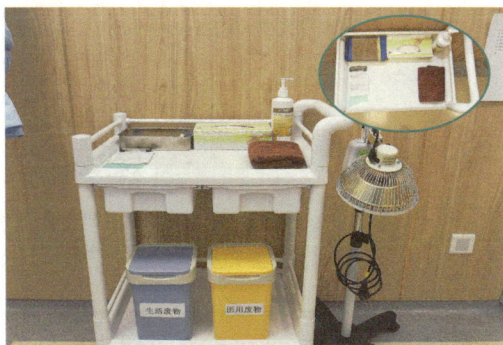

图 6-6-1　准备用物

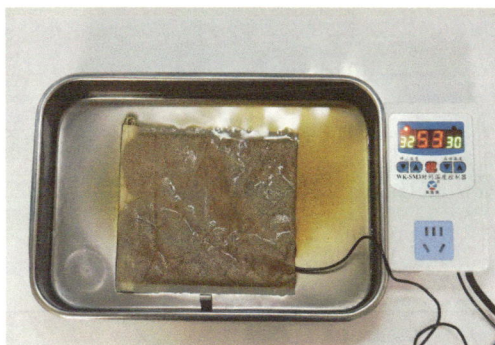

图 6-6-2　测量塌渍包温度

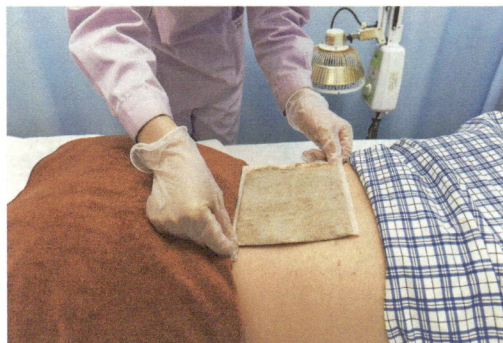

图 6-6-3　将塌渍包平铺于治疗部位

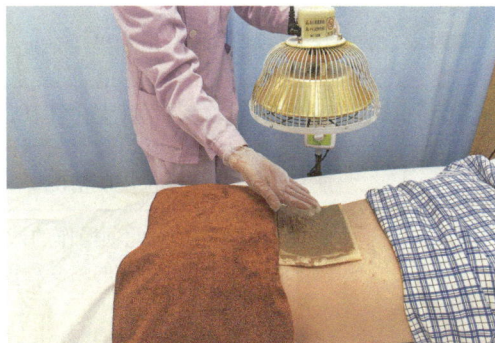

图 6-6-4　将预热好的 TDP 灯放于塌渍包上方

（四）相关知识

1. 概念

中药塌渍技术是将中药装入一次性塌渍包中，煎煮后通过湿敷、淋洗、浸泡患处，利用其温热之力使药性经皮透入经络，内达脏腑，从而起到温经通络、散寒止痛、活血化瘀作用的一项中医护理技术。

2. 适用范围

主要适用于各种痿证、痹证、筋伤、骨折后期肢体功能障碍及虚寒性胃痛、腹痛等。

3. 注意事项

（1）重度糖尿病、出血性疾病、局部皮肤破损、感觉障碍者禁用；孕妇腹部及腰骶部禁用。

（2）塌渍过程中嘱患者不可随意变动体位，防止烫伤。

（3）塌渍后注意保暖，防止受凉。

七、技术三十五　中药封包技术

（一）典型病例

患者安某,女,35岁。中医诊断:痛经(寒湿凝滞证);西医诊断:痛经。遵医嘱给予中药封包治疗。

（二）操作流程及评分标准

项目	序号	操作流程	图示	分值	评分说明	扣分	备注
仪表	1	仪表符合职业要求、佩戴手表		1			
核对	2	双人核对医嘱单、治疗单		2	未核对扣2分 核对不全扣1分		
评估告知	3	患者意识、临床症状、生命体征、既往史、过敏史、凝血功能、是否妊娠或月经期、操作部位皮肤情况等		4	一项未评估扣1分 最高扣4分		边操作边口述
	4	患者和(或)家属对此项操作的认知及配合程度,患者对热的耐受程度		2			
	5	告知患者此项操作目的及方法		2	一项未告知扣1分		
	6	嘱(协助)患者排空二便		1			
	7	环境安静整洁,光线充足,符合隐私保护和保暖要求		1	未评估扣1分 评估不全面扣0.5分		
操作前准备	8	洗手,戴口罩		2	一项未做到或不规范扣1分		
	9	用物: 治疗车上层:治疗盘、药包、测温仪、TDP治疗仪、快速手消毒剂、医嘱单、治疗单,必要时备屏风、烫伤膏 治疗车下层:医用废物收集袋、生活废物收集袋	图6-7-1	4	缺一项扣0.5分 最高扣4分		
	10	根据病情辨证选药,将药物放入大小适合的无纺布袋中,加热,备用		3			
	11	所有用物均在有效期内、设备完好		2	未口述扣1分		边操作边口述

续表

项目	序号	操作流程	图示	分值	评分说明	扣分	备注
操作过程	12	携用物至床旁,核对患者身份信息(两种及以上)		2	未采用两种及以上身份识别信息扣2分		
	13	协助患者取适宜体位,暴露操作部位,做好隐私保护和保暖		3	一项未做到扣1分		
	14	核对并确认操作部位及方法		3	一项不到位扣1.5分		
	15	洗手		2			
	16	清洁局部皮肤		2			
	17	TDP治疗仪连接电源,预热		3			
	18	用测温仪测试药袋温度,一般为40~50℃	图6-7-2	3	温度不适宜扣2分 未口述扣1分		边操作边口述
	19	将药袋贴膜敷于患处	图6-7-3	3			
	20	将TDP治疗仪置于药袋上方约30cm处,设定时间为20分钟	图6-7-4	6	距离不适宜扣4分 未口述扣2分		边操作边口述
	21	观察局部皮肤,询问患者对温度的感受,告知患者不可自行调整TDP灯距和时间,防止烫伤		6	未观察扣2分 未询问扣2分 未口述扣2分		边操作边口述
	22	洗手,记录起始时间		3	未洗手扣2分 未记录扣1分		
	23	再次核对患者信息		2			
	24	治疗结束,去除TDP治疗仪、药包,清洁局部皮肤		6	一项未做到扣2分		
	25	关闭TDP治疗仪电源		2			
	26	询问患者治疗后感受,症状是否缓解,观察患者皮肤情况(口述:如有异常,及时处置并记录)		6	未询问扣2分 未观察扣2分 未口述扣2分		边操作边口述
	27	协助患者取舒适体位,整理床单位		4	一项未做到扣2分		
	28	再次核对		2			
	29	告知相关注意事项,进行健康指导		4	一项未做到扣2分		

续表

项目	序号	操作流程	图示	分值	评分说明	扣分	备注
操作后处理	30	用物:根据《医疗机构消毒技术规范》和《医疗废物管理条例》做相应处理		1			边操作边口述
	31	洗手		2			
	32	书写记录单,签全名		1	一项未做到扣0.5分		
综合评价	33	查对无误、操作熟练、手法规范、动作轻巧、记录完整;沟通良好、体现人文关怀;符合院感要求		10	一项未做到扣2分		
	关键否决项:查对不正确/皮肤烫伤/其他安全问题						
	建议操作考核时间10分钟,达标分数90分						
						得分_____	

（三）重点步骤图示

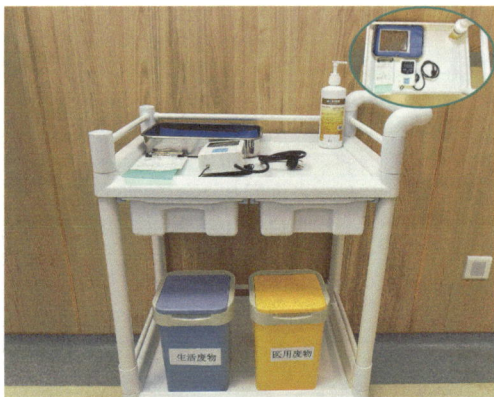

图 6-7-1　准备用物

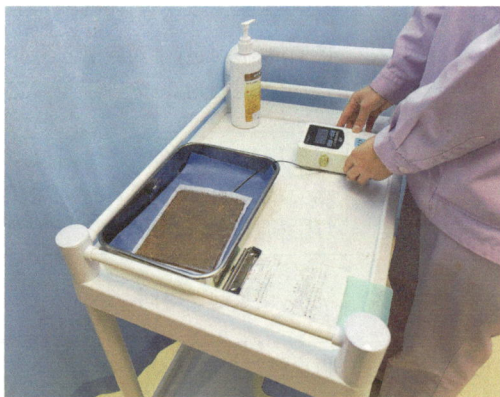

图 6-7-2　用测温仪测试药袋温度

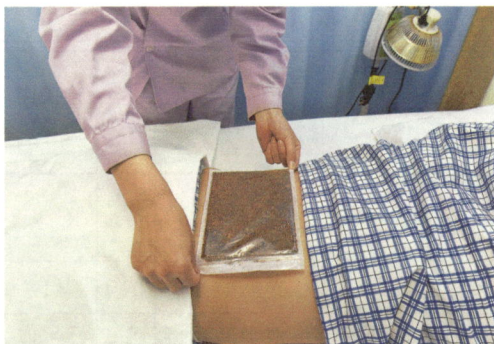

图 6-7-3　将药袋敷于患处

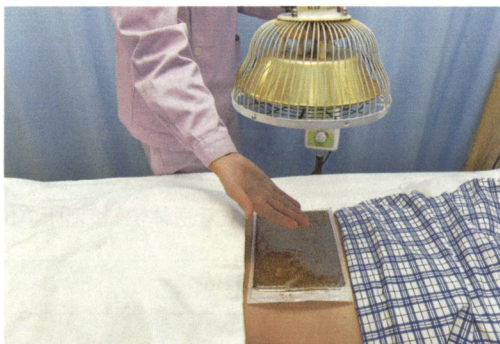

图 6-7-4　将 TDP 治疗仪置于药袋上方

（四）相关知识

1. 概念

中药封包技术是将蒸制好的中药药包置于相应的体表部位或某一特定穴位，通过药包的热蒸气使局部的毛细血管扩张，血液循环加速，促进药性的发挥，达到温经通络、调和气血、祛寒除湿功效的一项中医护理操作技术，属于中药贴敷范畴。

2. 适用范围

主要用于颈肩腰腿痛、痛经、胃痛等疾病。

3. 注意事项

（1）局部皮肤破损者、不明原因肿块部位、外伤24小时内禁用；妊娠期慎用。

（2）注意休息，防寒保暖，治疗期间禁食生冷、辛辣食物，忌烟酒。

（3）如出现红疹、瘙痒等过敏反应时应暂停使用，报告医师积极对症处理。

（4）如皮肤烫伤时，出现小水疱，不必特殊处理，待自行吸收；出现大水疱，消毒局部皮肤，用无菌注射器抽出疱内液体，保持干燥，防止感染。

八、技术三十六 中药热罨包技术

（一）典型病例

患者李某，男，43岁。中医诊断：胃脘痛（脾胃虚寒证）；西医诊断：慢性胃炎。遵医嘱给予中药热罨包治疗。

扫码查看图示

（二）操作流程及评分标准

项目	序号	操作流程	图示	分值	评分说明	扣分	备注
仪表	1	仪表符合职业要求、佩戴手表		1			
核对	2	双人核对医嘱单、治疗单		2	未核对扣2分 核对不全扣1分		
评估告知	3	患者意识、临床症状、生命体征、既往史、过敏史、凝血功能、是否妊娠或月经期、操作部位皮肤情况等		4	一项未评估扣1分 最高扣4分		边操作边口述
	4	患者和（或）家属对此项操作的认知及配合程度，患者对热的耐受程度		2			
	5	告知患者此项操作目的及方法		2	一项未告知扣1分		

续表

项目	序号	操作流程	图示	分值	评分说明	扣分	备注
评估告知	6	嘱(协助)患者排空二便		1			
	7	环境安静整洁,光线充足,符合隐私保护和保暖要求		1	未评估扣1分 评估不全面扣0.5分		
操作前准备	8	洗手,戴口罩		2	一项未做到或不规范扣1分		
	9	用物: 治疗车上层:治疗盘、中药包、一次性布袋、纱布数块、弯盘、快速手消毒剂、测温仪、治疗巾、医嘱单、治疗单,必要时备屏风、烫伤膏 治疗车下层:医用废物收集袋、生活废物收集袋	图6-8-1	4	缺一项扣0.5分 最高4分		
	10	备恒温箱并检查设备完好	图6-8-2	1			
	11	所有用物均在有效期内,设备完好		2	未口述扣1分		边操作边口述
	12	将中药包放至恒温箱,调节到所需温度		4			
操作过程	13	携用物至床旁,核对患者身份信息(两种及以上)		2	未采用两种及以上身份识别信息扣2分		
	14	协助患者取适宜体位,暴露操作部位,注意隐私保护和保暖		3	一项未做到扣1分		
	15	核对并确认操作部位及方法		3	一项不到位扣1.5分		
	16	洗手,将双手搓热		2			
	17	测量药包温度(50~60℃)	图6-8-3	5			
	18	清洁局部皮肤		4			
	19	将加热好的中药包放入一次性布袋中		4			
	20	治疗部位铺一次性治疗巾,将中药包置于其上	图6-8-4	6			
	21	密切观察患者病情变化及皮肤情况,询问患者感受,如有不适及时处理		9	未观察扣3分 未询问扣3分 未口述扣3分		边操作边口述

续表

项目	序号	操作流程	图示	分值	评分说明	扣分	备注
操作过程	22	治疗时间 20~30 分钟		3			口述
	23	治疗结束，去除中药包及治疗巾，清洁局部皮肤		4	一项未做到扣2分		
	24	询问患者治疗后感受，疼痛是否缓解，观察病情变化及局部皮肤情况(口述:如有异常，及时处置并记录)		6	未询问扣2分 未观察扣2分 未口述扣2分		边操作边口述
	25	协助患者取舒适体位，整理床单位		2	一项未做到扣1分		
	26	再次核对		3			
	27	告知相关注意事项，进行健康指导		4	一项未做到扣2分		
操作后处理	28	用物:根据《医疗机构消毒技术规范》和《医疗废物管理条例》做相应处理		1			边操作边口述
	29	洗手		2			
	30	书写记录单，签全名		1	一项未做到扣0.5分		
综合评价	31	查对无误、操作熟练、手法规范、动作轻巧、记录完整;沟通良好、体现人文关怀;符合院感要求		10	一项未做到扣2分		
关键否决项:查对不正确/皮肤灼伤/其他安全问题							
建议操作考核时间 8 分钟，达标分数 90 分							

得分_____

（三）重点步骤图示

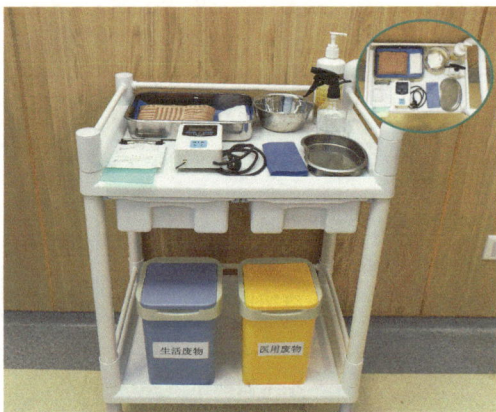

图 6-8-1　准备用物

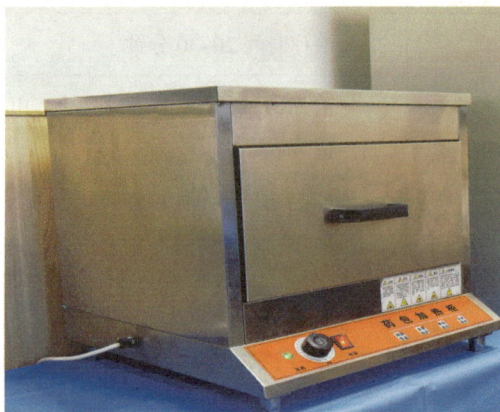

图 6-8-2　恒温箱

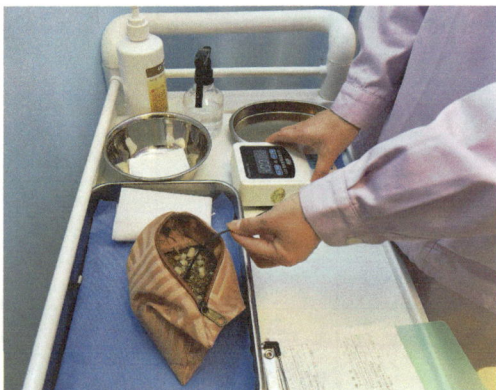

图 6-8-3　测量药包温度

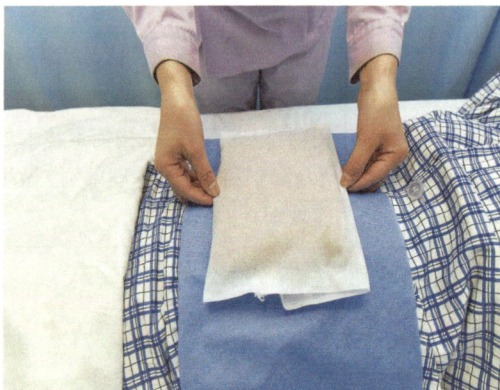

图 6-8-4　治疗部位垫一次性治疗巾并放置中药包

（四）相关知识

1. 概念

中药热罨包技术是将加热好的中药药包置于患病部位或穴位上，利用温热之力使药性通过体表透入经络，以达到温经散寒、活血通络、调和气血、理气止痛目的的一项中医护理技术，属于中药贴敷范畴。

2. 适用范围

适用于慢性虚寒性疾病如胃痛、胃胀、腹痛、腹胀、泄泻等；寒湿所致的颈肩痛、腰肌劳损；寒凝气滞引起的痛经、慢性盆腔炎等病症。

3. 注意事项

（1）严重的糖尿病、截瘫、偏瘫、脊髓空洞等感觉神经功能障碍的患者，有出血倾向者，孕妇的腹部及腰骶部，皮肤有溃疡、感染、不明肿块处禁用。

（2）治疗过程中及时询问患者感受和症状改善情况。

（3）如出现红疹、瘙痒等过敏反应时应暂停使用,积极对症处理。

（4）冬季可加盖浴巾保暖,减少散热。

九、技术三十七　中药涂药技术

（一）典型病例

患者李某,女,50 岁。中医诊断:膝痹(寒湿证);西医诊断:膝骨关节炎。遵医嘱给予中药涂药治疗。

扫码查看
图示

（二）操作流程及评分标准

项目	序号	操作步骤	图示	分值	评分说明	扣分	备注
仪表	1	仪表符合职业要求、佩戴手表		1			
核对	2	双人核对医嘱单、治疗单		2	未核对扣 2 分 核对不全扣 1 分		
评估告知	3	患者意识、临床症状、生命体征、既往史、过敏史、凝血功能、是否妊娠或月经期、操作部位皮肤情况等		4	一项未评估扣1 分 最高扣 4 分		边操作边口述
	4	患者和(或)家属对此项操作的认知及配合程度		2			
	5	告知患者此项操作目的及方法		2	一项未告知扣1 分		
	6	嘱(协助)患者排空二便		1			
	7	环境安静整洁,光线充足,符合隐私保护和保暖要求		1	未评估扣 1 分 评估不全面扣0.5 分		
操作前准备	8	洗手,戴口罩		2	一项未做到或不规范扣 1 分		
	9	用物: 治疗车上层:治疗盘、药物、一次性中单、无菌纱布或无菌敷料、胶布或弹力绷带、快速手消毒剂、治疗碗、弯盘、生理盐水、棉签、医嘱单、治疗单,必要时备屏风、镊子、棉球、大毛巾等 治疗车下层:医用废物收集袋、生活废物收集袋	图 6-9-1	4	缺一项扣 0.5 分最高扣 4 分		

续表

项目	序号	操作步骤	图示	分值	评分说明	扣分	备注
操作前准备	10	所有用物均在有效期内		2	未口述扣1分		边操作边口述
操作过程	11	携用物至床旁,核对患者身份信息(两种及以上)		2	未采用两种及以上身份识别信息扣2分		
	12	协助患者取适宜体位,暴露操作部位,注意隐私保护和保暖		3	一项未做到扣1分		
	13	核对并确认操作部位及方法		3	一项不到位扣1.5分		
	14	洗手		2			
	15	在涂药部位下方铺一次性中单,将弯盘置于患处旁边		4	一项不到位扣2分		
	16	清洁涂药部位皮肤		3			
	17	待干		2			
	18	将药物均匀涂于患处,面积较大时,可用镊子夹棉球蘸药物涂抹,范围超出患处1~2cm,膏剂厚度2~3mm	图6-9-2	9	涂擦不均匀扣3分 范围不足扣3分 厚薄不均匀扣3分		边操作边口述
	19	水剂、酊剂类药物用镊子夹棉球蘸取药物涂药,干湿适宜,以不滴水为度,涂药均匀		4			口述
	20	覆盖敷料,面积大于涂药部位2~3cm	图6-9-3	4	敷料未完全覆盖涂药部位扣3分 未妥善固定扣3分		
	21	用弹力绷带固定敷料,松紧适宜	图6-9-4	4			
	22	询问患者感受,若有异常及时处置并做好记录		4	未询问扣2分 未口述扣2分		边操作边口述
	23	协助患者取舒适体位,整理床单位		2	一项未做到扣1分		
	24	再次核对、洗手		4			
	25	治疗结束,去除敷料及药物,清洁局部皮肤		4	一项未做到扣2分		

续表

项目	序号	操作步骤	图示	分值	评分说明	扣分	备注
操作过程	26	询问患者治疗后感受,症状是否缓解,观察患者病情变化及皮肤情况(口述:如有异常,及时处置并记录)		3	未询问扣1分 未观察扣1分 未口述扣1分		边操作边口述
	27	协助患者取舒适体位,整理床单位		2	一项未做到扣1分		
	28	再次核对		2			
	29	告知相关注意事项,进行健康指导		4	一项未做到扣2分		
操作后处理	30	用物:根据《医疗机构消毒技术规范》和《医疗废物管理条例》做相应处理		1			边操作边口述
	31	洗手		2			
	32	书写记录单,签全名		1	一项未做到扣0.5分		
综合评价	33	查对无误、操作熟练、手法规范、动作轻巧、记录完整;沟通良好、体现人文关怀;符合院感要求		10	一项未做到扣2分		
关键否决项:查对不正确/其他安全问题							
建议操作考核时间8分钟,达标分数90分							
						得分 _____	

(三) 重点步骤图示

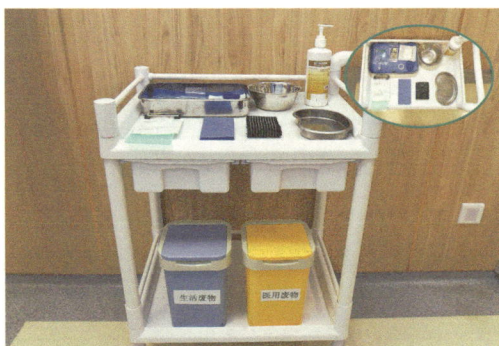

图 6-9-1　准备用物

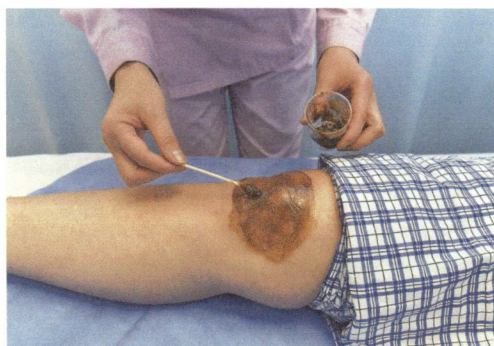

图 6-9-2　将药物均匀涂于患处

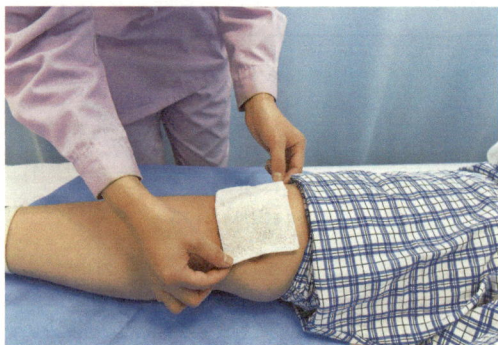

图 6-9-3　覆盖敷料

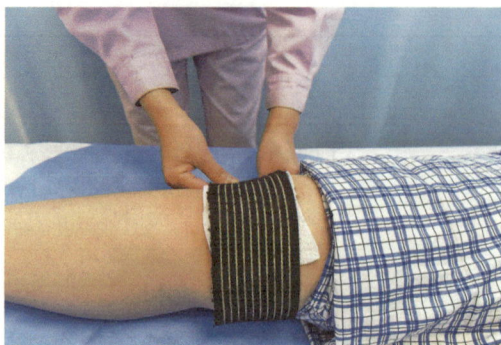

图 6-9-4　妥善固定

（四）相关知识

1. 概念

中药涂药技术又称中药涂擦技术，是将中药制成水剂、酊剂、油剂、膏剂等剂型，直接涂抹于患处或涂抹于纱布上敷于患处，达到祛风除湿、解毒消肿、通络镇痛、活血化瘀的一项中医护理技术。

2. 适用范围

适用于骨关节炎、跌打损伤、烫伤、烧伤、湿疹、带状疱疹、丹毒、静脉炎、疖痈等病症。

3. 注意事项

（1）药物过敏者禁用；婴幼儿颜面部慎用。

（2）涂药后，观察局部及全身的情况，如出现丘疹、瘙痒、水疱或局部肿胀等现象，应立即停药，将药物擦洗干净并对症处理。

（3）水剂、酊剂用后需将瓶盖盖紧，防止挥发。

（4）再次涂药时，若敷料与患处黏附，不可强行撕脱，可用生理盐水棉球沾湿敷料后再揭，并擦去药迹。

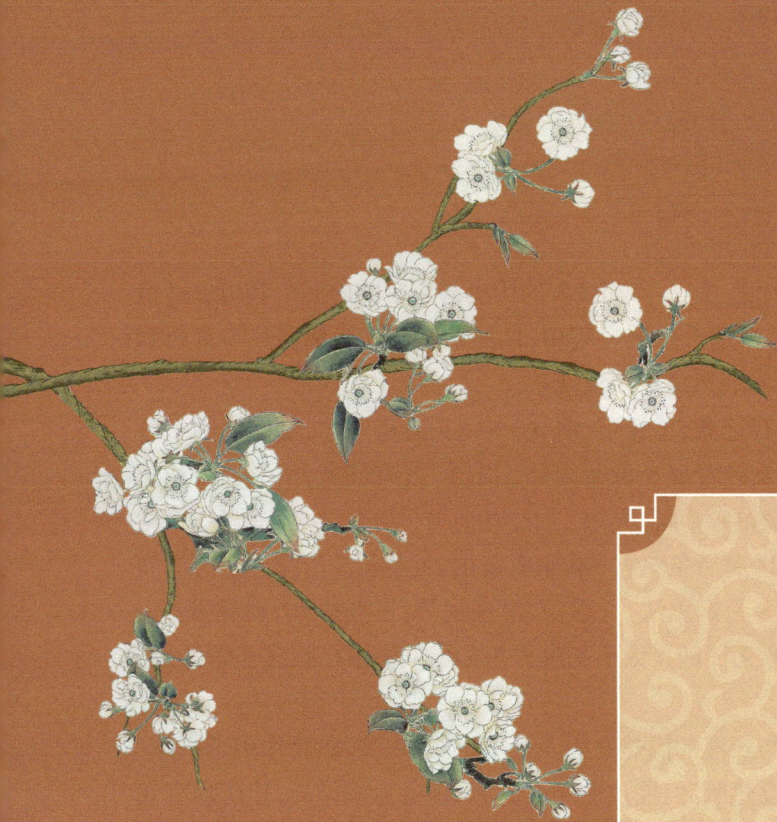

第七篇　熏洗法

一、概　述

中药熏洗法是中医传统外治疗法之一,有着悠久的历史与丰富的内涵。其历史可追溯至远古时期,古人在日常的沐浴及用火取暖过程中,偶然发现身体接触温热与草药烟气后某些病痛得以缓解,由此逐渐发展形成中药熏洗法。

中药熏洗法在历代医籍中多有记载,《礼记·曲礼》中"头有疮则沐,身有疡则浴";西汉淳于意曾用药物熏蒸治疗韩女腰背痛;《黄帝内经》提出"其有邪者,渍形以为汗",记载了使用椒、姜、桂和酒煮沸熏蒸治疗痹证;葛洪《肘后备急方》、陈延之《小品方》中均有熏蒸方治疗内科急症的记录,如《肘后备急方》载用煮黄柏、黄芩熏洗治疗创伤与痈痛症等;孙思邈的《千金要方》将其分为烟熏法、气熏法、淋洗法等;王焘的《外台秘要》记录了西晋张苗用桃叶蒸法治疗伤寒无汗证;《太平圣惠方》载熏蒸方163首,《圣济总录》载熏蒸方40余首。

中药熏洗法是利用中药蒸汽与药液的温热之力及药力,通过皮肤、黏膜作用于机体,以达治疗目的。它通过熏蒸时的温热刺激,使皮肤毛孔扩张,促进血液循环,让药物有效成分更充分透入人体,发挥其药理作用。一方面可清热解毒,对于热毒内蕴所致的痈肿疮疡等有消肿散结之效;另一方面能活血化瘀,改善局部气血瘀滞状况,缓解跌打损伤、关节痹痛等引起的疼痛与肿胀。同时,还具有祛湿止痒之功效,可用于治疗湿疹、疥癣等皮肤病,减轻瘙痒症状。

随着现代中医药创新发展,熏洗法在临床广泛应用,利用中药煎汤,借助各种仪器设备将身体局部或全身进行熏蒸、淋洗、泡洗等,达到预防和治疗疾病的目的。本章节主要以临床常用的中药泡洗法和中药熏蒸法两种护理技术为代表进行详细阐述。

二、技术三十八　中药泡洗技术

(一) 典型病例

患者张某,女,35岁。中医诊断:白疕(血热内盛证);西医诊断:银屑病。遵医嘱给予中药泡洗治疗。

扫码查看
图示

(二) 操作流程及评分标准

项目	序号	流程步骤	图示	分值	评分说明	扣分	备注
仪表	1	仪表符合职业要求、佩戴手表		1			
核对	2	双人核对医嘱单、治疗单		2	未核对扣2分 核对不全扣1分		

续表

项目	序号	流程步骤	图示	分值	评分说明	扣分	备注
评估告知	3	患者意识、临床症状、生命体征、既往史、过敏史、凝血功能、是否妊娠或月经期、操作部位皮肤情况等		4	一项未评估扣1分 最高扣4分		边操作边口述
	4	患者和(或)家属对此项操作的认知及配合程度,患者对热的耐受程度		2			
	5	告知患者此项操作目的及方法		2	一项未告知扣1分		
	6	嘱(协助)患者排空二便		1			
	7	环境安静整洁,光线充足,符合隐私保护和保暖要求		1	未评估扣1分 评估不全面扣0.5分		
操作前准备	8	洗手,戴口罩		2	一项未做到或不规范扣1分		
	9	用物: 治疗车上层:治疗盘、药液、一次性药浴袋、水温计、纱布、毛巾、快速手消毒剂、医嘱单、治疗单,必要时备屏风、烫伤膏 治疗车下层:医用废物收集袋和生活废物收集袋	图7-2-1	4	缺一项扣0.5分 最高扣4分		
	10	备泡洗装置并检查装置完好	图7-2-2	1			
	11	所有用物均在有效期内		2	未口述扣1分		边操作边口述
操作过程	12	携用物至床旁,核对患者身份信息(两种及以上)		2	未采用两种及以上身份识别信息扣2分		
	13	协助患者取适宜体位,暴露操作部位,做好隐私保护和保暖		3	一项未做到扣1分		
	14	核对并确认操作部位及方法		3	一项不到位扣1.5分		
	15	洗手		2			
	16	测量药液温度:全身泡洗温度在38~42℃之间,局部泡洗温度在40℃左右	图7-2-3	6	未测药液温度扣2分 药液温度不准确扣4分		边操作边口述

续表

项目	序号	流程步骤	图示	分值	评分说明	扣分	备注
操作过程	17	根据泡洗部位选择合适的药液量进行泡洗,泡洗药液须没过患处至少 2cm	图 7-2-4	8			边操作边口述
	18	定时测量药液温度、询问患者感受,泡洗时间约 30 分钟		9	一项未做到扣3 分		
	19	室温适宜,随时观察患者面色、呼吸、汗出及局部皮肤情况		8	口述缺一项扣2 分 最高扣 8 分		口述
	20	治疗结束,清洁并擦干皮肤		4	一项未做到扣2 分		
	21	询问患者泡洗后感受,观察病情变化及皮肤情况(口述:如有异常及时处置并记录)		6	未询问扣 2 分 未观察扣 2 分 未口述扣 2 分		边操作边口述
	22	协助患者取舒适体位,整理床单位		6	一项未做到扣2 分		
	23	再次核对		2			
	24	告知相关注意事项,进行健康指导		4	一项未做到扣2 分		
操作后处理	25	用物:根据《医疗机构消毒技术规范》和《医疗废物管理条例》做相应处理		1			边操作边口述
	26	洗手		2			
	27	书写记录单,签全名		2	一项未做到扣0.5 分		
综合评价	28	查对无误、操作熟练、手法规范、动作轻巧、记录完整;沟通良好、体现人文关怀;符合院感要求		10	一项未做到扣2 分		
		关键否决项:查对不正确/皮肤烫伤/其他安全问题					
		建议操作考核时间 8 分钟,达标分数 90 分					
						得分_____	

（三）重点步骤图示

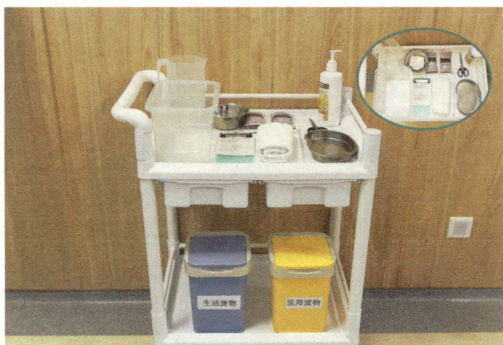

图 7-2-1　准备用物

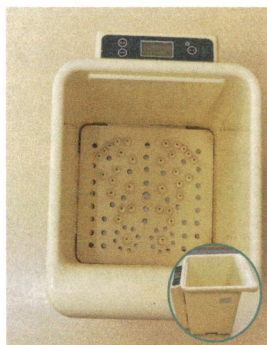

图 7-2-2　泡洗装置

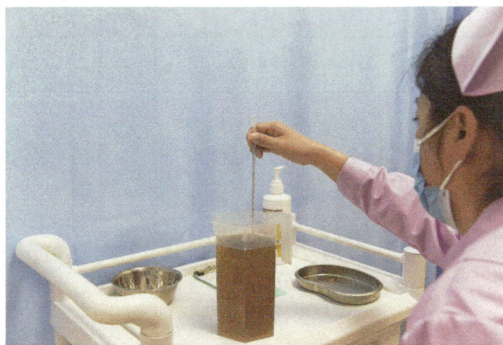

图 7-2-3　测量药液温度

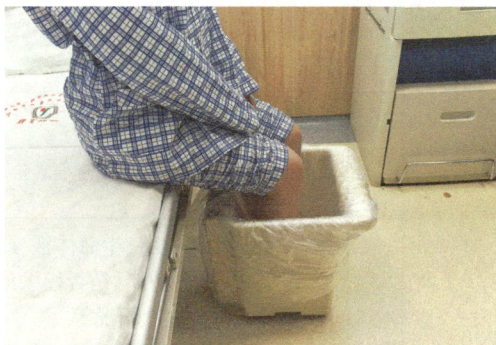

图 7-2-4　泡洗

（四）相关知识

1. 概念

中药泡洗技术是借助泡洗时洗液的温热之力及药物本身的功效,浸洗全身或局部皮肤,达到活血消肿、止痒止痛、祛瘀生新、调整脏腑功能目的的一项中医护理技术。

2. 适用范围

主要适用于银屑病、中风恢复期的手足肿胀、外感发热、失眠等病症。

3. 注意事项

（1）心肺功能障碍、出血性疾病患者禁用;高热、大汗者禁用;大量饮酒、疼痛剧烈、病后体质虚弱者禁用。

（2）糖尿病、心脑血管疾病患者及月经期间女性慎用。

（3）泡洗过程中应加强巡视,注意观察患者面色、呼吸、汗出等情况,出现头晕、心慌等异常症状,立即停止泡洗,对症处理。

（4）全身泡洗水位应在膈肌以下,局部泡洗浸过患部。

（5）泡洗过程中应关闭门窗，泡洗后半小时内避免外出，防止感受风寒。

（6）所用物品需清洁消毒，用具一人一用，避免交叉感染。

三、技术三十九　中药熏蒸技术

（一）典型病例

患者李某，女，43岁。中医诊断：鼻鼽（肺气虚寒证）；西医诊断：变应性鼻炎。遵医嘱给予中药熏蒸治疗。

扫码查看图示

（二）操作流程及评分标准

项目	序号	流程步骤	图示	分值	评分说明	扣分	备注
仪表	1	仪表符合职业要求、佩戴手表		1			
核对	2	双人核对医嘱单、治疗单		2	未核对扣2分 核对不全扣1分		
评估告知	3	患者意识、临床症状、生命体征、既往史、过敏史、凝血功能、是否妊娠或月经期、操作部位皮肤情况等		4	一项未评估扣1分 最高扣4分		边操作边口述
	4	患者和（或）家属对此项操作的认知及配合程度，患者对热的耐受程度		2			
	5	告知患者此项操作目的及方法		2	一项未告知扣1分		
	6	嘱（协助）患者排空二便		1			
	7	环境安静整洁，光线充足，符合隐私保护和保暖要求		1	未评估扣1分 评估不全面扣0.5分		
操作前准备	8	洗手，戴口罩		2	一项未做到或不规范扣1分		
	9	用物： 治疗车上层：治疗盘、药液、水温计、快速手消毒剂、医嘱单、治疗单、毛巾、换药用品、熏蒸仪，必要时备屏风、烫伤膏 治疗车下层：医用废物收集袋和生活废物收集袋	图7-3-1	4	缺一项扣0.5分 最高扣4分		

续表

项目	序号	流程步骤	图示	分值	评分说明	扣分	备注
操作前准备	10	另备熏洗盆(根据熏洗部位的不同,也可备坐浴椅、有孔木盖浴盆及治疗碗等)并检查设备完好	图7-3-1	1			
	11	所有用物均在有效期内		2	未口述扣1分		边操作边口述
操作过程	12	携用物至床旁,核对患者身份信息(两种及以上)		2	未采用两种及以上身份识别信息扣2分		
	13	熏蒸前嘱患者饮淡盐水或温开水200mL		2			口述
	14	协助患者取适宜体位,暴露操作部位,做好隐私保护和保暖		3	一项未做到扣1分		
	15	核对并确认操作部位及方法		3	一项未做到扣1.5分		
	16	洗手		3			
	17	将药液倒入容器内	图7-3-2	5			
	18	温度控制在43~46℃	图7-3-3	5			
	19	对准治疗部位进行熏蒸,调节距离30~40cm	图7-3-4	5			
	20	询问患者感受,随时观察局部皮肤变化,及时调整药液温度		9	未询问扣3分未观察扣3分未调整扣3分		边操作边口述
	21	操作过程保持衣服、床单位清洁		4			
	22	熏蒸时间为20~30分钟		2			口述
	23	操作结束,清洁并擦干局部皮肤		4			
	24	询问患者熏蒸后感受,症状是否缓解,观察病情及皮肤情况(口述:如有异常,及时处置并记录)		6	未询问扣2分未观察扣2分未口述扣2分		边操作边口述
	25	协助患者取舒适体位,整理床单位		6	一项未做到扣2分		
	26	再次核对		2			
	27	告知注意事项,进行健康指导		4	一项未做到扣2分		

续表

项目	序号	流程步骤	图示	分值	评分说明	扣分	备注
操作后处理	28	用物:根据《医疗机构消毒技术规范》和《医疗废物管理条例》做相应处理		1			边操作边口述
	29	洗手		2			
	30	书写记录单,签全名		1	一项未做到扣0.5分		
综合评价	31	查对无误、操作熟练、手法规范、动作轻巧、记录完整;沟通良好、体现人文关怀;符合院感要求		10	一项未做到扣2分		
		关键否决项:查对不正确/皮肤烫伤/其他安全问题					
		建议操作考核时间8分钟,达标分数90分					
						得分_____	

(三) 重点步骤图示

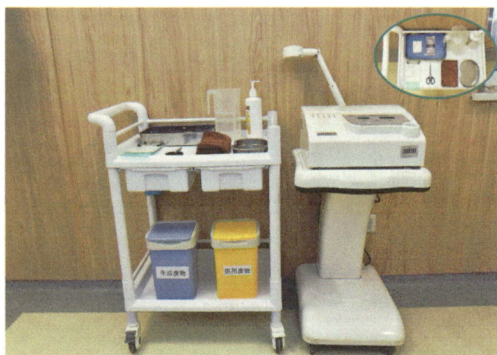

图 7-3-1 准备用物

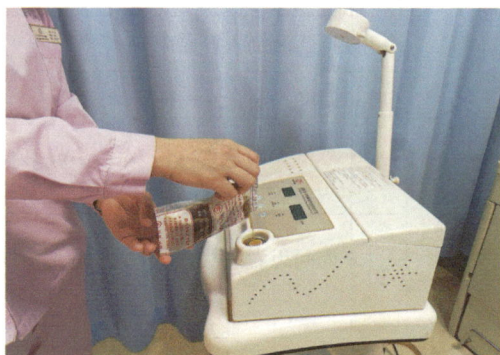

图 7-3-2 将药液倒入容器内

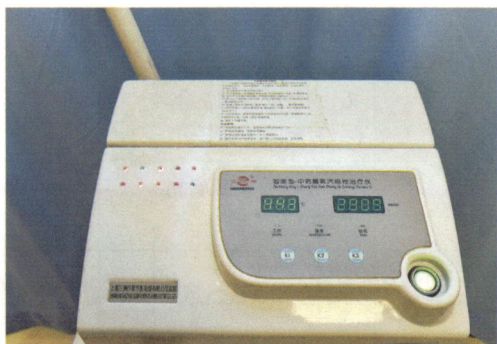

图 7-3-3 温度控制在 43~46℃

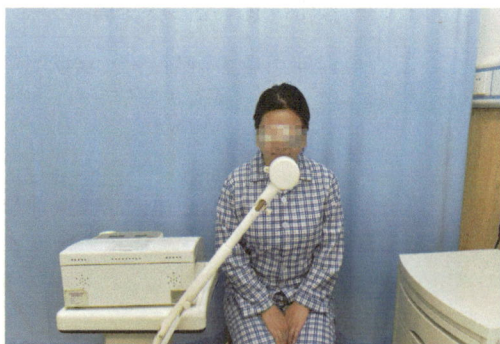

图 7-3-4 对准治疗部位进行熏蒸

(四) 相关知识

1. 概念

中药熏蒸技术又称中医熏洗技术,是借用仪器热力及中药药理作用,熏蒸患处达到疏通腠理、祛风除湿、温经通络、活血化瘀的一项中医护理技术。

2. 适用范围

主要适用于慢性鼻炎、痔疮、骨关节病、皮肤病等引起的疼痛、炎症、水肿、瘙痒等病症。

3. 注意事项

(1) 急性传染性疾病、恶性肿瘤、严重心脏病、高血压危象及有出血倾向者禁用;眼部有肿块、出血、急性结膜炎等眼部病症禁用;感染性病灶化脓破溃时禁用;过饥过饱、大汗及过度疲劳者禁用。

(2) 妇女妊娠和月经期间慎用。

(3) 下肢动脉闭塞性疾病、糖尿病足,熏蒸时药液温度不可超过38℃,避免烫伤。

(4) 熏蒸过程中密切观察患者有无胸闷、心慌等症状,发现异常立即停止。

(5) 熏蒸时注意保暖,治疗后半小时内避免外出,防止感受风寒。

(6) 所用物品需清洁消毒,用具一人一用,避免交叉感染。

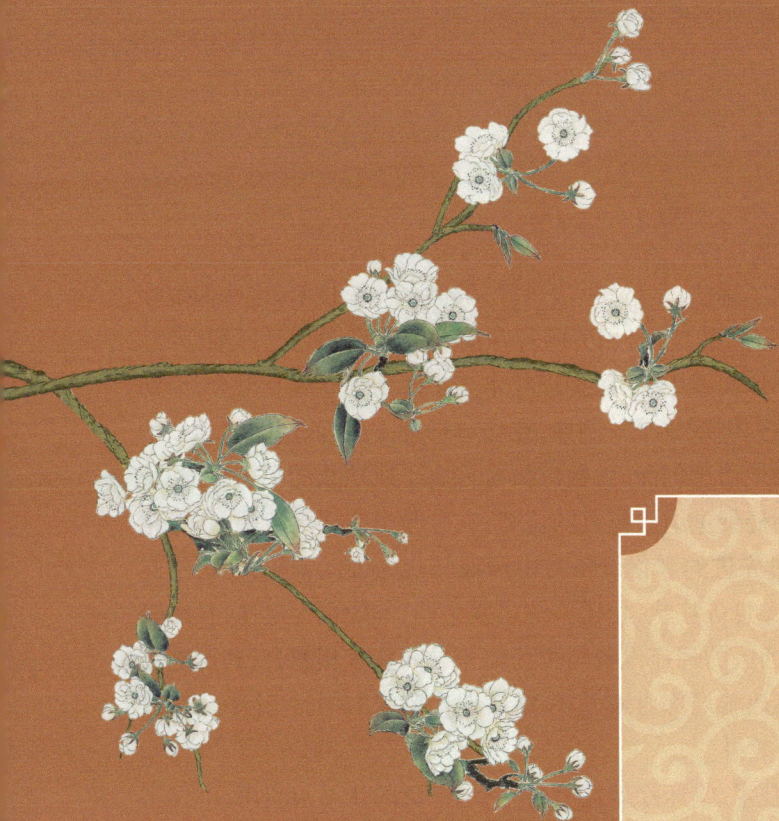

第八篇 其他疗法

一、概　述

中医护理技术源远流长,涵盖了罐法、刮痧、灸法、针法等诸多传统技术,这些传统疗法在中医临床治疗中占据着举足轻重的地位,相关内容在前面的篇章中均已详细介绍。随着医学的不断进步与融合,在临床实践中,西医护理技术与中医药理念相互融合,借助现代科技及仪器设备,衍生出一系列创新成果。例如,在伤口护理方面,西医的清创技术结合中药换药,利用现代仪器精准地清理创面后,敷以具有祛腐生肌功效的中药膏剂,既保障了清创的彻底性,又发挥了中药促进组织修复的优势;在呼吸道疾病治疗中,将雾化吸入技术与中药制剂相结合,通过先进的雾化设备将中药液转化为细微颗粒,使药物能够直达肺部深处,迅速缓解咳嗽、喘息等症状,相比传统口服中药,起效更为迅速,且减轻了胃肠道负担;在疼痛管理领域,西医的理疗设备与中药离子导入技术相配合,利用电流将中药离子精准导入疼痛部位,在改善局部血液循环、缓解肌肉紧张的同时,让中药有效成分直接作用于靶点,增强了止痛效果。

这些创新的中西医结合护理技术,临床疗效显著,得到了广泛的认可与应用,不仅丰富了中医外治法的内涵,还为现代医疗提供了更多元化的治疗选择,推动着医学领域不断向前迈进,让古老的中医智慧在现代科技的助力下焕发出新的生机与活力。

本篇重点对中药灌肠(中药直肠滴入法)、中药换药、中药雾化吸入、蜡疗技术、中药离子导入技术等 5 项中医护理技术进行详细描述、深入探究和全面总结。

二、技术四十　中药灌肠(中药直肠滴入法)技术

(一) 典型病例

患者赵某,女,48 岁。中医诊断:久痢(大肠湿热证);西医诊断:慢性溃疡性结肠炎。遵医嘱给予中药灌肠治疗。

扫码查看
图示

(二) 操作流程及评分标准

项目	序号	流程步骤	图示	分值	评分说明	扣分	备注
仪表	1	仪表符合职业要求、佩戴手表		1			
核对	2	双人核对医嘱单、治疗单		2			
评估告知	3	患者意识、生命体征、临床症状、既往史、过敏史、是否妊娠或月经期、大便情况、有无肛周疾患等		4	一项未评估扣1分 最高扣4分		边操作边口述

续表

项目	序号	流程步骤	图示	分值	评分说明	扣分	备注
评估告知	4	患者和(或)家属对此项操作的认知及配合程度,患者对热的耐受程度		2			
	5	告知患者此项操作目的及方法		2	一项未告知扣1分		
	6	嘱(协助)患者排空二便		1			
	7	环境安静整洁,光线充足,符合隐私保护和保暖要求		1	未评估扣1分 评估不全面扣0.5分		
操作前准备	8	洗手,戴口罩		2	一项未做到或不规范扣1分		
	9	用物: 治疗车上层:治疗巾、一次性灌肠桶(袋)、弯盘、纱布、棉签、水温计、石蜡油、纸巾、输液架、量杯内盛中药灌肠液、软枕1个、一次性手套、快速手消毒剂、医嘱单、治疗单,必要时备便盆和便盆巾、屏风 治疗车下层:医用废物收集袋、生活废物收集袋	图8-2-1	4	缺一项扣0.5分最高扣4分		
	10	所有用物均在有效期内		2	未口述扣1分		边操作边口述
	11	测试中药灌肠液温度在39~41℃之间	图8-2-2	2			
操作过程	12	携用物至床旁,核对患者身份信息(两种及以上)		2	未采用两种及以上身份识别信息扣2分		
	13	协助患者取左侧卧位,暴露操作部位,做好隐私保护和保暖		3	一项未做到扣1分		
	14	再次核对药物及方法		2	一项未做到扣1分		
	15	洗手		2			
	16	臀下垫软枕抬高臀部,铺治疗巾	图8-2-3	2	一项未做到扣1分		
	17	弯盘放于臀边,卫生纸或纱布放于易取之处		2			

续表

项目	序号	流程步骤	图示	分值	评分说明	扣分	备注
操作过程	18	调节输液架的高度,液面距肛门不超过30cm		2			
	19	取出灌肠桶,关闭调节器		2			
	20	将中药灌肠液倒入灌肠桶中,一次不超过200mL	图8-2-4	4	一项未做到扣2分		边操作边口述
	21	挂灌肠桶于输液架上		2			
	22	戴一次性手套,取石蜡油润滑肛管前端		3			
	23	打开调节器,排尽管内的气体,排出少量液体于弯盘内,及时关闭调节器		2			
	24	再次核对患者与治疗单		2	一项未做到扣1分		
	25	一手用卫生纸或纱布分开臀部,显露肛门,另一手持肛管轻轻插入肛门15~20cm	图8-2-5	4	未充分显露肛门扣2分 插入过深或过浅扣2分		
	26	插管动作要轻柔,避免损伤肠黏膜,若插入受阻,嘱患者深呼吸,稍停片刻再继续插入,或退出少许旋转后缓缓插入		3			边操作边口述
	27	一手用卫生纸或纱布固定肛管,另一手打开调节器,使中药灌肠液缓慢滴入,灌注时间15~20分钟		3			边操作边口述
	28	询问患者感受,如有便意嘱患者放松,同时适当放低灌肠桶以减轻压力或暂停片刻		2	未询问扣1分 未口述扣1分		边操作边口述
	29	当灌肠桶内液体滴入完毕,关闭调节器		2			
	30	用卫生纸或纱布包裹肛门口处肛管,缓慢拔出	图8-2-6	2			
	31	用纱布轻擦、轻揉肛门,脱掉手套		2			
	32	密切观察患者灌肠后反应及病情变化(口述:若有异常,及时处置并做好记录)		3	未观察扣2分 未口述扣1分		边操作边口述

续表

项目	序号	流程步骤	图示	分值	评分说明	扣分	备注
操作过程	33	根据病情需要确定药液保留时间,协助患者取适宜体位		4	一项未做到扣2分		
	34	整理床单位		2			
	35	再次核对		2			
	36	告知注意事项,进行健康指导		4	一项未做到扣2分		
操作后处理	37	用物:根据《医疗机构消毒技术规范》和《医疗废物管理条例》做相应处理		1			边操作边口述
	38	洗手		2			
	39	书写记录单,签全名		1	一项未做到扣0.5分		
综合评价	40	查对无误、操作熟练、手法规范、动作轻巧、记录完整;沟通良好、体现人文关怀;符合院感要求		10	一项未做到扣2分		
关键否决项:查对不正确/直肠黏膜损伤/其他安全问题							
建议操作考核时间8分钟,达标分数90分							
						得分＿＿＿＿	

(三) 重点步骤图示

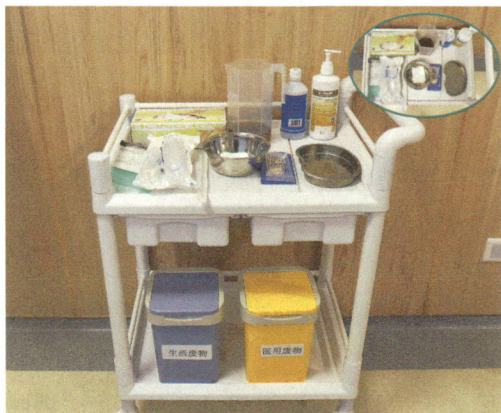

图 8-2-1　准备用物

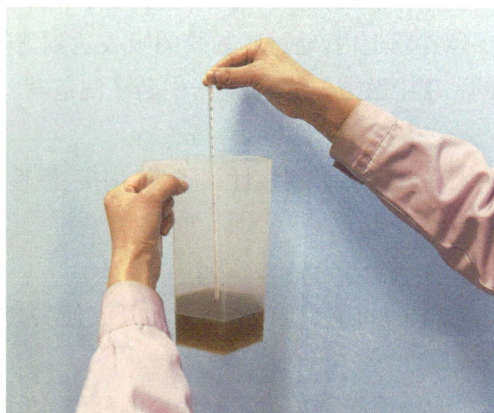

图 8-2-2　测试中药灌肠液温度

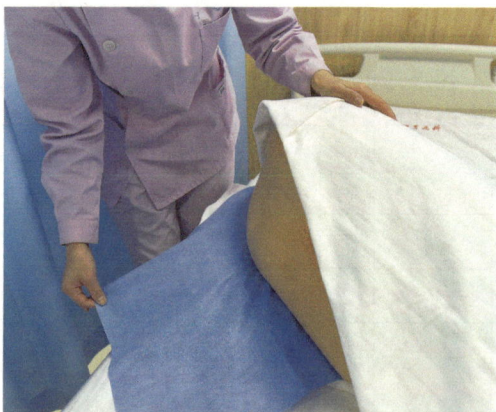

图 8-2-3　垫软枕抬高臀部并铺治疗巾

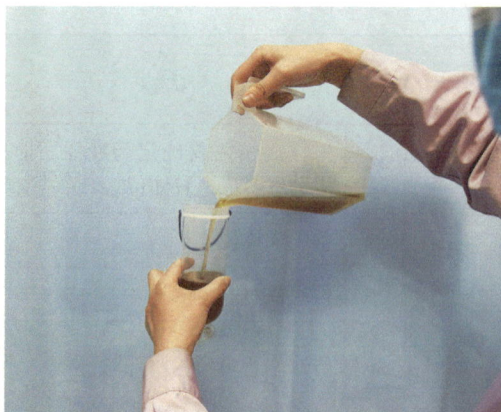

图 8-2-4　中药灌肠液倒入灌肠桶中

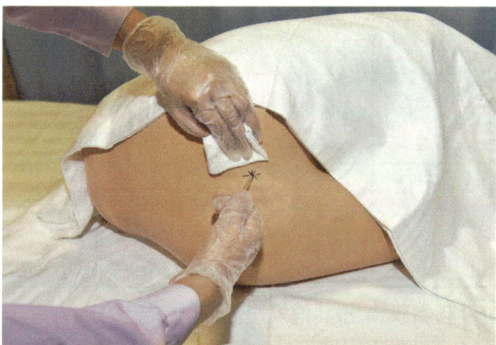

图 8-2-5　将肛管轻轻插入肛门

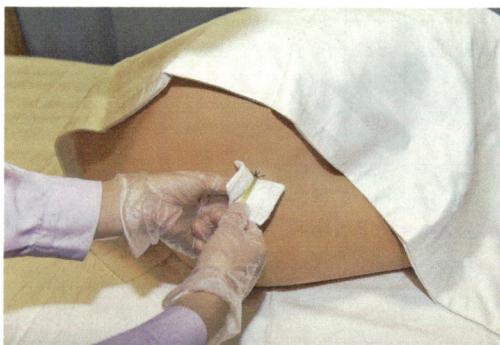

图 8-2-6　缓慢拔出肛管

(四) 相关知识

1. 概念

中药灌肠技术又称中药直肠滴入法,是将中药药液从肛门灌入直肠或结肠,使药液保留在肠道内,通过肠黏膜的吸收达到清热解毒、软坚散结、泄浊排毒、活血化瘀等作用的一项中医护理技术,属于中药灌洗范畴。

2. 适用范围

适用于慢性溃疡性结肠炎、痢疾、慢性盆腔炎、慢性肾衰及急性胰腺炎、发热、便秘等病症。

3. 注意事项

(1) 肛门、直肠、结肠术后及大便失禁患者禁用;孕妇、急腹症和下消化道出血患者禁用。

(2) 灌肠前应先了解病变的部位,以便掌握灌肠时的卧位和肛管插入的深度。灌肠前应嘱咐患者排空大便,必要时可先行清洁灌肠。

(3) 药液温度应保持在 39~41℃之间,温度过低易导致肠蠕动加强,温度过高易引起肠黏膜烫伤使腹痛加剧,导致药液在肠道内停留时间短,吸收少,效果差。

（4）药量一次不超过200mL,可在晚间睡前灌肠,灌肠后不再下床活动,以延长保留时间,提高疗效,对刺激敏感的患者可选用大号的导尿管代替肛管。

（5）排便后,要注意观察泄下物的色、质、量及排便次数,若便物有特殊腥臭味或夹有脓液、血液等,应留取标本送检,并及时记录和报告。

（6）慢性细菌性痢疾病变部位多在直肠或乙状结肠,取左侧卧位;阿米巴痢疾病变多在回盲部,取右侧卧位。

（7）当患者出现脉搏细速、面色苍白、出冷汗、剧烈腹痛、心慌等症状时,应立即停止灌肠并及时处理。

三、技术四十一　中药换药技术

（一）典型病例

患者李某,女,52岁。中医诊断:臁疮(湿热瘀阻证);西医诊断:下肢静脉溃疡。遵医嘱给予中药换药治疗。

扫码查看
图示

（二）操作流程及评分标准

项目	序号	流程步骤	图示	分值	评分说明	扣分	备注
仪表	1	仪表符合职业要求、佩戴手表		1			
核对	2	双人核对医嘱单、治疗单		2			
评估告知	3	患者意识、生命体征、临床症状、既往史、过敏史、凝血功能、是否妊娠或月经期、操作部位皮肤情况等		4	一项未评估扣1分 最高扣4分		边操作边口述
	4	患者和(或)家属对此项操作的认知及配合程度,患者对疼痛的耐受程度		2	一项未评估扣1分		
	5	告知患者此项操作目的及方法		2	一项未告知扣1分		
	6	嘱(协助)患者排空二便		1			
	7	环境安静整洁,光线充足,符合隐私保护和保暖要求		1	未评估扣1分 评估不全面扣0.5分		
操作前准备	8	洗手,戴口罩		2	一项未做到或不规范扣1分		

续表

项目	序号	流程步骤	图示	分值	评分说明	扣分	备注
操作前准备	9	用物： 治疗车上层：无菌换药包、弯盘、无菌剪刀、快速手消毒液、检查手套、无菌手套、胶布、注射器、中单、生理盐水、中药(药液或散剂、膏剂、丹药等其他剂型)、医嘱单、治疗单；必要时备药捻、双氧水、油纱条等 治疗车下层：医用废物收集袋、生活废物收集袋	图8-3-1	4	缺一项扣0.5分 最高扣4分		
	10	所有用物均在有效期内		2	未口述扣1分		边操作边口述
操作过程	11	携用物至床旁，核对患者身份信息(两种及以上)		2	未采用两种及以上身份识别信息扣2分		
	12	协助患者取适宜体位，暴露操作部位，做好隐私保护和保暖		2	一项未做到扣1分		
	13	核对并确认操作部位及方法		3	一项不到位扣1.5分		
	14	洗手		2			
	15	换药部位下垫一次性中单，弯盘放于合适位置		4	一项未做到扣2分		
	16	戴一次性检查手套		2			
	17	去除敷料：若分泌物干结黏着敷料，可用盐水浸润后再揭下，以免损伤肉芽组织和新生上皮；脓液多时用弯盘接取，然后擦净脓液		6	操作不正确扣6分 操作不熟练扣3分		边口述边操作
	18	观察疮面情况(大小、颜色、渗出情况、周围皮肤等)		4	一项未观察扣1分		边操作边口述
	19	弃去一次性检查手套，洗手，更换无菌手套		6	一项未做到扣2分		
	20	消毒伤口及周围皮肤：无菌伤口换药用碘伏自伤口中心向外周常规消毒；感染性伤口换药用碘伏自外周向伤口中心常规消毒(必要时用双氧水冲洗伤口)，去除脓性分泌物，再次以碘伏常规消毒，待干	图8-3-2	6	消毒顺序不正确扣6分 消毒不彻底扣3分		边操作边口述

续表

项目	序号	流程步骤	图示	分值	评分说明	扣分	备注
操作过程	21	用生理盐水冲洗或擦拭疮面及周围皮肤,待干		4	一项未做到扣2分		
	22	将中药均匀敷于患处,范围应大于患处	图 8-3-3	2			
	23	无菌敷料覆盖,胶布妥善固定,弃去手套	图 8-3-4	2			
	24	操作过程中随时观察病情变化,询问患者感受,如出现不能耐受,立即停止治疗,对症处理		6	一项未做到扣2分		口述
	25	观察患者换药后反应(口述:若有异常,及时处置并做好记录)		4	未观察扣2分未口述扣2分		边操作边口述
	26	协助患者取舒适体位,整理床单位		4	一项未做到扣2分		
	27	再次核对		2			
	28	告知注意事项,进行健康指导		4	一项未做到扣2分		
操作后处置	29	用物:根据《医疗机构消毒技术规范》和《医疗废物管理条例》做相应处理		1			边操作边口述
	30	洗手		2			
	31	书写记录单,签全名		1	一项未做到扣0.5分		
综合评价	32	查对无误、操作熟练、手法规范、动作轻巧、记录完整;沟通良好、体现人文关怀;符合院感要求		10	一项未做到扣2分		
	关键否决项:查对不正确/其他安全问题						
	建议操作考核时间 10 分钟,达标分数 90 分						
						得分_____	

（三）重点步骤图示

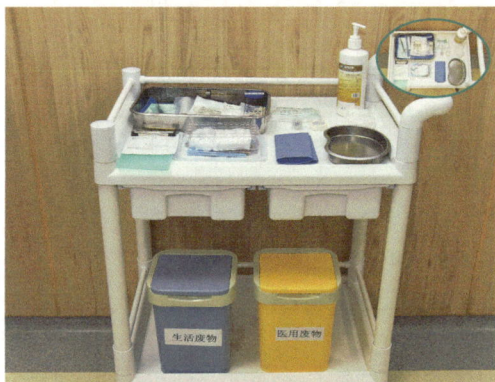

图 8-3-1　准备用物

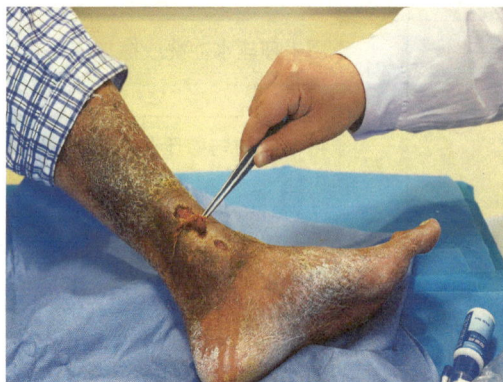

图 8-3-2　消毒伤口及周围皮肤

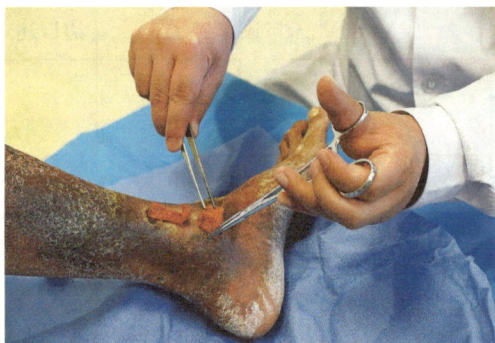

图 8-3-3　将中药均匀敷于患处

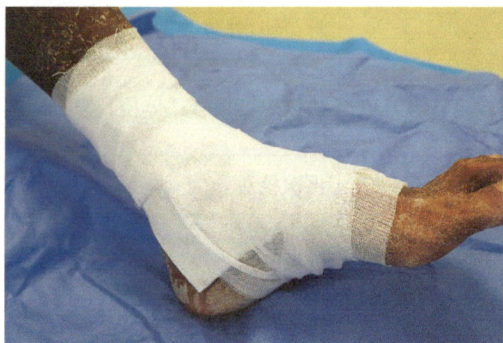

图 8-3-4　无菌敷料覆盖并用胶布固定

（四）相关知识

1. 概念

中药换药技术是对疮疡、跌打损伤、虫咬伤、烫伤、烧伤、痔瘘等病症的疮面进行清洗、消毒、用药、包扎，达到清热解毒、祛腐生肌、拔脓止痒等目的的一项中医护理操作技术，包括中药化腐清疮、中医窦道（切开）搔爬技术。

2. 适用范围

主要适用于疮疡、跌打损伤、虫咬伤、烫伤、烧伤、痔瘘等病症。

3. 注意事项

（1）颜面部禁忌使用刺激性强、颜色深的药物。

（2）去除敷料时，应从边缘起，沿四周撕开，如有肉芽黏连，可用生理盐水浸湿后轻轻剥离。

（3）观察伤口时，要注意测量大小，观察有无异味、窦道、潜行，必要时要用镊子探查，测量长度、深度等。评估伤口肉芽生长情况，如有过度生长，必要时清除。

（4）清创时如出血多，要用纱布、棉垫等给予加压止血，清创应以"蚕食法"进行，避免出现昏厥或心衰急性发作。

（5）敷料要紧贴疮面，包扎固定松紧适宜，肢体保持功能位。

（6）痔瘘术后患者，每次便后须清洗肛门再换药。

（7）嘱患者注意保持伤口敷料清洁，避免压迫伤口，如发现渗血、渗液较多，及时处理。

四、技术四十二　中药雾化吸入技术

（一）典型病例

患者赵某，女，50岁。中医诊断：肺胀（痰热郁肺证）；西医诊断：慢性支气管炎。遵医嘱给予中药雾化吸入治疗。

扫码查看图示

（二）操作流程及评分标准

项目	序号	流程步骤	图示	分值	评分说明	扣分	备注
仪表	1	仪表符合职业要求、佩戴手表		1			不能口述
核对	2	双人核对医嘱单、治疗单		2			
评估告知	3	患者意识、生命体征、临床症状、既往史、过敏史、用药史、设备仪器性能等		4	一项未评估扣1分最高扣4分		边操作边口述
	4	患者和（或）家属对此项操作的认知及配合程度		2			
	5	告知患者此项操作目的及方法		2	一项未告知扣1分		
	6	嘱（协助）患者排空二便		1			
	7	环境安静整洁，光线充足，符合隐私保护和保暖要求		1	未评估扣1分评估不全面扣0.5分		
操作前准备	8	洗手，戴口罩		2	一项未做到或不规范扣1分		
	9	用物：治疗车上层：中药药液，雾化器吸入装置，压缩空气一体式雾化泵、治疗碗、注射器、剪刀、治疗巾、快速手消毒剂、医嘱单、治疗单治疗车下层：医用废物收集袋、生活废物收集袋	图8-4-1	4	缺一项扣0.5分最高扣4分		

续表

项目	序号	流程步骤	图示	分值	评分说明	扣分	备注
操作前准备	10	所有用物均在有效期内		2	未口述扣1分		边操作边口述
操作过程	11	携用物至床旁,核对患者身份信息(两种及以上)		2	未采用两种及以上身份识别信息扣2分		
	12	根据病情协助患者取适宜体位,将治疗巾或毛巾围于患者颌下,必要时涂面霜,保护面部皮肤,做好隐私保护和保暖	图8-4-2	6	一项未做到扣2分		
	13	洗手		2			
	14	正确安装雾化器各部件		4			
	15	将中药药液注入雾化吸入器内,盖紧	图8-4-3	4			
	16	接电源,开电源开关		4			
	17	口含嘴放入口中或面罩罩住口鼻,指导患者用口吸气、鼻呼气,雾化15分钟左右	图8-4-4	9	未指导患者使用方法扣9分指导不正确扣5分		边操作边口述
	18	随时观察病情变化,询问患者感受,如有呛咳、不能耐受,立即调整		6	一项未做到扣2分		
	19	治疗结束,取下口含嘴或面罩,先关雾化开关,再关电源		6	一项未做到扣2分		
	20	协助患者擦干面部,清理用物,将雾化器按规定清洗、消毒,晾干待用		6	一项未做到扣2分		
	21	观察患者治疗后反应(口述:若有异常,及时处置并做好记录)		6	未观察扣4分未口述扣2分		边操作边口述
	22	协助患者取舒适体位,整理床单位		4	一项未做到扣2分		
	23	再次核对		2			
	24	告知注意事项,进行健康指导		4	一项未做到扣2分		
操作后处理	25	用物:根据《医疗机构消毒技术规范》和《医疗废物管理条例》做相应处理		1			边操作边口述

续表

项目	序号	流程步骤	图示	分值	评分说明	扣分	备注
操作后处理	26	洗手		2			
	27	书写记录单,签全名		1	一项未做到扣0.5分		
综合评价	28	查对无误、操作熟练、手法规范、动作轻巧、记录完整;沟通良好、体现人文关怀;符合院感要求		10	一项未做到扣2分		
	关键否决项:查对不正确/用药错误/其他安全问题						
	建议操作考核时间8分钟,达标分数90分						
						得分_____	

(三) 重点步骤图示

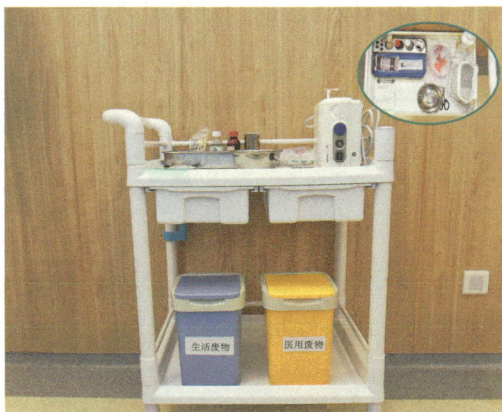

图 8-4-1　准备用物

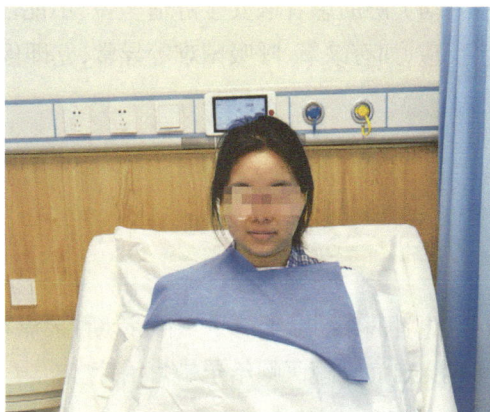

图 8-4-2　将治疗巾或毛巾围于患者颌下

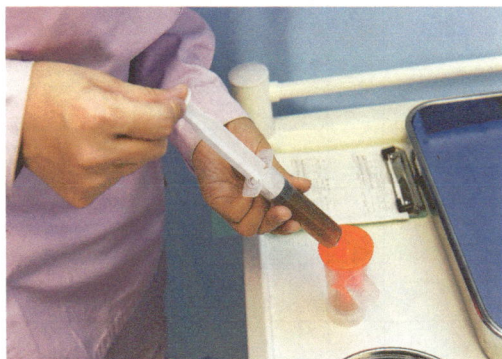

图 8-4-3　将中药药液注入雾化吸入器内

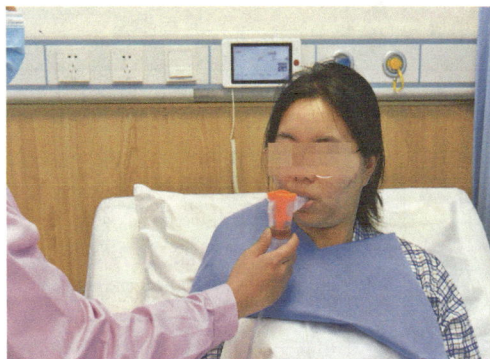

图 8-4-4　口含嘴放入口中

（四）相关知识

1. 概念

中药雾化吸入技术是一项中西医护理技术，是指经雾化装置将中药药液转化成微小雾粒或雾滴，通过黏膜吸收，发挥清热解毒、利咽消肿、滋阴降火的作用，以达到消炎止痛、祛痰止咳、解痉平喘等目的的一项中医护理技术。目前使用小容量雾化器较多，包括空气压缩、氧气驱动、超声雾化器等。

2. 适用范围

主要适用于急性咽喉炎、支气管炎、支气管哮喘、慢性阻塞性肺疾病、长期卧床或术后肺部感染等患者的治疗预防。

3. 注意事项

（1）妊娠期、哺乳期妇女慎用。

（2）使用氧气驱动装置雾化器，氧流量6~8L/分。雾化吸入装置内药液量一般不超过20mL，雾化时间15~20分钟。

（3）冰箱内储存药液应复温后使用，避免药液温度过低诱发哮喘。

（4）协助患者取安全舒适坐位，不能端坐者尽量抬高床头。操作过程中严密观察患者反应，如有缺氧、呼吸困难等异常，立即停止雾化，及时处理。

五、技术四十三　蜡疗技术

（一）典型病例

患者薛某，男，47岁。中医诊断：腰痛（寒湿痹阻证）；西医诊断：腰椎间盘突出症。遵医嘱给予蜡疗治疗。

扫码查看图示

（二）操作流程及评分标准

项目	序号	流程步骤	图示	分值	评分说明	扣分	备注
仪表	1	仪表符合职业要求、佩戴手表		1			
核对	2	双人核对医嘱单、治疗单		2			
评估告知	3	患者意识、生命体征、临床症状、既往史、凝血功能、是否妊娠或月经期、操作部位皮肤情况等		4	未评估扣1分 最高扣4分		边操作边口述
	4	患者和（或）家属对此项操作的认知及配合程度，患者对热的耐受程度		2			

续表

项目	序号	流程步骤	图示	分值	评分说明	扣分	备注
评估告知	5	告知患者此项操作目的及方法		2	一项未告知扣1分		
	6	嘱(协助)患者排空二便		1			
	7	环境安静整洁,光线充足,符合隐私保护和保暖要求		1	未评估扣1分评估不全面扣0.5分		
操作前准备	8	洗手,戴口罩		2	一项未做到或不规范扣1分		
	9	用物:治疗车上层:治疗盘、蜡铲、蜡袋、浴巾、快速手消毒剂、医嘱单、治疗单、必要时备保鲜膜、棉垫、烫伤膏治疗车下层:医用废物收集袋、生活废物收集袋	图8-5-1	4	缺一项扣0.5分最高扣4分		
	10	备蜡疗机并检查设备完好	图8-5-2	1			
	11	所有用物均在有效期内		2	未口述扣1分		边操作边口述
操作过程	12	携用物至床旁,核对患者身份信息(两种及以上)		2	未采用两种及以上身份识别信息扣2分		
	13	协助患者取适宜体位,暴露操作部位,做好隐私保护和保暖		3	一项未做到扣1分		
	14	核对并确认操作部位及方法		4	一项不到位扣2分		
	15	洗手		2			
	16	清洁皮肤		1			
	17	将蜡块放入制蜡机中,完全熔化		2			
	18	选择合适的蜡疗方式,蜡饼法、刷蜡法、浸蜡法或蜡袋法等		2			口述
	19	蜡饼法:将加热后完全熔化的蜡液倒入不锈钢盘,厚度2~3cm,冷却至初步凝结成块时(表面温度45~50℃),用蜡铲将蜡饼取出	图8-5-3	6	一项未做到扣3分		边操作边口述

续表

项目	序号	流程步骤	图示	分值	评分说明	扣分	备注
操作过程	20	敷贴于治疗部位,塑形,用保鲜膜及棉垫包裹保温,时间为30~60分钟	图8-5-4	3	一项未做到扣3分		边操作边口述
	21	刷蜡法: 熔化的蜡液冷却至55~60℃时,用排笔蘸取蜡液快速、均匀地涂于治疗局部,使蜡液在皮肤表面冷却凝成一层蜡膜;如此反复涂刷,使治疗部位形成厚度0.5~1cm的蜡膜,外面再覆盖一块蜡饼,或者用保鲜膜及棉垫包裹保温,时间为30~60分钟		6			口述
	22	浸蜡法: 常用于手足部位。熔化的蜡液冷却至55~60℃时,在手足部位先涂薄层蜡液,待冷却形成保护膜,再将手足反复迅速浸蘸蜡液,直至蜡膜厚达0.5~1cm,成为手套或袜套样;然后将手足持续浸于蜡液中,10分钟左右取下蜡膜		6			口述
	23	蜡袋法: 将熔化后的蜡液装入耐热的塑料袋内,排出空气封口。使蜡液凝至半融化状态,以患者能耐受的温度为宜,敷于治疗部位,时间为30~60分钟		6			口述
	24	治疗过程中密切观察病情,询问患者感受,根据情况适时调整		6	一项未做到扣2分		边操作边口述
	25	治疗完毕,清洁局部皮肤		2			
	26	询问患者蜡疗后感受,症状是否缓解,观察病情及局部皮肤的情况(口述:若有异常,及时处置并做好记录)		6	未询问扣2分 未观察扣2分 未口述扣2分		边操作边口述
	27	协助患者取舒适体位,整理床单位		2	一项未做到扣1分		
	28	再次核对		1			
	29	告知注意事项,进行健康指导		4	一项未做到扣2分		
操作后处理	30	用物:根据《医疗机构消毒技术规范》和《医疗废物管理条例》做相应处理		1			边操作边口述

续表

项目	序号	流程步骤	图示	分值	评分说明	扣分	备注
操作后处理	31	洗手		2			
	32	书写记录单,签全名		1	一项未做到扣0.5分		
综合评价	33	查对无误、操作熟练、手法规范、动作轻巧、记录完整;沟通良好、体现人文关怀;符合院感要求		10	一项未做到扣2分		
	关键否决项:查对不正确/皮肤烫伤/其他安全问题						
	建议操作考核时间 8 分钟,达标分数 90 分						
							得分 _____

（三）重点步骤图示

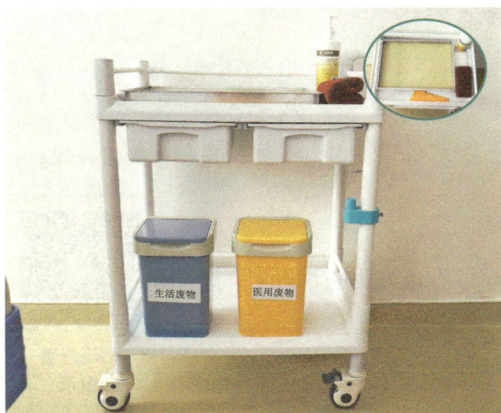

图 8-5-1　准备用物

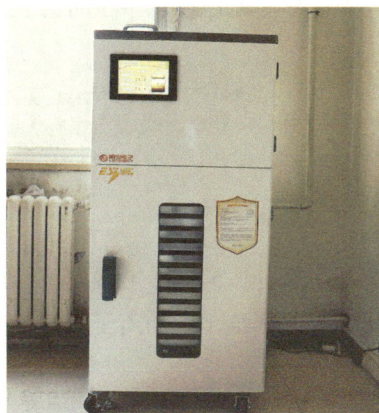

图 8-5-2　蜡疗机

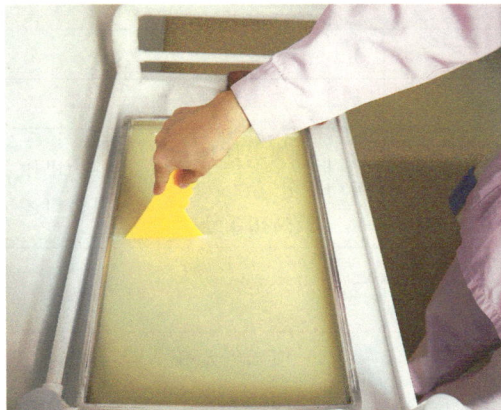

图 8-5-3　用蜡铲将蜡饼取出

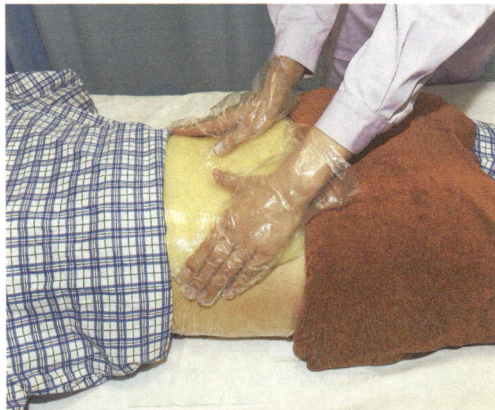

图 8-5-4　蜡饼塑形并用保鲜膜及棉垫包裹保温

（四）相关知识

1. 概念

蜡疗技术是将加热熔解的蜡制成蜡块、蜡垫、蜡束等形状敷贴于患处，或将患部浸入熔解后的蜡液中，利用加热熔解的蜡作为持久性热导体，使患处局部组织受热，从而达到活血化瘀、温通经络、祛湿除寒的一项中医护理技术。

2. 适用范围

主要适用于各种急慢性疼痛；软组织损伤、关节扭伤、骨折复位后等创伤恢复期症状；非感染性炎症所致的关节功能障碍，如关节强直、挛缩等。

3. 注意事项

（1）接触性传染病、急性化脓性炎症、高热、有出血倾向及出血性疾病患者禁用；婴幼儿、意识障碍者、不能配合者等禁用；严重水肿、感觉障碍、局部皮肤有创面或溃疡者禁用；妊娠期女性慎用。

（2）准确掌握蜡温，涂抹均匀，不能用力挤压，以防烫伤。

（3）治疗后就地休息半小时为宜，注意防寒保暖。

六、技术四十四　中药离子导入技术

（一）典型病例

患者王某，女，54 岁。中医诊断：膝痹（肝肾亏虚证）；西医诊断：膝骨关节炎。遵医嘱给予中药离子导入治疗。

扫码查看
图示

（二）操作流程及评分标准

项目	序号	流程步骤	图示	分值	评分说明	扣分	备注
仪表	1	仪表符合职业要求、佩戴手表		1			
核对	2	双人核对医嘱单、治疗单		2			
评估告知	3	患者意识、生命体征、临床症状、既往史、过敏史、是否妊娠或月经期、操作部位皮肤情况等		4	一项未评估扣1分 最高扣4分		边操作边口述
	4	患者和（或）家属对此项操作的认知及配合程度，患者对热的耐受程度		2			
	5	告知患者此项操作目的及方法		2	一项未告知扣1分		
	6	嘱（协助）患者排空二便		1			

续表

项目	序号	流程步骤	图示	分值	评分说明	扣分	备注
评估告知	7	环境安静整洁,光线充足,符合隐私保护和保暖要求		1	未评估扣1分评估不全面扣0.5分		
操作前准备	8	洗手,戴口罩		2	一项未做到或不规范扣1分		
	9	用物: 治疗车上层:中药制剂、治疗盘、治疗碗、手套、棉垫、绷带或松紧搭扣、隔水布、小毛巾、水温计、快速手消毒剂、医嘱单、治疗单 治疗车下层:医用废物收集袋、生活废物收集袋	图8-6-1	4	缺一项扣0.5分最高扣4分		
	10	备离子导入治疗仪并检查设备完好	图8-6-2	1			
	11	检查所有用物均在有效期内		2	未口述扣1分		边操作边口述
	12	连接电源及电极输出线,检查仪器性能		2			
操作过程	13	携用物至床旁,核对患者身份信息(两种及以上)		2	未采用两种及以上身份识别信息扣2分		
	14	核对并确认操作部位及方法		3	一项未做到扣1.5分		
	15	协助患者取适宜体位,暴露操作部位,做好隐私保护和保暖		3	一项不到位扣1分		
	16	洗手		2	一项未做到扣1分		
	17	精准定位并做好标记		4	定位不准确扣2分未口述扣1分未标记扣1分		边操作边口述
	18	戴一次性检查手套,将加热好的中药药液倒入治疗碗中,测试药液温度在38~42℃之间	图8-6-3	3			
	19	棉垫充分浸入药液,取出拧至不滴水为宜	图8-6-4	3			

续表

项目	序号	流程步骤	图示	分值	评分说明	扣分	备注
操作过程	20	将棉垫平置于治疗部位上,正负电极板放于棉垫上	图8-6-5	3			
	21	覆盖隔水布,用绷带或松紧搭扣固定,摘手套	图8-6-6	3			
	22	启动输出键,从低到高缓慢调节电流强度,边调节边询问患者感受,调至耐受为宜		6	一项未做到扣2分		边操作边口述
	23	设置治疗时间20~30分钟		2			边操作边口述
	24	观察仪器运行情况,随时询问患者感受,及时调节电流强度,注意保暖		6	一项未做到扣2分		
	25	治疗结束后,取下电极板,关闭电源,清洁皮肤		6	一项未做到扣2分		
	26	询问患者治疗后感受,疼痛是否缓解,观察病情变化及皮肤情况(口述:若有异常,及时处置并做好记录)		6	未观察扣4分未口述扣2分		边操作边口述
	27	协助患者取舒适体位,整理床单位		4	一项未做到扣2分		
	28	再次核对		2			
	29	告知注意事项,进行健康指导		4	一项未做到扣2分		
操作后处理	30	用物:根据《医疗机构消毒技术规范》和《医疗废物管理条例》做相应处理		1			边操作边口述
	31	洗手		2			
	32	书写记录单,签全名		1	一项未做到扣0.5分		
综合评价	33	查对无误、操作熟练、手法规范、动作轻巧、记录完整;沟通良好、体现人文关怀;符合院感要求		10	一项未做到扣2分		
		关键否决项:查对不正确/其他安全问题					
		建议操作考核时间8分钟,达标分数90分					

得分_____

（三）重点步骤图示

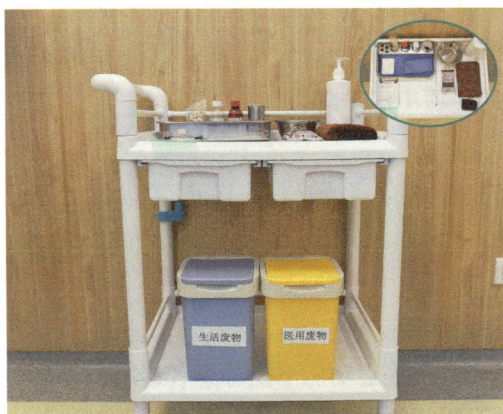

图 8-6-1　准备用物

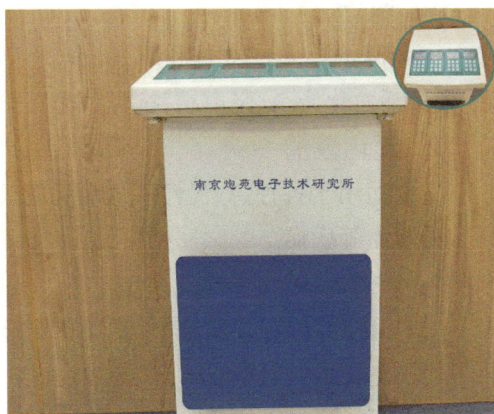

图 8-6-2　离子导入治疗仪

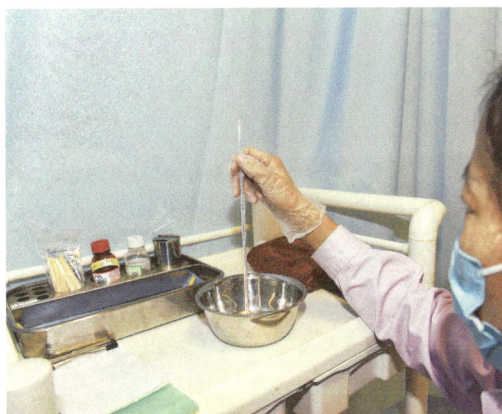

图 8-6-3　测试中药液温度

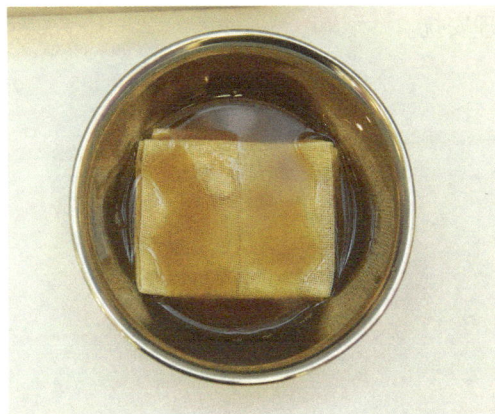

图 8-6-4　将棉垫充分浸入药液

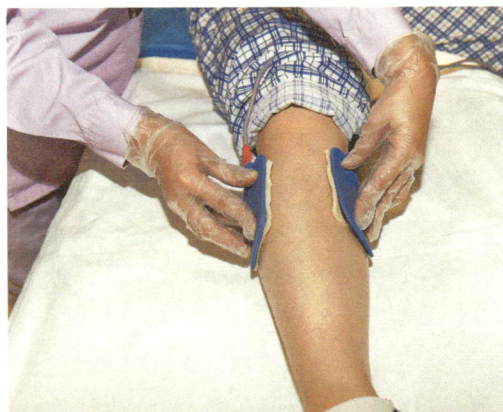

图 8-6-5　放置棉垫及电极板

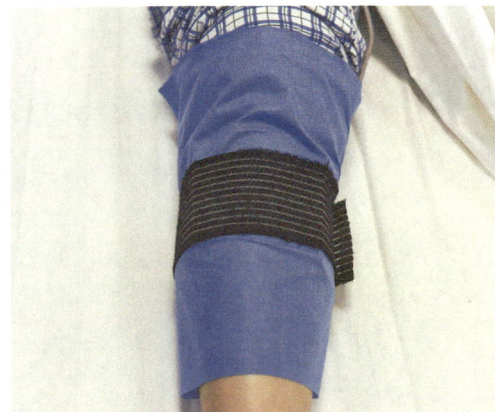

图 8-6-6　覆盖隔水布并固定

（四）相关知识

1. 概念

中药离子导入技术是利用直流电将药物离子通过皮肤或穴位导入人体，作用于病灶，发挥活血化瘀、软坚散结、抗炎镇痛等作用的一项中医护理技术。

2. 适用范围

主要适用于各种急、慢性疾病引起的关节疼痛、腰背痛、颈肩痛、胃痛、泄泻及盆腔炎所致的腹痛等病症。

3. 注意事项

（1）治疗部位有金属异物、戴佩心脏起搏器者禁用。

（2）皮肤感觉迟钝或障碍、接触性皮肤传染病、严重心功能不全等患者禁用。

（3）同一输出线的两个电极不可分别放置于两侧肢体。

（4）治疗部位皮肤出现红疹、疼痛、水疱等，应立即停止治疗并及时处理。

（5）治疗过程中应密切观察病情及机器运行情况，如有异常，及时处理，给予患者心理安抚。

后 记

中医护理作为我国传统医学的重要组成部分,在临床实践中发挥着独特且不可替代的作用。中医护理技术以其"简、便、廉、验"的主要优势特征,为患者提供安全有效的疾病治疗。编著者深刻认识到,规范中医护理技术操作流程的标准化建设以及建立科学考核标准,对于提升中医护理服务质量、保障患者安全、规范中医护理培训与教学工作具有重要的现实意义和深远影响。山西中医药大学附属医院作为国家首批中医区域医疗中心共建单位和国家中医护理优势专科建设单位,不仅致力于高质量提升中医医疗和服务水平,还承担着山西区域中医药学术引领、标准制定和技术推广等任务。编著本书的初衷是在本区域内实现中医护理技术操作流程规范化和内涵标准化,本书的正式出版也是国家级中医护理优势专科建设的成果。

编著者经过广泛深入调查研究,结合山西省内中医院临床实践经验,将常用的传统中医护理技术和部分创新性中医护理技术归纳为八个篇章,包括罐法、刮痧法、针法、灸法、推拿法、贴敷法、熏洗法及其他中医护理技术,共计四十四项。每一篇章首先对归类为本篇的中医疗法进行概述,详细阐述其由来及作用机理,为读者建立起对该传统疗法的宏观认知;列举出常用穴位、常见病症的穴位以及定位取穴方法等,同时对每个穴位的主治和归经进行总结,方便护理人员准确把握,贴心绘制了直观的人体解剖结构线条图示,一图一码可微信扫描放大精准查看穴位及经络走向。其次,通过典型病例引出操作流程及评分标准,涵盖仪表、核对、评估告知、操作前准备、操作过程、操作后处理、综合评价及关键否决项等多个方面并进行赋分。为使护理人员对中医护理技术的核心操作手法直观模拟,本书收录了重点步骤的实拍彩色图片,并附二维码供读者扫描放大图片观摩。最后,设置了相关知识链接,让护理人员谨记每一项中医护理技术的概念、主要适用范围、禁忌症以及注意事项等,确保临床护理安全。

编著者于临床实践中深耕细作,反复斟稿,提炼总结,并精心绘制和拍摄插图,历时两年有余。本书以传统中医疗法为基石,多维度探究中医护理技术的科学性、规律性、实用性与创新性,同时注重挖掘中医护理内涵。本书不仅适宜在山西省范围内推广,对全国中医护理技术的传承与发展亦具有积极的推动与示范意义,有望成为中医护理领域的重要参考资料,助力行业水平提升与理念革新。

此书得以顺利完成编著与出版,感谢山西省卫生健康委员会,尤其是省中医药管理局的大力支持;感谢中国中医科学院西苑医院和山西中医药大学附属医院的指导与资助;特别感谢中国中医科学院西苑医院党委书记、西苑医院山西医院总院长李秋艳教授百忙之中亲自撰写序言;也感谢山西中医药大学、山西省中医院、山西医科大学第二医院、山西省针灸医院、长治市中医医院、吕梁市中医院、洪洞县中医医院等单位护理专家与临床护理骨干的学术探讨和帮助。在编著过程中,查阅了大量的文献资料,包括相关文件、教材、标准指南、期刊论文及论著等,在此一并致谢。囿于编著者的专业能力与学术水平,亦受中医护理传承的地域性差异等影响,书稿或存疏失,诚望读者不吝斧正,以期再版时优化提升。

编著者

2024 年 12 月

附录 常用穴位目录

参考文献

［1］徐东娥. 中医适宜技术与特色护理实用手册［M］. 北京：中国中医药出版社，2020.

［2］殷陆芸，金晓飞，冯慧敏，等. 基于数据挖掘的刺络拔罐疗法临床应用特点研究［J］. 世界中医药，2024，19（7）：1019-1025.

［3］刘婷，陈波，陈泽林，等. 拔罐疗法标准化建设概况［J］. 中医杂志，2021，62（24）：2147-2152.

［4］温晓雪，刘建芳，朱萍，等. 中医拔罐器具清洁与消毒技术研究进展［J］. 中华医院感染学杂志，2017，27（24）：5756-5760.

［5］高树中，冀来喜. 针灸治疗学：第5版［M］. 北京：中国中医药出版社，2021.

［6］赖燕清，杨润葆，肖波. 药物罐治疗膝关节骨性关节炎临床观察［J］. 光明中医，2021，36（24）：4225-4227.

［7］黄旭辉，邓素兰，杨政坤，等. 药物罐治疗颈椎病患者的中医特色护理临床观察［J］. 实用医技杂志，2021，28（3）：440-442.

［8］潘虹，丁劲，刘小勤. 中医外治护理技术操作手册［M］. 北京：人民卫生出版社，2021.

［9］全国针灸标准化技术委员会. 针灸技术操作规范　第22部分：刮痧：GB/T 21709.22-2013.［S］. 北京：中国标准出版社，2014.

［10］王淑荣，崔晗，段志宇，等. 铜砭刮痧联合激痛点推拿在老年肩周炎中的应用效果［J］. 中国老年学杂志，2023，43（9）：2139-2142.

［11］沈雪勇，刘存志. 经络腧穴学：第4版［M］. 北京：中国中医药出版社，2021.

［12］徐娅，姜茹，徐玉清，等. 基于通络化浊疗法应用温灸刮痧治疗颈肩腰腿痛临床观察［J］. 中国中医药现代远程教育，2024，22（11）：89-92.

［13］陈丽娇. 耳部刮痧配合耳穴压豆对失眠患者睡眠质量的影响［J］. 医学理论与实践，2023，36（23）：4011-4013.

［14］杨芳. 循经刮痧联合耳穴贴压法对项痹病眩晕不寐患者中医护理干预效果［J］. 中国卫生标准管理，2016，7（36）：255-257.

［15］范阳阳,刘倩,王英哲,等.耳穴刮痧配合药物治疗心脾两虚型失眠症的疗效观察［J］.上海针灸杂志,2024,43（7）:744–749.

［16］胡世平,杨毅华.常用中医适宜技术与特色技术使用手册［M］.北京:中国中医药出版社,2024.

［17］Long Y,Hu K,Zhang Y. Research progress in the application of pressing needle embedding needle in dysphagia after stroke:A review［J］.Medicine,2024,103（28）:e38914.

［18］林美珍,魏琳,林静霞.中医护理技术手册［M］.上海:上海科学技术出版社,2023.

［19］石学敏.针灸学［M］.北京:中国中医药出版社,2013.

［20］王会碧,伍代弟,覃月,等.杵针疗法治疗失眠有效性和安全性的 Meta 分析［J］.护理学,2024,13（5）:630–641.

［21］王莹莹,吉佳,杨昆吾,等.循经刮痧研究［J］.中国中医基础医学杂志,2021,27（03）:527–530.

［22］苏丽云.杵针在继发性失眠患者治疗中的应用效果［J］.中国医药指南,2022,20（05）:132–134.

［23］徐蓓.蜡疗联合中药塌渍在腰椎间盘突出症疼痛护理中的疗效［J］.中国医药指南,2024,22（7）:19–22.

［24］陈子琴,陈松,陈贝,等.刺络放血疗法临床运用［J］.中华中医药杂志,2023,38（01）:200–203.

［25］张义超,洒玉萍,李永平,等.刺络放血疗法的施术部位及应用浅析［J］.中国民间疗法,2022,30（10）:15–18.

［26］Yanyan H,Zhiling S,Zhenni Z,et al. Effects of different auricular point therapies on digestive symptoms and quality of life in patients undergoing platinum–based chemotherapy［J］.Journal of Acupuncture and Tuina Science,2023,21（5）:383–390.

［27］孟玉,马奎军,凡启涛,等.解郁安神丸联合耳穴压豆治疗老年失眠症的临床效果［J］.中国老年学杂志,2024,44（5）:1106–1109.

［28］中国针灸学会.耳穴名称与定位:GB/T 13734–2008［S］.北京:中国标准出版社,2008.

［29］刘继洪,李秀君,周庆玲.耳穴诊疗入门［M］.北京:中国中医药出版社,2020.

［30］中国针灸学会.针灸技术操作规范 第6部分:穴位注射:GB/T 21709.6–2008［S］.北京:中国标准出版社,2008.

［31］Şengül M,Şengül T S.Efficacy of trigger point injection therapy in noncardiac chest pain:A randomized controlled trial［J］.Turkish journal of physical medicine and rehabilitation,2024,70（1）:198–104.

［32］Cheng J,Wang X,Wang R,et al. Effect of Zusanli Acupoint Injection with Anisodamine on Postoperative Recovery Quality of Patients Undergoing Bariatric Surgery［J］.Obesity Surgery,2024,34（5）:1717–1725.

［33］张茹梦,吴鸣,许鹏,等.针刺联合足三里穴位注射治疗持续性呃逆的疗效观察［J］.中华

全科医学,2024,22(5):859-862.

[34] 牛晓丽,杨毅猛,蒋文军,等.帕洛诺司琼静脉注射联合地塞米松足三里穴位注射预防术后恶心呕吐的效果[J].临床麻醉学杂志,2020,36(8):737-740.

[35] 吴秋成,张小东,王沛.中药离子导入法治疗骨性关节炎的疗效观察[J].中国民间疗法,2016,24(8):28.

[36] LiLi G,ZhenNing Z,JiaLi Z,et al. Chiropractic plus plum-blossom needling combined with flexibility training on attention deficit in mentally-retarded adolescents[J]. Zhongguo Zhen Jiu = Chinese Acupuncture & Moxibustion,2022,42(7):749-752.

[37] 周亮,宁丽萍.小续命汤化裁联合梅花针叩刺对老年脑梗死偏瘫患者的临床疗效[J].中成药,2024,46(6):1877-1881.

[38] 程艳婷,张天生,孟立强,等.磁圆梅针学术源流探析及规范化操作[J].中国针灸,2014,34(7):705-708.

[39] 中国针灸学会.针灸技术操作规范 第19部分:腕踝针:GB/T 21709.19-2009[S].北京:中国标准出版社,2009.

[40] LiMei W,Qian L,XiaoHua Y,et al.Wrist-ankle acupuncture combined with pain nursing for the treatment of urinary calculi with acute pain[J].World Journal of Clinical Cases,2023,11(18):4287-4294.

[41] 曾荣达,周毅强,刘学林.中药离子导入治疗慢性腰背痛的临床分析[J].中外医疗,2024,(9):178-181.

[42] 黄玉美,罗晓红,肖钺,等.火龙罐技术联合中药封包疗法在腰腿疼痛患者中的应用[J].中国当代医药,2024,31(20):56-60.

[43] 赵仓焕,何扬子,李静铭,等.电针配合腕踝针疗法治疗肩周炎56例[J].陕西中医,2004,(8):741-742.

[44] Zhang R,Wang X.World Century Compendium To Tcm-Volume 6:Introduction To Acupuncture And Moxibustion[M].Singapore:World Scientific Publishing Company:2013.

[45] 赵志新.中药离子导入治疗慢性肾衰竭的临床观察[J].护理研究,2006,20(8):2191.

[46] 王娟,孙静,孙玲,等.中药离子导入疗法联合中医正骨手法治疗腰椎间盘突出症的价值[J].实用医院临床杂志,2023,20(2):41-44.

[47] 李莹莹,刘佳环,金春伶,等.中药塌渍联合蜡疗治疗1例项痹病患者的护理体会[J].中西医结合护理,2024,10(1):105-107.

[48] 王晓彤,王欣欣,董闯,等.中医康复技术操作规范·麦粒灸[J].康复学报,2022,32(02):100-105.

[49] 林文敏,吴际生.麦粒灸治疗寒湿凝滞型原发性痛经临床研究[J].光明中医,2023,38(11):2137-2139.

[50] 陈向红,陈泽林,陈波,等.浅论拔罐疗法补泻——推而内之是谓补,动而伸之是谓泻[J].中国针灸,2018,38(3):243-244.

［51］中华护理学会.成人雾化吸入护理:T/CNAS 24-2023［S］.北京:中华护理学会,2023.

［52］马尧,布赫,陈清威,等.针刺联合督灸治疗早中期强直性脊柱炎及对骶髂关节骨髓水肿的影响［J］.中国针灸,2022,42（9）:971-976.

［53］孙蓓,朱凤,李松峰.强直性脊椎炎的督灸疗法与护理［J］.山东医药,2002,（25）:60.

［54］陈璇如,吴少霞.新编赵氏雷火灸疗法［M］.北京:中国中医药出版社,2022.

［55］陶继恩,邹卓成.拔罐发泡疗法联合雷火灸治疗支气管哮喘冷哮证及对气道重塑的影响［J］.中国针灸,2023,43（9）:1023-1027.

［56］王兴鑫,李旭豪,丁麟,等.杨继国教授运用针刺联合脐灸治疗功能性胃肠病经验［J］.中国针灸,2022,42（2）:191-193+207.

［57］於永梅,杜中艳.艾箱灸联合针刺、中药灌肠治疗寒湿瘀滞型慢性盆腔炎的临床效果［J］.妇儿健康导刊,2024,3（7）:41-44.

［58］罗明艳,罗仕娟,伦朝霞,等.艾箱灸结合辨证施护在脾胃虚弱型慢性萎缩性胃炎病人中的应用［J］.护理研究,2016,30（12）:4566-4568.

［59］常志柳.中医特色护理配合艾箱灸在糜烂性胃炎患者中的应用分析［J］.中国科技期刊数据库医药,2024（3）:93-96.

［60］马俊潇,翁平,张梦圆,等.火龙药灸对腰椎间盘突出症患者疼痛及腰椎功能的影响［J］.光明中医,2023,38（8）:1524-1527.

［61］王晶晶,安泽鑫,金晓飞,等.针刺联合火龙药灸治疗肩周炎寒湿瘀阻型疗效观察［J］.实用中医药杂志,2022,38（5）:809-811.

［62］张潇,朱伟红.火龙灸治疗寒湿闭阻型退行性膝关节炎24例疗效观察［J］.浙江中西医结合杂志,2022,32（11）:1036-1038.

［63］李春蓉,黄英苗,林诗婷,等.基于“快速康复理念”探讨火龙罐综合灸疗法在腰椎融合术后的效用［J］.黑龙江医药,2024,37（4）:800-803.

［64］周洁,刘丽,姜建萍.火龙罐综合灸联合耳穴压豆对肝肾亏虚型中风(脑梗死恢复期)后失眠患者的护理效果分析［J］.中外医疗,2024（15）:164-168.

［65］李佳怡,李金亭,边祥博.火龙罐综合灸改善肾阳虚腰痛患者的临床疗效［J］.中国中西医结合外科杂志,2024,30（2）:254-257.

［66］夏乾颖,吴惠霞,周正霞,等.经穴推拿联合中药穴位贴敷对急性心肌梗死病人便秘及心血管事件的预防作用［J］.循证护理,2024,10（7）:1262-1265.

［67］方燕芬,秦秀芳,吴美凤,等.耳穴贴压联合腹部经穴推拿干预1例肾病综合征虚实夹杂型便秘的护理体会［J］.中西医结合护理,2024,42（10）:156-158.

［68］黄文霞,项惠芳.药物罐治疗痹证患者关节疼痛的疗效观察［J］.实用临床护理学电子杂志,2019,4（31）:13+31.

［69］葛思楠,王雪送,余艳兰.经穴推拿联合脐灸治疗1例气虚便秘患者的中医护理体会［J］.中西医结合护理,2023,9（7）:30-33.

［70］杨璐,衣欣,王晓宁,等.便秘推拿联合穴位按摩治疗老年气虚血瘀证心力衰竭患者便秘

效果[J].中国老年学杂志,2020,40(7):1359-1362.

[71] 逯小芳,刁欣悦,李可,等.手指点穴联合中药膏摩治疗胃脘部胀痛1例的护理体会[J].
中西医结合护理,2024,10(1):95-99.

[72] 王晓鸽,皇菊莲,毕守红,等.中药膏摩砭石熨摩治疗1例脾虚湿阻型胃痞患者的护理体
会[J].中西医结合护理,2024,10(5):47-51.

[73] 何金欢,吕利,王芳,等.中药膏摩治疗腰椎间盘突出症1例的护理[J].中西医结合护理,
2024,10(3):170-173.

[74] 邓让丹,罗继红,罗华丽.中药烫熨治疗腰椎间盘突出症临床体会[J].实用中医药杂志,
2023,39(9):1894-1895.

[75] 黄兰怡,黄沂,梁小英.循经中药烫熨治疗神经根型颈椎病的效果观察[J].卫生职业教
育,2023,41(11):157-160.

[76] 吴进,潘书燕,潘亚东.中药烫熨联合中药透皮治疗老年脑卒中偏瘫的效果观察[J].医
药前沿,2023,13(7):124-126.

[77] 丁海根.小针刀松解术结合中药塌渍治疗神经根型颈椎病临床观察[J].实用中医药杂
志,2024,40(7):1247-1249.

[78] 胡其生.中药湿热敷联合中药塌渍治疗气滞血瘀型腰椎间盘突出症效果观察[J].医药
前沿,2024,14(18):108-110.

[79] 宋莎丽.荣红亮中药封包结合西药治疗对气滞血瘀证腰椎间盘突出症的疗效[J].中国
药物与临床,2024,24(14):890-894.

[80] 王海波,唐玲,李梦儒,等.中药涂药法治疗1例中风后Ⅱ期压疮患者的护理体会[J].中
西医结合护理,2022,8(1):109-112.

[81] 高祖玲,唐丹,杨海俊.补肾活血祛风型中药封包治疗腰痛的临床观察[J].中国中医急
症,2024,33(1):102-104.

[82] 吴砚,姜新龙,叶雨文,等.中药热罨包联合功能锻炼治疗膝骨关节炎的疗效观察[J].中
国中医药科技,2024,31(1):118-120.

[83] 李新兰,张鼙,王余民.中药雾化吸入治疗慢性支气管炎20例临床观察[J].中医杂志,
2004,45(6):426-428.

[84] 苏子容,朱佳佳,刘瑞.中药热罨包对剖宫产术后胃肠功能恢复的作用观察[J].中国中
医药科技,2024,31(1):129-131.

[85] 朱宏勋,邹忆怀.中药泡洗治疗脑卒中后肩-手综合征的临床疗效观察[J].中国康复医
学杂志,2008,23(9):845-846.

[86] 闫淑珍.中药泡洗联合穴位按摩对全膝关节置换患者的综合治疗效果[J].山东医药,
2021,61(13):63-65.

[87] 李楠,李苏茜.蜡疗技术的临床应用现状及护理[J].中西医结合护理,2024,10(4):63-
64.

[88] 麦细焕,信梦雪,梁金连.中药泡洗技术在新生儿黄疸中应用效果研究[J].辽宁中医药

大学学报,2020,22(7):207-210.

[89] 海霞,段晓晶,罗文月,等.艾灸热敏化腧穴结合中药熏蒸治疗腰椎源性下腰痛疗效观察 [J].海南医学,2024,35(5):636-641.

[90] 刘凤选,梅御寒,刘芝修.耳部全息铜砭刮痧方法的临床应用[J].中国护理管理,2019, 19(10):1445-1448.

[91] 范琦.中药熏蒸联合术后功能锻炼对踝关节骨折术后的影响[J].实用中西医结合临床, 2024,24(14):68-70+78.

[92] 门敬菊,杨晓波,白成,等.中药灌肠液辅助治疗溃疡性结肠炎的作用机制研究[J].解放 军药学学报,2024,37(1):38-43.

[93] 林苏榕.盆腔炎性疾病后遗症患者中药灌肠治疗中的护理作用分析[J].中国医药指南, 2024,22(23):168-171.

[94] 方莉亚,朱炜,卜亚美,等.中药灌肠联合穴位按摩对术后肠功能恢复的影响[J].中国现 代医生,2024,62(13):56-59.

[95] 高辉,赵晓东,李焕丽,等.揿针联合中药雾化熏蒸治疗干眼疗效观察[J].现代中西医结 合杂志,2023,32(14):1994-1997+2044.

[96] 黄常芮,冯沁祺,俞邦,等.中药雾化治疗呼吸系统疾病的临床应用现状[J].医学综述, 2023,29(20):4271-4276.